U0143258

百种藏成药研究

谷雨龙 编著

BAIZHONG
ZANGCHENGYAO
YANJIU

中央民族大学出版社
China Minzu University Press

图书在版编目（CIP）数据

百种藏成药研究/谷雨龙编著. —北京：中央民族大学出版社，2015.12（2018.3重印）

ISBN 978 - 7 - 5660 - 1122 - 0

Ⅰ．①百… Ⅱ．①谷… Ⅲ．①藏医—中成药—研究 Ⅳ．①R291.4

中国版本图书馆 CIP 数据核字（2015）第 296893 号

百种藏成药研究

编 著 者　谷雨龙

责任编辑　李　飞

封面设计　汤建军

出 版 者　中央民族大学出版社
　　　　　北京市海淀区中关村南大街 27 号　邮编：100081
　　　　　电话：68472815（发行部）　传真:68933757（发行部）
　　　　　　　　68932218（总编室）　　　68932447（办公室）

发 行 者　全国各地新华书店

印 刷 厂　北京盛华达印刷有限公司

开　　本　787×1092（毫米）　1/16　印张：23.75

字　　数　400 千字

版　　次　2015 年 12 月第 1 版　2018 年 3 月第 2 次印刷

书　　号　ISBN 978 - 7 - 5660 - 1122 - 0

定　　价　88.00 元

版权所有　翻印必究

教育部

"长江学者和创新团队发展计划"

资助出版

（IRT_13R63）

(Supported by Program for Changjiang Scholars and Innovative Research Team in University PCSIRT)

前　言

我国是一个统一的多民族国家，各民族大都有本民族的传统医药学，各民族传统医药学是我国传统医药学的重要组成部分，其中藏医药学是民族医药学中的一颗璀璨的明珠，它历史悠久、源远流长、典籍浩瀚、博大精深，是藏族人民长期同疾病作斗争的经验总结，在藏族人民的防病治病中发挥了不可磨灭的作用。随着我国藏药事业的发展，尤其是近年来藏成药领域研究的迅速发展，藏成药质量标准显著提高，药理活性研究愈加深入，临床应用研究更加广泛，藏成药已成为民族医药研究中最为活跃的领域之一。

在这样的背景下，近年来全国各地的藏医药学工作者结合现代科学技术，开展了大量的藏医药基础和应用研究，申报并承担了许多研究课题，并在总结各自研究成果和经验的基础上，发表了大量学术论文，但未见有一本系统介绍藏成药研究成果的专业图书。为了能够较系统地总结这些研究成果，为今后的藏药新药研制与开发工作提供借鉴，编者结合所在单位科研工作和学术成果积累，并参考了大量近年发表的相关文献，将藏成药研究领域已取得的研究成果予以分析、归纳和总结。本书的出版在一定程度上弥补了该领域参考书的不足。

本书内容主要分为藏成药的质量标准研究、药理活性研究和临床应用研究三个部分。在质量标准研究方面，介绍了高效液相色谱法、气相色谱法、液相色谱—质谱联用法、原子吸收光谱法等现代分析技术手段在藏成药研究中的应用。在药理活性研究方

1

面，介绍了藏成药发挥作用的药效学基础，为藏药新药开发提供研究思路。在临床应用研究方面，总结了藏成药治疗各类疾病的临床经验，便于藏医药更好地为人民群众健康服务。100 种藏成药处方全部选自现有国家药品标准，其中 78 种出自《卫生部药品标准·藏药第一册》，18 种出自《中华人民共和国药典》（2015 年版一部），4 种出自《国家中成药标准汇编》。剂型包括丸剂 69 种，散剂 24 种，胶囊剂 5 种，膏剂 2 种。为避免重复，本书未列入国家药品标准中已经写明的定性定量方法。另外，个别藏成药的处方组成尚未公开，只列出了主要成分，处方组成只能暂缺。

希望本书对从事藏医药研究的专业人员有一定的参考价值。当然由于编者学识有限，书中难免有不足和错漏之处，恳请专家和读者不吝指正。

谷雨龙

2015 年 11 月

目　录

1

2

二十一味寒水石散

Ershiyiwei Hanshuishi San

木布玉杰日布

【处方】

寒水石（奶制）	25g	巴夏嘎	80g	荜茇	40g
石 榴	150g	诃 子	150g	止泻木	40g
豆 蔻	40g	波棱瓜子	40g	藏木香	100g
榜 嘎	80g	芫荽果	100g	莲座虎耳草	80g
甘青青兰	100g	木 香	100g	木 瓜	100g
渣驯膏	80g	余甘子	130g	牛 黄	2g
绿绒蒿	100g	沙棘膏	80g	降 香	40g

【制法】 以上二十一味，除牛黄外，其余粉碎成细粉，过筛，加入牛黄细粉，混匀，即得。

【性状】 本品为淡黄绿色粉末；气香，味辛、微甘。

【检查】 应符合散剂项下有关的各项规定（《中国药典》2015 年版四部·通则 0115，简称"通则 0115"，下同）。

【功能与主治】 制酸，止痛。用于培根木布引起的呕吐酸水，胃部刺痛，大便干燥。

【用法与用量】 一次 2～3g，一日 3 次。

【规格】 每瓶装 500g。

【贮藏】 密闭，防潮。

【方源】《中华人民共和国卫生部药品标准·藏药》（第一册）

【质量标准研究】

含量测定

高效液相色谱法测定二十一味寒水石散中没食子酸的含量[1]

色谱条件与系统适用性试验 采用 C_{18} 色谱柱（4.6mm ×250mm，5μm），

1

甲醇-水（5:95）为流动相，检测波长为274nm；流速1.0ml/min；柱温30℃；进样量5μl。

对照品溶液的制备 精密称取没食子酸对照品适量，加甲醇制成20.6μg/ml的对照品溶液。

供试品溶液的制备 精密称取本品粉末2.0g，精密加入甲醇100ml，称定重量，超声处理1 h，放冷，用甲醇补足减失的重量，滤过，弃去初滤液，续滤液经0.45μm滤膜滤过，即得供试品溶液。

没食子酸的线性范围为0.020 6~0.247 2μg（$r=0.999 7$），平均回收率为99.1%，$RSD=1.3\%$（$n=9$），此方法可作为二十一味寒水石散中没食子酸含量测定方法。

【临床应用研究】

用二十一味寒水石散治疗消化性溃疡患者70例[2]，并设对照组60例服用西咪替丁，疗程均为8周，结果显示：两组疗效比较有显著差异（$p<0.05$），表明治疗组疗效明显优于对照组。

84例木布病（消化性溃疡）患者，随机分为对照组和观察组，每组各42例。对照组患者采用西药三联疗法，给予500mg克拉霉素+20mg奥美拉唑+1 000mg阿莫西林，每日2次，7天为一个疗程。1疗程后给予20mg奥美拉唑口服，连续给药3周。观察组患者采用藏医药治疗，仁青常觉晨起空腹服用；二十一味寒水石散早饭后服用；大月晶丸午饭后服用，六味木香散下午3~4点服用，十五味黑药散晚饭后服用。若患者伴有出血，适当加熊胆、藏红花，炎症加重者加麝香。治疗过程中忌生冷、酸腐食物、花椒、浓茶等，15天为一个疗程。结果表明观察组患者治疗总有效率高于对照组，但两者比较差异无统计学意义（$p>0.05$）；观察组复发率低于对照组，且两者比较具有统计学意义[3]。

用二十一味寒水石散、六味白药丸、十五味黑药散、帕朱尔散治疗慢性胃炎，分早中晚口服。反酸加六味寒水石散；消化不良加五味石榴丸；糜烂、出血加芸觉、八味红花散；胃脘痛加艾灸。10天为1个疗程，一般治疗3~7个疗程。结果共观察124例，其中69例治愈，46例显效，8例好转，2例无效，其中治愈率为58.06%，总有效率为82.6%[4]。

参考文献

［1］梁永欣，林鹏程．高效液相色谱法测定 21 味寒水石散中没食子酸的含量．时珍国医国药，2006，17（11）：2220－2221.

［2］卓玛．藏医药对消化性溃疡的临床治疗进展．青海医药杂志，2011，41（11）：66－69.

［3］多加．藏医药治疗木布病（消化性溃疡）的临床观察．世界最新医学信息文摘，2015，15（21）：209.

［4］多杰才让．藏医药治疗慢性胃炎 124 例临床总结．中国民族医药杂志，2000，6（2）：20.

二十八味槟榔丸
Ershibawei Binglang Wan

苦又尼杰日布

【处方】

槟 榔	100g	蒲 桃	40g	石榴子	80g
大托叶云实	40g	肉 桂	40g	芒果核	40g
荜 茇	30g	刀 豆	50g	豆 蔻	30g
金礞石	20g	干 姜	50g	螃 蟹	20g
诃 子	100g	蒺 藜	50g	荞麦子	50g
姜 黄	50g	波棱瓜子	20g	渣驯膏	50g
圆柏膏	60g	绿绒蒿	50g	巴夏嘎	50g
小檗皮	50g	冬 葵	50g	甘青青兰	50g
紫草茸	50g	藏茜草	50g	山矾叶	50g
麝 香	1g				

【制法】以上二十八味，除麝香、渣驯膏外，其余粉碎成细粉，过筛，混匀，用麝香、渣驯膏加适量水泛丸，干燥，即得。

【性状】本品为棕黄色水丸；味苦，微酸、涩。

【检查】应符合丸剂项下有关的各项规定（《中国药典》2015 年版四部·通则0108，简称"通则0108"，下同）。

【功能与主治】温肾，通淋。用于寒性腰髋关节痛及脓血尿，睾丸肿胀等。

【用法与用量】一次 4~5g，一日 2~3 次。

【规格】每丸重 0.3g。

【贮藏】密闭，置阴凉干燥处。

【方源】《中华人民共和国卫生部药品标准·藏药》（第一册）

【质量标准研究】

鉴别

（1）取本品粉末6g，加10%氨水溶液8ml润湿碱花30分钟，加三氯甲烷30ml，超声处理20分钟，滤过，滤液蒸干，残渣加2ml甲醇溶解，即得供试品溶液。另取槟榔对照药材3g，同法制成对照药材溶液。再取缺槟榔的阴性样品6g，同法制成阴性样品溶液。照薄层色谱法（通则0502）试验，吸取上述三种溶液各10μl，分别点于同一硅胶G薄层板上，以三氯甲烷－甲醇（7:1）为展开剂，展开，取出，晾干，喷以碘化铋钾试液显色。供试品色谱中，在与对照药材色谱相应的位置上，显相同的红色斑点，而缺槟榔的阴性样品无干扰[1]。

（2）取本品粉末3g，加乙醇10ml，超声处理30分钟，滤过，滤液浓缩至约2ml，即得供试品溶液。另取荜茇对照药材1g，同法制成对照药材溶液。再取缺荜茇的阴性样品3g，同法制成阴性样品溶液。照薄层色谱法（通则0502）试验，吸取上述三种溶液各10μl，分别点于同一硅胶G薄层板上，以苯－乙酸乙酯－丙酮（7:2:1）为展开剂，展开，取出，晾干，喷以10%硫酸乙醇试液，在紫外光（365nm）下检视。供试品色谱中，在与对照药材色谱相应的位置上，显相同的黄色荧光斑点，而缺荜茇的阴性样品无干扰[1]。

（3）取本品粉末3g，加70%乙醇，超声处理30分钟，滤过，滤液蒸干，残渣加2ml乙醇溶解，即得供试品溶液。另取没食子酸对照品，制成浓度为1mg/ml的对照品溶液。再取缺诃子的阴性样品3g，同供试品制备方法制成阴性样品溶液。照薄层色谱法（通则0502）试验，吸取上述三种溶液各10μl，分别点于同一硅胶G薄层板上，以三氯甲烷－丙酮－甲酸（10:4:0.5）为展开剂，展开，取出，晾干，喷以2%三氯化铁试液，在105℃加热至斑点显色清晰。供试品色谱中，在与对照品色谱相应的位置上，显相同的蓝色斑点，而缺诃子的阴性样品无干扰[1]。

（4）取本品粉末3g，加甲醇30ml，超声处理20分钟，滤过，滤液浓缩至2ml，即得供试品溶液。另取姜黄对照药材1g，同法制成对照药材溶液。再取缺姜黄的阴性样品3g，同法制成的阴性样品溶液。照薄层色谱法（通则0502）试验，吸取上述三种溶液各10μl，分别点于同一硅胶G薄层板上，以三氯甲烷－甲醇（15∶1）为展开剂，展开，取出，晾干，在紫外光（365nm）下检视。供试品色谱中，在与对照药材色谱相应的位置上，显相同的黄色荧光斑点，而缺姜黄的阴性样品无干扰[1]。

（5）取本品粉末3g，加1%盐酸溶液30ml，超声处理30分钟，滤过，滤液用乙酸乙酯萃取（20ml×2），合并萃取液，浓缩至干，残渣加2ml甲醇溶解，即得供试品溶液。另取圆柏对照药材3g，同法制成对照药材溶液。再取缺圆柏的阴性样品3g，同法制成阴性样品溶液。照薄层色谱法（通则0502）试验，吸取上述三种溶液各10μl，分别点于同一硅胶G薄层板上，以三氯甲烷－甲醇（20∶1）为展开剂，展开，取出，晾干，在紫外光（365nm）下检视。供试品色谱中，在与对照药材色谱相应的位置上，显相同的蓝色荧光斑点，而缺圆柏的阴性样品无干扰[1]。

（6）取本品粉末2g，加甲醇30ml，超声处理20分钟，滤过，滤液浓缩至2ml，即得供试品溶液。另取盐酸小檗碱对照品约1mg，加甲醇2ml溶解即得对照品溶液。再取缺小檗皮的阴性样品3g，同供试品制备方法制成阴性样品溶液。照薄层色谱法（通则0502）试验，吸取上述三种溶液各5μl，分别点于同一硅胶G薄层板上，以三氯甲烷－甲醇－氨水（15∶4∶1）为展开剂，展开，取出，晾干，在紫外光（365nm）下检视。供试品色谱中，在与对照品色谱相应的位置上，显相同的亮黄色荧光斑点，而缺小檗皮的阴性样品无干扰[1]。

含量测定

（1）高效液相色谱法测定二十八味槟榔丸中没食子酸的含量[1]

色谱条件与系统适用性试验 采用 C_{18} 色谱柱（4.6mm×200mm，5μm）；甲醇－水－磷酸（5∶95∶0.4）为流动相；检测波长为268nm；进样量10μl。

对照品溶液的制备 分别称取没食子酸贮备液适量，用甲醇稀释成9.29、13.94、18.58、23.23、27.88、32.52μg/ml的对照品系列溶液。

供试品溶液的制备 精密称取本品粉末0.2g，加甲醇15ml，超声处理30分钟，滤过，滤液置25ml量瓶中，用甲醇洗涤残渣和滤器，并入25ml量瓶中，甲醇定容，即得供试品溶液。

没食子酸的线性范围为9.3～32.5μg/ml（$r=0.9997$），平均回收率为98.4%，RSD为1.27%，此方法可用于二十八味槟榔丸中没食子酸的含量测定。

6

（2）高效液相色谱法测定二十八味槟榔丸中胡椒碱的含量[2]

色谱条件与系统适用性试验　采用 C_{18} 色谱柱（4.6mm ×250mm，5μm）；甲醇–水（58∶42）为流动相；检测波长为 343nm；流速1.0ml/min；柱温35℃；进样量 5μl。

对照品溶液的制备　精密称取胡椒碱对照品 3.05mg，置100ml 量瓶中，加甲醇稀释至刻度，摇匀，即得。

供试品溶液的制备　取本品适量，研细，取 3.0g，精密称定，精密加甲醇50ml，称定重量，超声处理30 分钟，放冷，用甲醇补足失重，摇匀，滤过，取续滤液作为供试品溶液。

胡椒碱的线性范围为 0.061～0.305μg（$r = 0.9998$），平均回收率为98.8%（$n = 6$），RSD 为 3.2%，此方法可用于二十八味槟榔丸中胡椒碱的含量测定。

【临床应用研究】

治疗膀胱炎患者30 例，早饭后服十七味大鹏丸，中午十味豆蔻丸加五鹏丸，下午八味檗皮丸，晚上二十八味槟榔丸，早上空腹服仁青常觉，用温开水服用。15 天为 1 个疗程，重者可 30 天 1 个疗程。30 例患者中痊愈者 19例，占75.5%；好转者8 例，占 17.5%；未愈者3 例，占7.0%；总有效率达93%[3]。

参考文献

[1] 蔡乐，王曙，程世琼，等．藏药二十八味槟榔丸的鉴别及没食子酸的含量测定．华西药学杂志，2002，17（5）：355－357．

[2] 万雪荷，王进权，王芳．HPLC 法测定二十八味槟榔丸中胡椒碱的含量．西北药学杂志，2010，25（6）：425－426．

[3] 斗周才让．藏医综合治疗膀胱炎的临床观察．中国民族医药杂志，2013，19（12）：13－14．

二十九味能消散
Ershijiuwei Nengxiao San

西其尼古

【处方】
藏木香	25g	寒水石（煅）	125g	诃　子	75g
小米辣	25g	碱　花	125g	肉豆蔻	25g
荜　茇	25g	决明子	25g	白豆蔻	25g
骨碎补	25g	胡　椒	25g	萝卜（炭）	2g
草　果	25g	光明盐	25g	阿　魏	2g
硇　砂	25g	山　奈	25g	贝齿（炭）	25g
大　黄	100g	宽筋藤	13g	红　花	25g
铁棒锤	15g	石灰（制）	25g	鹫粪（炒）	40g
木香马兜铃	25g	黄葵子	25g	紫硇砂	25g
乳　香	25g	渣驯膏	25g		

【制法】以上二十九味，粉碎成细粉，过筛，混匀，即得。

【性状】本品为淡黄白色粉末；味辛，微咸。

【检查】应符合散剂项下有关的各项规定（通则0115）。

【功能与主治】祛寒化痞，消食，调肝益肾。用于食积不化，胃肠肝区疼痛，肾病，肠病，中毒，肝病，子宫病，黄水散入脉道，胃肠痞病，胆痞病，风寒引起的痞瘤等。

【用法与用量】一次3g，一日2次。

【规格】每袋装30g。

【贮藏】密闭，防潮。

【方源】《中华人民共和国卫生部药品标准·藏药》（第一册）

【质量标准研究】

鉴别

（1）取本品粉末 3g，加乙醚 30ml，超声处理 15 分钟，滤过，滤液蒸干，残渣加 2ml 甲醇溶解，即得供试品溶液。另取乳香对照药材 0.5g，同法制成对照药材溶液。再取缺乳香的阴性样品 3g，同法制成阴性样品溶液。照薄层色谱法（通则 0502）试验，吸取上述三种溶液各 5µl，分别点于同一硅胶 G 薄层板上，以二甲苯－乙酸乙酯（8:2）为展开剂，展开，取出，晾干，喷以 1% 香草醛硫酸乙醇溶液，在 105℃加热至斑点显色清晰。供试品色谱中，在与对照药材色谱相应的位置上，显相同颜色的斑点，而缺乳香的阴性样品无干扰[1]。

（2）取本品粉末 3g，加甲醇 30ml，超声处理 30 分钟，滤过，滤液蒸干，残渣加水 10ml 使溶解，加盐酸 1ml，水浴回流 30 分钟，冷却，用乙醚提取 2 次，每次 10ml，合并乙醚液，挥干，残渣加三氯甲烷 2ml 使溶解，即得供试品溶液。另取大黄对照药材 0.5g，同法制成对照药材溶液。再取缺大黄的阴性样品 3g，同法制成阴性样品溶液。照薄层色谱法（通则 0502）试验，吸取上述三种溶液各 5µl，分别点于同一硅胶 G 薄层板上，以正己烷－乙酸乙酯－甲酸（6:2:0.1）为展开剂，展开，取出，晾干，在紫外光（365nm）下检视。供试品色谱中，在与对照药材色谱相应的位置上，显相同颜色的荧光斑点，而缺大黄的阴性样品无干扰[1]。

（3）取本品粉末 3g，加乙酸乙酯 30ml，超声处理 30 分钟，滤过，滤液浓缩至 2ml，即得供试品溶液。另取胡椒碱对照品适量，加甲醇制成浓度为 0.5mg/ml 的对照品溶液。再取缺荜茇、胡椒的阴性样品 3g，同供试品制备方法制阴性样品溶液。照薄层色谱法（通则 0502）试验，吸取上述三种溶液各 5µl，分别点于同一硅胶 G 薄层板上，以环己烷－乙酸乙酯（3:2）为展开剂，展开，取出，晾干，在紫外光（365nm）下检视。供试品色谱中，在与对照品色谱相应的位置上，显相同颜色的荧光斑点，而缺荜茇、胡椒的阴性样品无干扰[1]。

（4）取本品粉末 5g，置 250ml 圆底烧瓶中，加水 100ml，煎煮 1 小时，用挥发油测定器收集挥发油（挥发油测定器中开始加入少量水及 1ml 乙酸乙酯），煎煮完成后，收集乙酸乙酯部分，即得供试品溶液。另取肉豆蔻对照药材 1g，置 100ml 圆底烧瓶中，加水 50ml，同法制成对照药材溶液。再取缺肉豆蔻的阴性样品 5g，同法制成阴性样品溶液。照薄层色谱法（通则0502）试验，吸取上述三种溶液各 5μl，分别点于同一硅胶 G 薄层板上，以二甲苯 – 乙酸乙酯（20∶0.1）为展开剂，展开，取出，晾干，喷以 1% 香草醛硫酸乙醇溶液，在 105℃ 加热至斑点显色清晰。供试品色谱中，在与对照药材色谱相应的位置上，显相同颜色的斑点，而缺肉豆蔻的阴性样品无干扰[1]。

含量测定

（1）高效液相色谱法测定二十九味能消散中羟基红花黄色素 A 的含量[1]

色谱条件与系统适用性试验 采用 C_{18} 色谱柱（4.6mm ×250mm，5μm）；甲醇 –1% 冰醋酸溶液（24∶76）为流动相；检测波长为 403nm；流速 1.0ml/min；柱温 25℃；进样量 10μl。

对照品溶液的制备 取羟基红花黄色素 A 对照品适量，精密称定，置棕色量瓶中，加 25% 甲醇溶液制成 50μg/ml 的溶液，即得。

供试品溶液的制备 取本品粉末 4g，精密称定，置具塞锥形瓶中，精密加入 25% 甲醇溶液 25ml，密塞，称定重量，超声处理 40 分钟，放冷，用25% 甲醇溶液补足失重，摇匀，滤过，取续滤液，即得。

羟基红花黄色素 A 的线性范围为 10.78 ~ 107.80μg/ml（$r = 0.9998$），平均回收率为 98.37%，RSD 为 1.17%（$n = 6$），此方法可用于二十九味能消散中羟基红花黄色素 A 的含量测定。

（2）高效液相色谱法测定二十九味能消散中马兜铃酸 I 的含量[2]

色谱条件与系统适用性试验 采用 C_{18} 色谱柱（4.6mm ×250mm，5μm）；甲醇 –1% 冰醋酸溶液（65∶35）为流动相；检测波长为 315nm；流速 1.0ml/min；柱温 25℃；进样量 10μl。

对照品溶液的制备 取马兜铃酸 I 对照品适量，精密称定，加甲醇制成5μg/ml 的溶液，即得。

供试品溶液的制备 取本品适量，研细，精密称定 8g，置具塞锥形瓶中，精密加甲醇 50ml，密塞，称定重量，超声（功率 200W，频率 40kHz）处理 30 分钟，放冷，再称定重量，用甲醇补足失重，摇匀，滤过，取续滤液 25ml，低温浓缩至干，残渣加 0.5% 氢氧化钠溶液 20ml 使其完全溶解并转移置分液漏斗中，用乙醚萃取 2 次，每次 20ml；萃取后碱液使用稀盐酸调节 pH 至 2~3，用乙醚萃取 5 次，每次 20ml，合并乙醚萃取液，挥干，用甲醇溶解并转移置 5ml 量瓶中，加甲醇至刻度，摇匀，滤过，取续滤液，即得。

马兜铃酸 I 的线性范围为 1.016~8.128μg/ml（$r = 0.9998$），检出限为 4.96ng，平均回收率为 98.24%（$n = 6$），RSD 为 0.60%，此方法可用于二十九味能消散中马兜铃酸 I 的含量测定。

【临床应用研究】

采用藏药并配合西药治疗 79 例内源性病原体引起的盆腔炎性疾病患者。治疗组藏药：早上二十五味鬼臼丸 4 丸，中午月光宝鹏丸 3 丸，下午二十九味能消胶囊 4 粒，晚上十五味乳鹏散 1.2g，共服用 3 个疗程，7 天为 1 个疗程。服药期间加外治疗法，炒盐巴 500g 每天上、下午 2 次进行腹部和腰骶部敷热，7 天为 1 个疗程，连用 3 个疗程。在服用藏药的同时配合服用西药。对照组采用单纯西药治疗，方案同治疗组西药。结果治疗组痊愈 30 例，好转 43 例，无效 6 例，总有效率 92%；痊愈患者复发 5 例，复发率为 15%。对照组痊愈 20 例，好转 25 例，无效 26 例，总有效率 63%。痊愈患者复发 7 例，复发率为 35%[3]。

以二十九味能消散治疗卵巢囊肿 35 例（治疗组），以桂枝茯苓胶囊 35 例（对照组）进行临床对比观察。治疗组：口服二十九味能消散，一次 3g，一日 2 次。对照组：口服桂枝茯苓胶囊一次 3 粒，一日 3 次。两组疗程均为 1 个月。服药期间忌辛辣厚味，经期停服。患者经二十九味能消散治疗后，观察其临床症状及体征，结果治疗组优于对照组。治疗组总有效率达到 85.7%，对照组总有效率为 71.4%，两组比较具有明显的统计学意义（$p < 0.05$）[4]。

以二十九味能消散治疗慢性盆腔炎患者 37 例（治疗组），以左氧氟沙星及甲硝唑治疗 37 例（对照组）进行临床对比观察。治疗组：口服二十九味能消散，开水冲服，3g/次，2 次/天。对照组：口服左氧氟沙星，2 片/次，2 次/天；甲硝唑，3 次/天，2 片/次。治疗组与对照组疗程均为 1 个月。服药期间避免情志刺激、感冒，忌辛辣厚味，禁房事。两组经过 1 疗程治疗后，观察其体征及临床症状，发现治疗组优于对照组。治疗组（二十九味能消散）总有效率达到 86.5%，对照组总有效率为 62.2%，两组比较差异具有统计学意义（$p < 0.05$）[5]。

参考文献

[1] 魏永义，邵成雷，马宏伟. 二十九味能消散质量标准研究. 中国民族民间医药，2013，22（8）：12 - 14.

[2] 张红梅，李菊平，孙绪丁. HPLC 法测定二十九味能消散中马兜铃酸 I 的含量. 中国药事，2013，27（12）：1269 - 1271.

[3] 彭毛东主. 藏西医结合治疗盆腔炎性疾病疗效观察. 中国民族医药杂志，2014，20（7）：35，49.

[4] 朱业靖. 二十九味能消散治疗卵巢囊肿 35 例临床观察. 中国民族民间医药，2013，22（5）：10.

[5] 朱业靖. 二十九味能消散治疗慢性盆腔炎 37 临床观察. 亚太传统医药，2013，9（3）：155.

二十五味儿茶丸
Ershiwuwei Ercha Wan

生等尼阿日布

【处方】儿　茶　100g　诃　子　100g　毛诃子　125g
　　　　余甘子　100g　西藏棱子芹　50g　黄　精　40g
　　　　天　冬　40g　喜马拉雅紫茉莉　25g　蒺　藜　30g
　　　　乳　香　50g　决明子　50g　黄葵子　35g
　　　　宽筋藤　100g　荜　茇　30g　铁粉（制）　15g
　　　　渣驯膏　50g　铁棒锤　40g　麝　香　1g
　　　　藏菖蒲　50g　木　香　50g　水牛角　15g
　　　　珍珠母　25g　甘肃棘豆　40g　扁刺蔷薇　50g
　　　　秦艽花　30g

【制法】以上二十五味，除儿茶膏、渣驯膏、麝香、水牛角另研细粉外，其余共研细粉，过筛，加入水牛角细粉，混匀，用儿茶膏、渣驯膏、麝香细粉加适量水泛丸，干燥，即得。

【性状】本品为黄色水丸；气芳香，味苦，涩。

【检查】应符合丸剂项下有关的各项规定（通则0108）。

【功能与主治】祛风除痹，消炎止痛，干黄水。用于"白脉"病，通风，风湿性关节炎，关节肿痛变形，四肢僵硬，黄水病，"冈巴"病等。

【用法与用量】一次4~5丸，一日2~3次。

【规格】每丸重0.3g。

【贮藏】密闭，置阴凉干燥处。

【方源】《中华人民共和国卫生部药品标准·藏药》（第一册）

【质量标准研究】

鉴别

（1）取本品粉末 15g，加甲醇 30ml，超声处理 30 分钟，滤过，滤液蒸干，残渣加水 2ml 使溶解，再加盐酸 1ml，置水浴上加热 30 分钟，立即冷却，用乙醚提取 2 次，每次 20ml，合并乙醚液，蒸干，残渣加三氯甲烷 2ml 使溶解，即得供试品溶液。另取决明子对照药材 2g，缺决明子的阴性样品 15g，同法制成对照药材溶液和阴性样品溶液。再取大黄酚对照品适量，加无水乙醇－乙酸乙酯（2∶1）制成 1mg/ml 的对照品溶液。照薄层色谱法（通则 0502）试验，吸取上述四种溶液各 5μl，分别点于同一硅胶 G 薄层板上，以石油醚（30～60℃）－正己烷－乙酸乙酯－甲酸（6∶2∶1∶0.01）为展开剂，展开，取出，晾干，在紫外光（365nm）下检视。供试品色谱中，在与对照品、对照药材色谱相应的位置上，显相同颜色的荧光斑点，而缺决明子的阴性样品无干扰[1]。

（2）取本品粉末 5g，加氨水 0.5ml，三氯甲烷 50ml，超声处理 60 分钟，滤过，滤液蒸干，残渣加三氯甲烷 2ml 使溶解，即得供试品溶液。另取荜茇对照药材 0.2g，缺荜茇的阴性样品 5g，同法制成对照药材溶液和阴性样品溶液。再取胡椒碱对照品适量，置棕色量瓶中，加乙醇制成 4.0mg/ml 的对照品溶液。照薄层色谱法（通则 0502）试验，吸取上述对照品溶液、对照药材溶液各 2μl，供试品溶液、阴性样品溶液各 5μl，分别点于同一硅胶 G 薄层板上，以正己烷－乙酸乙酯－丙酮（7∶3∶1）为展开剂，展开，取出，晾干，在紫外光（365nm）下检视。供试品色谱中，在与对照品、对照药材色谱相应的位置上，显相同颜色的荧光斑点，而缺荜茇的阴性样品无干扰[1]。

（3）取本品粉末 5g，加三氯甲烷 50ml，超声处理 30 分钟，滤过，滤液 60℃水浴蒸干，加三氯甲烷 2ml 使溶解，即得供试品溶液。另取木香对照药材 0.25g，缺木香的阴性样品 6g，同法制成对照药材溶液和阴性样品溶液。再取去氢木香内酯对照品适量，加甲醇制成 0.5mg/ml 的对照品溶液。照薄层色谱法（通则 0502）试验，吸取上述四种溶液各 10μl，分别点于同一硅胶 G 薄层板上，以环己烷－三氯甲烷－乙酸乙酯（10∶1∶1）为展开剂，展开，取出，晾干，喷以 1% 香草醛硫酸乙醇溶液，在 105℃加热至斑点显色清晰。供试品色谱中，在与对照品、对照药材色谱相应的位置上，显相同颜色的斑点，而缺木香的阴性样品无干扰[1]。

（4）取本品粉末 6g，加水 30ml，回流提取 30 分钟，滤过，滤液加盐酸 1ml，置水浴上加热 30 分钟，立即冷却，用三氯甲烷提取 2 次，每次 20ml，合并三氯甲烷液，蒸干，残渣加甲醇 0.5ml 使溶解，即得供试品溶液。另取蒺藜对照药材 2g，同法制成对照药材溶液。再取缺蒺藜的阴性样品 6g，同法制成阴性样品溶液。照薄层色谱法（通则 0502）试验，吸取上述三种溶液各 5μl，分别点于同一硅胶 G 薄层板上，以正己烷－三氯甲烷－甲醇（10：5：2）为展开剂，展开，取出，晾干，在紫外光（365nm）下检视。供试品色谱中，在与对照药材色谱相应的位置上，显相同颜色的荧光斑点，而缺蒺藜的阴性样品无干扰[1]。

检查 乌头碱限量[2]

色谱条件与系统适用性试验 采用 C_{18} 色谱柱（4.6mm ×250mm，5μm）；0.04mol/L 三乙胺（用磷酸调节 pH 至 3.0）－甲醇（60：40）为流动相；检测波长为 233nm；流速 1.0ml/min；柱温 40℃；进样量 10μl。

对照品溶液的制备 取乌头碱对照品适量，精密称定，加 0.05% 盐酸甲醇溶液制成 14.96μg/ml 的溶液，即得。

供试品溶液的制备 取本品适量，研细，精密称定 5g，置锥形瓶中，精密加氨试液 4ml 及乙醚 50ml，超声（功率 120W，频率 40kHz）处理 30 分钟，滤过，残渣同法再提取 1 次，滤过，合并滤液，低温挥干，残渣加 0.5% 盐酸甲醇溶液使其完全溶解并转移置 5ml 量瓶中，加 0.05% 盐酸甲醇溶液至刻度，摇匀，滤过，取续滤液，即得。

乌头碱的线性范围为 0.029 92 ～ 0.224 4μg（$r = 0.999 9$），平均回收率为 102.27%（$n = 6$），RSD 为 2.21%，此方法可作为二十五味儿茶丸中乌头碱限量的检测方法，暂定本品每 1g 含铁棒锤以乌头碱（$C_{34}H_{47}NO_{11}$）计，不得过 0.020mg。

含量测定

（1）高效液相色谱法测定二十五味儿茶丸中儿茶素、表儿茶素的含量[1]

色谱条件与系统适用性试验 采用 C_{18} 色谱柱（4.6mm ×250mm，4μm）；

乙腈 –0.2% 磷酸溶液（12:88）为流动相；检测波长为278nm；流速1.0ml/min；柱温35℃；进样量5μl。

对照品溶液的制备 取儿茶素、表儿茶素对照品适量，精密称定，加甲醇 – 水（1:1）混合溶液制成混合对照品溶液（儿茶素浓度150μg/ml，表儿茶素浓度100μg/ml）。

供试品溶液的制备 取本品细粉约2.5g，精密称定，置50ml量瓶中，加甲醇 – 水（1:1）混合溶液40ml，超声处理30分钟，并加甲醇 – 水（1:1）混合溶液至刻度，摇匀，滤过，取续滤液，即得。

儿茶素、表儿茶素分别在 0.036 ~ 1.800μg（$r = 0.9997$），0.039 ~ 1.950μg（$r = 0.9999$）范围内线性关系良好。儿茶素加样回收率为98.68%（$n = 6$），RSD 为 1.67%，表儿茶素加样回收率为96.70%（$n = 6$），RSD 为 0.79%。此方法可用于二十五味儿茶丸中儿茶素、表儿茶素的含量测定。

（2）一测多评法测定二十五味儿茶丸中6种成分的含量[3]

色谱条件与系统适用性试验 采用 C_{18} 色谱柱（4.6mm ×250mm，5μm）；甲醇 – 乙腈（3:2）为流动相 A，0.2% 磷酸为流动相 B，梯度洗脱：0 ~ 7min，A 5 – 5%；7 ~ 20min，A 5 – 15%；20 ~ 35min，A 15 – 18%；35 ~ 60min，A 18 – 55%；60 ~ 85min，A 55 – 78%；木香烃内酯、去氧木香内酯的检测波长225nm，没食子酸的检测波长270nm，龙胆苦苷的检测波长274nm，儿茶素的检测波长279nm，胡椒碱的检测波长342nm；理论板数按胡椒碱峰计算应不低于7000；进样量7μl。

对照品溶液的制备 取胡椒碱对照品适量，精密称定，加甲醇制成61μg/ml 的溶液，即得。

供试品溶液的制备 取本品适量，研细，取 2.0g，精密称定，置具塞锥形瓶中，精密加入加甲醇20ml，称定重量，超声处理90分钟，放冷，再称定重量，用甲醇补足失重，摇匀，滤过，取续滤液，即得。

以胡椒碱对照品的峰面积为对照，分别计算没食子酸、儿茶素、龙胆苦苷、木香烃内酯和去氧木香内酯的含量，用没食子酸、儿茶素、龙胆苦苷色谱峰与胡椒碱色谱峰的相对保留时间差确定，用木香烃内酯和去氧木香内酯与胡椒碱色谱峰的相对保留时间确定。没食子酸、儿茶素、龙胆苦苷的峰位，其相对保留时间差应在规定值的 ±5% 范围之内，木香烃内酯、去氢木香内酯的峰位，其相对保留时间应在规定值的 ±5% 范围之内，即得。

【临床应用研究】

运用二十五味儿茶丸治疗风湿性关节炎及膝关节疼痛，活动受限合并红肿热痛患者 100 例，治疗组服用二十五味儿茶丸，3 丸/次，1 日 3 次，温开水化服，1 个月为 1 个疗程，共观察 3 个疗程；对照组 100 例患者服用其他抗风湿类药。经 3 个疗程治疗观察，治愈 15 例，显效 61 例，有效 19 例，总有效率 95%；对照组治愈 10 例，显效 50 例，有效 30 例，总有效率 90%。两组治愈率相比 $p < 0.05$，有显著差异；两组总有效率相比 $p > 0.05$，无显著性差异[4]。

观察藏药治疗 60 例类风湿关节炎肾虚寒盛证的临床疗效，患者随机分为治疗组和对照组。两组均给予塞来昔布 200mg/日，治疗组给予二十五味儿茶丸。用法为塞来昔布 1 日 1 次（每天饭后半小时用温开水服用），1 次 3 粒。石榴日轮丸加减治疗，1 日 1 次（每天饭后半小时用温开水服用），1 次 2g。两组均连续服用 3 个月为 1 疗程。两组患者治疗后症状、体征（关节肿胀、疼痛、晨僵）及实验室指标（血沉、C 反应蛋白、类风湿因子）等均显著改善，治疗组以上指标的改善优于对照组，两组相比有显著差异，说明藏药治疗类风湿关节炎肾虚寒盛证具有较好的临床疗效[5]。

运用藏药帕知丸、十味乳香丸、二十五味儿茶丸、藏医放血疗法加针灸治疗类风湿性关节炎 32 例。结果显效 19 例（占 59.37%），好转 11 例（占 34.37%），无效 2 例（占 6.25%），总有效率 93.74%。患者一般用药治疗 1~2 个疗程，可获得明显疗效，随着疗程的延长，疗程更稳定、巩固[6]。

参考文献

[1] 龙桢桢，郑彩霞，兰均，等. 藏药二十五味儿茶丸的质量标准研究. 现代中药研究与实践，2014，28（5）：61-64.

[2] 达娃卓玛，武尉杰，魏屹，等. 高效液相色谱法测定藏成药二十五味儿茶丸中乌头碱的含量. 中国药业，2014，23（18）：49-51.

[3] 龙桢桢. 二十五味儿茶丸质量标准研究. 成都：西南交通大学学位论文，2014：69-73.

［4］黄三青．藏药二十五味儿茶丸治疗风湿性关节炎 100 例临床观察．中国民族医药杂志，2001，7（2）：11.

［5］李毛才让（大）．藏药治疗类风湿关节炎肾虚寒盛证的临床观察．中国民族医药杂志，2014，20（7）：9－10.

［6］仁青．藏医综合疗法结合针灸治疗类风湿性关节炎 32 例临床观察．中国民族医药杂志，2010，16（9）：39.

二十五味大汤丸
Ershiwuwei Datang Wan

汤钦尼埃日布

【处方】
红　花	180g	诃　子	150g	毛诃子	75g
余甘子（去核）	100g	藏木香	60g	木　香	50g
波棱瓜子	25g	渣驯膏	40g	石榴子	70g
豆　蔻	25g	木　瓜	60g	猪血粉	60g
甘青青兰	50g	骨碎补	60g	芫　荽	50g
獐牙菜	50g	兔耳草	40g	秦艽花	40g
榜　嘎	50g	角茴香	35g	紫菀花	40g
乌奴龙胆	45g	绿绒蒿	50g	水柏枝	50g
巴夏嘎	40g				

【制法】以上二十五味，除渣驯膏外，其余粉碎成细粉，过筛，混匀，用渣驯膏加适量水泛丸，干燥，即得。

【性状】本品为棕褐色水丸；气微，味苦。

【检查】应符合丸剂项下有关的各项规定（通则0108）。

【功能与主治】调和龙、赤巴、培根，开胃，愈溃疡，止血。用于久病不愈的身倦体重，胃、肝区疼痛，食欲不振，月经过多，鼻衄。

【用法与用量】一次2~3丸，一日3次。

【规格】每丸重0.5g。

【贮藏】密闭，置阴凉干燥处。

【方源】《中华人民共和国卫生部药品标准·藏药》（第一册）

【质量标准研究】

鉴别

（1）取本品粉末3g，加10ml无水乙醇，超声处理30分钟，上清液作

19

为供试品溶液。另取没食子酸对照品适量，加乙醇制成 0.5mg/ml 的对照品溶液。再取缺诃子、毛诃子、余甘子和石榴子的阴性样品 4g，同供试品制备方法制成阴性样品溶液。照薄层色谱法（通则 0502）试验，吸取上述三种溶液各 5μl，分别点于同一硅胶 G 薄层板上，以三氯甲烷－乙酸乙酯－甲酸（6∶4∶1）为展开剂，展开，取出，晾干，喷以 2% 三氯化铁试液，在 105℃加热至斑点显色清晰。供试品色谱中，在与对照品色谱相应的位置上，显相同的黑色斑点，而缺诃子、毛诃子、余甘子和石榴子的阴性样品无干扰[1]。

（2）取本品粉末 2g，加 20ml 乙醚，超声处理 60 分钟，滤过，滤液蒸干，残渣加 1ml 甲醇使溶解，即得供试品溶液。另取角茴香对照药材 1g，同法制成对照药材溶液。再取缺角茴香的阴性样品 4g，同法制成阴性样品溶液。照薄层色谱法（通则 0502）试验，吸取上述三种溶液各 10μl，分别点于同一硅胶 G 薄层板上，以石油醚（60～90℃）－乙酸乙酯（4∶1）为展开剂，展开，取出，晾干，在紫外光（365nm）下检视。供试品色谱中，在与对照药材色谱相应的位置上，显相同的绿色荧光斑点，而缺角茴香的阴性样品无干扰[1]。

（3）取本品粉末 3g，加 30ml 乙醚，超声处理 30 分钟，滤过，滤液蒸干，残渣加 2ml 乙醚溶解，即得供试品溶液。另取藏木香对照药材 1g，同法制成对照药材溶液。再取缺藏木香的阴性样品 4g，同法制成阴性样品溶液。照薄层色谱法（通则 0502）试验，吸取上述三种溶液各 10μl，分别点于同一硅胶 G 薄层板上，以石油醚（60～90℃）－乙酸乙酯（85∶15）为展开剂，展开，取出，晾干，喷以 5% 香草醛硫酸试液，在 105℃加热至斑点显色清晰。供试品色谱中，在与对照药材色谱相应的位置上，显相同的暗紫色斑点，而缺藏木香的阴性样品无干扰[1]。

（4）取本品粉末 2g，加 20ml 乙醚，超声处理 60 分钟，滤过，滤液蒸干，残渣加 2ml 甲醇使溶解，即得供试品溶液。另取乌奴龙胆对照药材 0.2g，同法制成对照药材溶液。再取缺乌奴龙胆的阴性样品 4g，同法制成阴性样品溶液。照薄层色谱法（通则 0502）试验，吸取供试品溶液、阴性样品溶液各 10μl，对照药材溶液 5μl，分别点于同一硅胶 G 薄层板上，以石油醚（60～90℃）－乙酸乙酯（5∶1）为展开剂，展开，取出，晾干，喷以 10% 硫酸乙醇溶液，在105℃加热至斑点显色清晰。供试品色谱中，在与对照药材色谱相应的位置上，显相同的紫色斑点，而缺乌奴龙胆的阴性样品无干扰[1]。

含量测定

高效液相色谱法测定二十五味大汤丸中羟基红花黄色素A的含量[1]

色谱条件与系统适用性试验　采用C_{18}色谱柱（4.6mm×150mm，5μm）；甲醇－乙腈－0.5%磷酸溶液（26∶2∶72）为流动相；检测波长为403nm；流速1.0ml/min；柱温35℃；进样量10μl。

对照品溶液的制备　取羟基红花黄色素A对照品适量，精密称定，用25%甲醇溶液制成500μg/ml的对照品溶液。

供试品溶液的制备　取本品细粉约3g，精密称定，置具塞锥形瓶中，精密加入50ml 25%甲醇溶液，称定重量，超声处理40分钟，放冷，再称定重量，用25%甲醇溶液补足失重，摇匀，滤过，取续滤液，即得。

羟基红花黄色素A在0.277 5～0.555 0μg范围内线性关系良好（$R^2 =$ 0.999 6），加样回收率为99.15%（$n = 6$），RSD为0.34%。此方法可用于二十五味大汤丸中羟基红花黄色素A的含量测定。

【临床应用研究】

临床观察二十五味大汤丸治疗慢性浅表性胃炎的60例的疗效，结果显示：显效32例，占53.3%；有效19例，占31.7%；无效9例，占15%；总有效率为85.0%。该结果表明二十五味大汤丸具有较好的治疗慢性浅表性胃炎的功效[2]。采用二十五味大汤丸治疗消化性溃疡65例以观察其临床疗效，结果显示：显效40例占61.5%；有效21例占32.3%；无效4例占6.2%，总有效率93.8%。这一研究结果表明藏药二十五味大汤丸在治疗消化系统疾病方面效果显著[3]。采用二十五味大汤丸治疗慢性胃炎50例，每次1丸，一日2次，疗程30天。治疗结束后显效38例，占76%；有效12例，占24%，该结果表明二十五味大汤丸治疗慢性胃炎能够达到满意的效果，有较好的临床实用价值[4]。

附：二十五味大汤胶囊质量标准研究

二十五味大汤胶囊系二十五味大汤丸剂改品种。

鉴别

（1）取本品内容物 2g，加 80% 丙酮 20ml，密塞，超声处理 15 分钟，滤过，滤液蒸干，残渣加甲醇 5ml 使溶解，即得供试品溶液。另取红花对照药材 0.5g，同法制成对照品溶液。再取缺红花的阴性样品适量，同法制成阴性样品溶液。照薄层色谱法（通则 0502）试验，吸取上述三种溶液各 10μl，分别点于同一硅胶 G 薄层板上，以乙酸乙酯 - 甲醇（9:1）为展开剂，展开 5 厘米，取出，晾干，再以乙酸乙酯 - 甲酸 - 水（9:2:2）为展开剂，展开，取出，晾干，日光下检视。供试品色谱中，在与对照药材色谱相应的位置上，显相同颜色的斑点，而缺红花的阴性样品无干扰[5]。

（2）取本品内容物 3g，加甲醇 30ml，水浴回流 30 分钟，冷却，滤过，滤液蒸干，残渣加 10ml 水使溶解，滤过，滤液通过预处理好的大孔吸附树脂柱，先用 25ml 水洗脱，再用 85% 乙醇 50ml 洗脱，收集乙醇洗脱液，蒸干，残渣加甲醇 5ml 使溶解，即得供试品溶液。另取木瓜对照药材 0.5g，加甲醇 20ml，水浴回流 30 分钟，冷却，滤过，滤液蒸干，残渣加 5ml 甲醇使溶解，即得对照药材溶液。再取缺木瓜的阴性样品适量，同供试品溶液制备方法制成阴性样品溶液。照薄层色谱法（通则 0502）试验，吸取上述三种溶液各 10μl，分别点于同一硅胶 G 薄层板上，以三氯甲烷 - 甲醇（8:2）为展开剂，展开，取出，晾干，喷以 10% 硫酸乙醇溶液 -5% 香草醛冰醋酸溶液（1:1），在 105℃ 加热至斑点显色清晰。供试品色谱中，在与对照药材色谱相应的位置上，显相同的猩红色斑点，而缺木瓜的阴性样品无干扰[5]。

（3）取［鉴别］（2）项下的供试品溶液，作为供试品溶液。另取兔耳草对照药材 1g，加甲醇 25ml，水浴回流 30 分钟，冷却，滤过，滤液蒸干，残渣加 5ml 甲醇使溶解，即得对照药材溶液。再取缺兔耳草的阴性样品适量，按［鉴别］（2）项下的供试品溶液制备方法制成阴性样品溶液。照薄层色谱法（通则 0502）试验，吸取上述三种溶液各 10μl，分别点于同一硅胶 G 薄层板上，以三氯甲烷 - 甲醇（9:1）为展开剂，展开，取出，晾干，在紫外光（365nm）下检视。供试品色谱中，在与对照药材色谱相应的位置上，显相同颜色的荧光斑点，而缺兔耳草的阴性样品无干扰[5]。

（4）取本品内容物 2g，加三氯甲烷 - 甲醇 - 浓氨水（10:1:1）20ml，摇匀，密塞，室温放置过夜，滤过，滤液置分液漏斗中，10ml 水萃取，分取三氯甲烷部分，无水硫酸钠脱水，滤过，滤液蒸干，残渣加 5ml 甲醇使溶解，即得供试品溶液。另取秦艽花对照药材 0.5g，同法制成对照药材溶液。再取缺秦艽花的阴性样品适量，同法制成阴性样品溶液。照薄层色谱法（通则 0502）试验，吸取上述三种溶液各 10μl，分别点于同一硅胶 G 薄层板上，以三氯甲烷－甲醇（9：1）为展开剂，氨蒸气饱和 15 分钟，展开，取出，晾干，喷以 10% 硫酸乙醇溶液，在 105℃ 加热至斑点显色清晰。供试品色谱中，在与对照药材色谱相应的位置上，显相同的红色斑点，而缺秦艽花的阴性样品无干扰[5]。

（5）取本品内容物 3g，加甲醇 30ml，水浴回流 30 分钟，冷却，滤过，滤液蒸干，残渣加 0.05mol/L 硫酸滴定液 10ml 使溶解，转移至分液漏斗中，三氯甲烷萃取 2 次，每次 5ml，弃去三氯甲烷部分，酸液以氨试液调 pH 值 9～10，三氯甲烷萃取 2 次，每次 10ml，分取三氯甲烷部分，蒸干，残渣加 5ml 甲醇使溶解，即得供试品溶液。另取巴夏嘎对照药材 1g，加甲醇 10ml，超声处理 15 分钟，滤过，滤液蒸干，残渣加甲醇 5ml 使溶解，即得对照药材溶液。再取缺巴夏嘎的阴性样品适量，同供试品溶液制备方法制成阴性样品溶液。照薄层色谱法（通则 0502）试验，吸取上述三种溶液各 5μl，分别点于同一硅胶 G 薄层板上，以苯－乙醇（9：1）为展开剂，氨蒸气饱和 15 分钟，展开，取出，晾干，在紫外光（365nm）下检视。供试品色谱中，在与对照药材色谱相应的位置上，显相同的亮黄色荧光斑点，而缺巴夏嘎的阴性样品无干扰[5]。

（6）取本品内容物 5g，加乙醚 30ml，水浴回流 30 分钟，冷却，滤过，滤液蒸干，残渣加 5ml 甲醇使溶解，即得供试品溶液。另取木香、藏木香对照药材各 0.5g，加甲醇 5ml，超声处理 15 分钟，取上清液，即得对照药材溶液。再取缺木香、藏木香的阴性样品适量，同供试品溶液制备方法制成阴性样品溶液。照薄层色谱法（通则 0502）试验，吸取上述四种溶液各 5μl，分别点于同一硅胶 G 薄层板上，以石油醚－乙酸乙酯（8：2）为展开剂，展开，取出，晾干，喷以 10% 硫酸乙醇溶液，在 105℃ 加热至斑点显色清晰。供试品色谱中，在与对照药材色谱相应的位置上，显相同的蓝色斑点，而缺木香、藏木香的阴性样品无干扰[5]。

（7）取［鉴别］（6）项下的供试品溶液，作为供试品溶液。另取角茴香、紫菀花对照药材各 1g，按［鉴别］（6）项下的供试品溶液制备方法制成对照药材溶液。再取缺角茴香、紫菀花的阴性样品适量，按［鉴别］（6）项下的供试品溶液制备方法制成阴性样品溶液。照薄层色谱法（通则 0502）试验，吸取上述四种溶液各 10μl，分别点于同一硅胶 G 薄层板上，以石油醚 – 乙酸乙酯（8:2）为展开剂，展开，取出，晾干，在紫外光（365nm）下检视。供试品色谱中，在与对照药材色谱相应的位置上，显相同颜色的荧光斑点，而缺角茴香、紫菀花的阴性样品无干扰[5]。

（8）取［鉴别］（6）项下的供试品溶液，作为供试品溶液。另取乌奴龙胆、甘青青兰对照药材各 0.5g，按［鉴别］（6）项下的供试品溶液制备方法制成对照药材溶液。再取缺乌奴龙胆、甘青青兰的阴性样品适量，按［鉴别］（6）项下的供试品溶液制备方法制成阴性样品溶液。照薄层色谱法（通则 0502）试验，吸取上述四种溶液各 5μl，分别点于同一硅胶 G 薄层板上，以石油醚 – 乙酸乙酯（8:2）为展开剂，展开，取出，晾干，喷以 10%硫酸乙醇溶液，在 105℃加热至斑点显色清晰。供试品色谱中，在与对照药材色谱相应的位置上，显相同颜色的斑点，而缺乌奴龙胆、甘青青兰的阴性样品无干扰[5]。

含量测定

（1）紫外 – 可见分光光度法测定二十五味大汤胶囊中鞣质的含量[6]

对照品溶液的制备　精密称取没食子酸对照品 8.0mg，置 100ml 棕色量瓶中，加 30%甲醇使溶解，摇匀，稀释至刻度，即得没食子酸对照品溶液。

标准曲线的制备　分别精密量取对照品溶液 1.0ml、2.0ml、3.0ml、4.0ml、5.0ml 于 5 个 10ml 棕色量瓶中，加 30%甲醇至 5ml，再加 0.1mol/L 醋酸 – 醋酸钠缓冲液（pH 5.0）至刻度，摇匀。分别吸取各溶液 1.0ml 于 5 个 10ml 棕色量瓶中，加 Folin 试剂 0.5ml，摇匀，再加 1.5%碳酸钠溶液至刻度，摇匀。室温放置 30 分钟，以蒸馏水为空白，照紫外 – 可见分光光度法（通则 0401），在 720nm 波长处测定吸光度，以吸光度值为纵坐标，浓度为横坐标，绘制标准曲线。得标准曲线方程为 $C = 13.46A + 0.0039$，$r = 0.999$，表明没食子酸在 $0.8 \sim 4.0 \mu g/ml$ 有良好的线性关系。

供试品溶液的制备　取本品内容物 0.25g，精密称定，置 50ml 量瓶中，加 30%甲醇 45ml，摇匀，放置过夜，超声处理 15 分钟，加 30%甲醇稀释至刻度，摇匀，滤过，弃去 50ml 初滤液，精密量取续滤液 10ml，精密加入 0.1mol/L 醋酸－醋酸钠缓冲液（pH 5.0）10ml，摇匀，即得供试品溶液。

测定法　总酚　精密量取供试品试液 1.0ml，置 10ml 棕色量瓶中，照标准曲线的制备项下的方法，自"加 Folin 试剂 0.5ml"起，依法测定吸光度，从标准曲线中读出供试品溶液中没食子酸的量，计算，即得。

不被吸附的多酚　精密量取供试品溶液 10ml，加至已盛有 350mg 干酪素的 50ml 棕色量瓶中，于振荡器上振荡 1 h，滤过，弃去初滤液，精密量取续滤液 1.0ml，置 10ml 棕色量瓶中，照标准曲线的制备项下的方法，自"加 Folin 试剂 0.5ml"起，依法测定吸光度，从标准曲线中读出供试品溶液中没食子酸的量，计算，即得。

以没食子酸计的鞣质含量在 $0.8 \sim 4.0 \mu g/ml$ 的范围内线性关系良好（$r = 0.999$），平均回收率为 96.2%，RSD 为 1.4%（$n = 5$），本方法可用于二十五味大汤胶囊中鞣质的含量测定。

（2）高效液相色谱法测定二十五味大汤胶囊中羟基红花黄色素 A 的含量[7]

色谱条件与系统适用性试验　采用 C_{18} 色谱柱（4.6mm ×200mm，5μm）；甲醇－0.1%磷酸溶液（26:74）为流动相；检测波长为 399nm；流速 1.0ml/min；柱温 30℃；进样量 20μl。

对照品溶液的制备　取羟基红花黄色素 A 对照品适量，精密称定，用 25%甲醇溶液制成 30μg/ml 的对照品溶液。

供试品溶液的制备　取本品内容物约 0.4g，精密称定，精密加入 25ml 25%甲醇溶液，称定重量，超声处理 30 分钟，放至室温后称定重量，用 25%甲醇溶液补足失重，0.45μm 滤膜滤过，取续滤液，即得。

羟基红花黄色素 A 在 $4.5 \sim 45 \mu g/ml$ 范围内线性关系良好（$r = 0.999\ 9$），检测限为 0.9ng，定量限为 2.4ng，加样回收率为 101.30%（$n = 9$），RSD 为 1.629%。此方法可用于二十五味大汤胶囊中羟基红花黄色素 A 的含量测定。

参考文献

[1] 叶本贵，吴娅，阿萍，等. 藏药二十五味大汤丸中药材的鉴别及羟基红花黄色

素 A 的测定．华西药学杂志，2011，26（2）：152－154．

　　［2］马艳梅，林统德．二十五味大汤丸治疗慢性浅表性胃炎 60 例临床分析．青海医药杂志，2008，38（8）：90－91．

　　［3］张兴成．藏药二十五味大汤丸治疗消化性溃疡 65 例临床报告．青海医药杂志，2000，30（7）：60．

　　［4］尕藏本，卓玛．二十五味大汤丸治疗慢性胃炎的疗效观察．中国民族民间医药，2010，19（21）：244．

　　［5］陈燕，刘玉红，黄志芳，等．二十五味大汤胶囊质量标准研究．基层中药杂志，2002，16（6）：6－8．

　　［6］陈燕，刘玉红，易进海，等．二十五味大汤胶囊中鞣质的含量测定．中成药，2002，24（10）：766－767．

　　［7］罗琴．中成药中单一指标成分和多指标成分 HPLC 含量测定方法的研究．成都：西南交通大学学位论文，2011：24－33．

二十五味大汤散

Ershiwuwei Datang San

汤钦尼埃

【处方】（同丸剂）

【制法】以上二十五味，粉碎成细粉，过筛，混匀，分装，即得。

【性状】本品为黄棕色粉末；气芳香，味苦、甜。

【检查】应符合散剂项下有关的各项规定（通则0115）。

【功能与主治】（同丸剂）

【用法与用量】一次 2～3g，一日 2 次。

【规格】每袋装20g。

【贮藏】密闭，置阴凉干燥处。

【方源】《中华人民共和国卫生部药品标准·藏药》（第一册）

【质量标准研究】

含量测定

高效液相色谱法测定二十五味大汤散中没食子酸的含量[1]

色谱条件与系统适用性试验 采用 C_{18} 色谱柱（4.6mm ×250mm，5μm）；甲醇－水（5∶95）为流动相；检测波长为274nm；流速 1.0ml/min；柱温30℃；进样量5μl。

对照品溶液的制备 取没食子酸对照品适量，精密称定，置棕色量瓶中，加甲醇制成 20.6μg/ml 的对照品溶液。

供试品溶液的制备 精密称取本品2.0g，精密加入甲醇100ml，称定重量，超声处理 1 h，冷却，用甲醇补足失重，滤过，弃去初滤液，续滤液0.45μm 滤膜滤过，即得。

没食子酸在 0.020 6～0.247 2μg 范围内线性关系良好（ $r = 0.999\ 7$ ），加样回收率为98.8%（ $n = 9$ ），RSD 为1.1%。此方法可用于二十五味大汤散中没食子酸的含量测定。

【临床应用研究】

采用二十五味大汤散治疗胃溃疡出血 60 例，治疗方法为二十五味大汤散一次 1g，每日三次，每次 50ml 水煎服。结果治愈 50 例，显效 9 例，无效 1 例，总有效率 98.3%，表明此药治疗胃十二指肠溃疡出血疗效显著[2]。

参考文献

［1］梁永欣，林鹏程，潘国庆，等. 高效液相色谱法测定二十五味大汤散中没食子酸的含量. 东北师大学报（自然科学版），2006，38（2）：85－87.

［2］泽仁亚. 二十五味大汤散治疗胃溃疡出血的临床体会. 中国民族民间医药，2012，21（2）：86.

二十五味马宝丸
Ershiwuwei Mabao Wan

旺日尼阿日布

【处方】

马　宝	400g	水牛角	10g
西红花	50g	麝　香	3g
丁　香	150g	豆　蔻	150g
天竺黄	150g	诃子（去核）	250g
毛诃子（去核）	100g	余甘子（去核）	100g
檀　香	100g	巴夏嘎	250g
骨碎补	350g	芒果核	200g
蒲　桃	200g	大托叶云实	200g
银　朱	100g	刀　豆	200g
槟　榔	200g	蔓青膏	350g
妙翅玉	150g	金礞石	100g
冬　葵	100g	螃　蟹	100g
木　香	250g		

【制法】 以上二十五味，除马宝、水牛角、西红花、麝香、蔓青膏另研细粉外，其余共研细粉，过筛，加入马宝、水牛角、西红花细粉，混匀，用蔓青膏、麝香加适量水泛丸，阴干，即得。

【性状】 本品为红棕色水丸；气芳香，味甘、苦、涩。

【检查】 应符合丸剂项下有关的各项规定（通则0108）。

【功能与主治】 清热解毒。用于各类新旧中毒症，陈旧热，"木布"和毒引起的肠胃疼痛，下泻，干瘦，浮肿等。

【用法与用量】 一次1丸，一日1次。

【规格】 每丸重0.3g。

【贮藏】密闭，置阴凉干燥处。

【方源】《中华人民共和国卫生部药品标准·藏药》（第一册）

【质量标准研究】

鉴别

（1）取本品粉末3.0g，加乙醚20ml，超声处理30分钟，滤过，滤液浓缩至1.5ml，即得供试品溶液。另取缺丁香的阴性样品3.0g，同法制成阴性样品溶液。再取丁香酚对照品适量，加乙醚制成1mg/ml的对照品溶液。照薄层色谱法（通则0502）试验，吸取上述三种溶液各10μl，分别点于同一硅胶G薄层板上，以石油醚（60~90℃）-乙酸乙酯（6:1）为展开剂，展开，取出，晾干，喷以5%香草醛硫酸试液，在105℃加热至斑点显色清晰。供试品色谱中，在与对照品色谱相应的位置上，显相同的粉红色斑点，而缺丁香的阴性样品无干扰[1]。

（2）取本品粉末3.0g，加乙醚30ml，超声处理30分钟，滤过，滤液挥干，残渣加1.5ml乙酸乙酯使溶解，即得供试品溶液。另取木香对照药材0.5g，同法制成对照药材溶液。再取缺木香的阴性样品3.0g，同法制成阴性样品溶液。照薄层色谱法（通则0502）试验，吸取供试品溶液及阴性样品溶液各15μl、对照药材溶液10μl，分别点于同一硅胶G薄层板上，以正己烷-丙酮（8:2）为展开剂，展开，取出，晾干，喷以5%香草醛硫酸试液，在105℃加热至斑点显色清晰。供试品色谱中，在与对照药材色谱相应的位置上，显相同的蓝色斑点，而缺木香的阴性样品无干扰[1]。

（3）取本品粉末2.0g，加无水乙醇30ml，超声处理30分钟，滤过，滤液浓缩至1.5ml，即得供试品溶液。另取缺诃子、毛诃子、余甘子的阴性样品3g，同法制成阴性样品溶液。再取没食子酸对照品适量，加无水乙醇制成1mg/ml的对照品溶液。照薄层色谱法（通则0502）试验，吸取供试品溶液和阴性样品溶液各10μl，对照品溶液5μl，分别点于同一硅胶G薄层板上，以甲苯-乙酸乙酯-甲酸-水（7:10:3:4）的上层溶液为展开剂，展开，取出，晾干，喷以2%三氯化铁试液，晾干，在日光下检视。供试品色谱中，在与对照品色谱相应的位置上，显相同的蓝紫色斑点，而缺诃子、毛诃子、余甘子的阴性样品无干扰[1]。

（4）取本品粉末5.0g，加稀盐酸100ml，超声处理40分钟，离心15分钟，取上清液，用乙醚萃取 2 次，每次 20ml，合并乙醚液，挥干，残渣加 1.5ml 甲醇使溶解，即得供试品溶液。另取冬葵对照药材 2.5g，同法制成对照药材溶液。再取缺冬葵的阴性样品 3.0g，同法制成阴性样品溶液。照薄层色谱法（通则 0502）试验，吸取上述三种溶液各 10μl，分别点于同一硅胶 GF_{254} 薄层板上，以环己烷 - 二氯甲烷 - 冰醋酸（8∶8∶1）为展开剂，展开，取出，晾干，在紫外光（254nm）下检视。供试品色谱中，在与对照药材色谱相应的位置上，显相同的蓝色荧光斑点，而缺冬葵的阴性样品无干扰[1]。

含量测定

高效液相色谱法测定二十五味马宝丸中丁香酚的含量[1]

色谱条件与系统适用性试验 采用 C_{18} 色谱柱（4.6mm ×250mm，5μm）；甲醇 - 水（60∶40）为流动相；检测波长为 280nm；流速 1.0ml/min；柱温 30℃；进样量 10μl。

对照品溶液的制备 精密称取丁香酚对照品 81.56mg，置 10ml 量瓶，加乙腈溶解、定容，精密吸取适量并逐级稀释，制成 81.56μg/ml 的对照品溶液。

供试品溶液的制备 精密称取本品粉末 3.5g，置具塞锥形瓶中，精密加入乙腈 50ml，称定重量，超声处理 30 分钟，冷却，用乙腈补足失重，摇匀，滤过，取续滤液，即得供试品溶液。

丁香酚在 0.4078 ~ 16.312μg 范围内线性关系良好（r = 0.9998），加样回收率为 99.65%（n = 6），RSD 为 0.70%。此方法可用于二十五味马宝丸中丁香酚的含量测定。

参考文献

[1] 王冬冬，阿萍，王曙，等. 藏药二十五味马宝丸中药材的鉴别与丁香酚的测定. 华西药学杂志，2011，26（1）：70 - 72.

二十五味余甘子丸
Ershiwuwei Yuganzi Wan

久如尼埃日布

【处方】
余甘子	75g	巴夏嘎	50g	甘青青兰	50g
芫荽	15g	兔耳草	50g	渣驯膏	35g
绿绒蒿	40g	翼首草	40g	红花	65g
降香	100g	藏茜草	60g	木香马兜铃	30g
紫草茸	50g	石斛	50g	藏紫草	75g
力嘎都	30g	小伞虎耳草	40g	诃子	75g
毛诃子	75g	波棱瓜子	25g	木香	40g
藏木香	50g	悬钩子	75g	宽筋藤	75g
沙棘膏	75g	牛黄	10g		

【制法】以上二十六味，除渣驯膏、沙棘膏、牛黄外，其余粉碎成细粉，过筛，加入牛黄细粉，混匀，用渣驯膏、沙棘膏加适量水泛丸，干燥，即得。

【性状】本品为棕黑色水丸；味苦，微酸。

【检查】应符合丸剂项下有关的各项规定（通则0108）。

【功能与主治】凉血降压。用于多血症，高血压症，肝胆疼痛，声哑目赤，口渴，口唇发紫，月经不调。

【用法与用量】一次2～3丸，一日2～3次。

【规格】每丸重0.5g。

【贮藏】密闭，防潮。

【方源】《中华人民共和国卫生部药品标准·藏药》（第一册）

【质量标准研究】

微量元素测定[1]

火焰原子吸收分光光度法测定二十五味余甘子丸中14种元素的含量

标准溶液的制备 银、铝、镉、钴、铬、铜、铁、汞、镁、锰、镍、铅、锡和锌标准溶液是由优级纯金属或金属盐（或氧化物）溶于一定浓度的高纯硝酸或高纯盐酸制得的（1mg/ml），临用前稀释。将铬、铜标准溶液以0.4，0.6，0.8，1.0ml分别置于100ml量瓶中，用去离子水稀释至刻度，取银、铝、铁、汞、铅、锡和锌标准溶液0.2，0.4，0.6，0.8ml分别置于100ml量瓶中，用去离子水稀释至刻度，取镉、钴、镁、锰和镍标准溶液以0.02，0.04，0.06，0.08ml分别置于100ml量瓶中，用去离子水稀释至刻度。按表1仪器工作条件进行测定。由仪器自动建立标准曲线，仪器自动贮存备用，线性范围及相关系数见表2。

表1　运行参数

光源	参数						
	灯电流 mA	特征波长 nm	光谱带宽 mm	负高压 V	燃气流量 ml/min	燃烧器高 mm	助燃比 乙炔/空气
Ag	2.0	328.2	0.4	342.5	1 200	6	5：1
Al	6.0	309.3	0.2	363.0	1 500	10	5：1
Cd	3.0	228.9	0.4	300.0	1 800	5	5：1
Co	4.0	240.9	0.2	475.0	1 500	5	5：1
Cr	4.0	359.5	0.2	410.0	1 700	5	5：1
Cu	3.0	324.7	0.2	310.0	1 700	6	5：1
Fe	4.0	248.3	0.2	315.0	1 800	8	5：1
Hg	3.0	253.8	0.2	339.0	1 200	6	5：1
Mg	2.0	285.2	0.4	296.3	1 800	6	5：1
Mn	2.0	279.5	0.2	300.0	1 800	6	5：1
Ni	4.0	232.1	0.2	359.0	1 700	6	5：1
Pb	3.0	283.4	0.2	300.0	1 700	5	5：1
Sn	4.0	359.5	0.2	410.0	1 700	8	5：1
Zn	3.0	214.0	0.2	300.0	1 800	6	5：1

表2 线性范围和相关系数

微量元素	线性范围（μg/g）	相关系数	微量元素	线性范围（μg/g）	相关系数
Ag	0.15～25.00	1.000	Hg	0.50～3.00	1.000
Al	0.50～5.00	1.000	Mg	1.00～30.00	1.000
Cd	0.20～1.00	1.000	Mn	0.25～3.00	1.000
Co	0.15～1.00	1.000	Ni	0.25～2.00	1.000
Cr	0.50～5.00	1.000	Pb	0.50～3.00	1.000
Cu	0.50～8.00	1.000	Sn	0.50～5.00	1.000
Fe	2.0～550.00	1.000	Zn	1.00～35.00	1.000

供试品溶液的制备 精密称取本品粉末 1.000 0g 于三角烧瓶中，加入 16ml HNO_3 和 4ml $HClO_4$（φ=4:1），静置 12 小时，置于调压电热板上，以 180℃加热消化至溶液完全澄清，继续加热除去硝酸和高氯酸，待溶液冷却后，加入 2.5ml HCl（1:1），移入 25ml 聚氯乙烯量瓶中，加高纯水定容。

将处理好的样品以原子吸收光谱仪作标准曲线时相同的工作条件测定上述 Ag、Al、Cd、Co、Cr、Cu、Fe、Hg、Mg、Mn、Ni、Pb、Sn 和 Zn 各元素的含量。

含量测定

高效液相色谱法测定二十五味余甘子丸中没食子酸的含量[2]

色谱条件与系统适用性试验 采用 C_{18} 色谱柱（4.6mm×200mm，5μm）；甲醇-0.1%磷酸（5:95）为流动相；检测波长为 280nm；流速1.0ml/min；柱温30℃；进样量10μl。

对照品溶液的制备 精密称取没食子酸对照品 16.19mg，置 50ml 量瓶中加甲醇稀释至刻度，摇匀，作为贮备液，置冰箱内保存；临用时精密量取已放至室温的贮备液 1ml 置 10ml 量瓶中，加甲醇稀释至刻度，制成 32.38μg/ml 的对照品溶液。

供试品溶液的制备 取本品粉末 0.15g，精密称定，置 25ml 量瓶中，加甲醇至刻度，摇匀，超声处理 20 分钟，静置，0.45μm 滤膜滤过，取续滤液，即得供试品溶液。

没食子酸在 0.1～150μg/ml 范围内线性关系良好（r=0.999 1），高、中、低三个浓度的加样回收率分别为 99.33% （$n=3$）、100.17% （$n=3$）、100.59% （$n=3$），RSD 分别为 1.05%、1.13%、1.14%。此方法可用于二十五味余甘子丸中没食子酸的含量测定。

【药理活性研究】

研究二十五味余甘子丸对血隆病大鼠肝肾功能的影响[3]，探讨该药的药效与副作用。Wistar 大鼠 50 只，雌雄各半，体重 200g ± 20g，将其随机分为 5 组：二十五味余甘子丸低剂量组、中剂量组、高剂量组、正常对照组、模型对照组。各组动物置噪音与寒风吹袭处，高脂饲料喂养 7 天后，结合中医急性血瘀证模型造模方法和藏医血隆病发病原因，复制藏医血隆病动物模型。造模首日起，各给药组开始灌胃相应药物。各组动物于给药后第 15 天，取血检测丙氨酸氨基转移酶（ALT）、天门冬氨酸氨基转移酶（AST）、尿素（UREA）、肌酐（CR）、总胆固醇（TC）、甘油三酯（TG）、高密度脂蛋白（HDL－c）、低密度脂蛋白（LDL－c）。结果藏药二十五味余甘子丸治疗前后血隆病大鼠肝肾功能未见明显变化，二十五味余甘子丸对血隆病可明显降低大鼠 TC、TG 水平。实验表明二十五味余甘子丸能明显降低血隆病大鼠血脂水平，且对血隆病大鼠肝肾功能无影响。

研究二十五味余甘子丸对实验性高脂血症 SD 大鼠血脂及脂质过氧化的影响[4]。采用灌胃脂肪乳剂建立大鼠的高脂血症模型。采血测定血清总胆固醇（TC），甘油三酯（TG），高密度脂蛋白胆固醇（HDL－c），低密度脂蛋白胆固醇（LDL－c），谷胱苷肽过氧化物酶（GSH Px）和超氧化物歧化酶（SOD）活性以及脂质过氧化物（LPO）。实验结果表明，二十五味余甘子丸能明显降低 TC、TG 和 LDL－c 的浓度（$p < 0.01$），使 HDL－c 的浓度升高（$p < 0.05$），能明显提高血液中 GSH－Px 和 SOD 酶活性（$p < 0.01$），降低血液中 LPO 的浓度（$p < 0.05$）。由实验结果可知，二十五味余甘子丸具有调节大鼠高脂血症的脂代谢和增强抗脂质过氧化的作用。

【临床应用研究】

藏医药治疗高原红细胞增多症、高原心脏病伴高原高血压患者 27 例[5]。二十味沉香丸为主药，每日早晚空腹 1～2g，每粒约 0.5g。二十五味余甘子丸为辅药，每日 3 次，饭后半小时服 1～2g，每粒约 0.5g。治疗 3 个疗程（7 天为 1 个疗程）后统计疗效。27 例患者经过 3 个疗程治疗后，治愈 3 例，好转 22 例, 无效 2 例。有效率 92%。随访半年, 病情稳定。

观察二十五味余甘子丸治疗 38 例高血压患者的临床疗效[6], 治疗组 38 例患者, 二十五味余甘子丸, 早晚口服各 1g, 配合藏医放血疗法治疗, 其中放血每周 1 次, 3～5 周为 1 疗程; 对照组 38 例患者, 单用二十五味余甘子丸治疗, 服法、疗程同治疗组。结果治疗组显效 34 例, 有效 3 例, 无效 1 例, 总有效率 97%; 对照组显效 22 例, 有效 11 例, 无效 5 例, 总有效率 76%。两组降压总有效率比较, 治疗组优于对照组。

研究藏医外治法和藏药复方联用 (复合疗法) 治疗高原红细胞增多症 (HAPC)[7], 选取 142 例 HAPC 患者的临床病历分析。每位患者药用藏医成方制剂二十五味余甘子丸、三味红汤散、五味余甘子汤散等, 服用方法 3 次/天, 1g/次, 服用疗程 1/6 (15 天), 同时服用 "三果汤" 散 15 天后, 进行放血, 放血部位统一为 "窄杂", 即从鼻根部向上 2 横指处, 放血量 5～30ml。观察治疗前后红细胞、血红蛋白指标进行对比。与治疗前相比较, 血红蛋白、红细胞指数显著降低, 治疗结果差异具有统计学意义 ($p <$ 0.01), 研究结果表明藏医综合疗法治疗 HAPC 疗效满意。

放血疗法结合藏药二十五味余甘子丸治疗高血压病 24 例[8], 患者随机分为两组, 每组各 12 例。治疗组在放血前 3 天或 5 天服用三果汤散, 每日 3 次, 每次 3g, 水煎口服。同时早晚各服二十五味余甘子丸 3 粒 (0.35g/粒)。第 4 天或第 6 天进行放血治疗, 按病人的体质、年龄和性别放 50～150ml 坏血。每周放血 1 次, 4 周为 1 个疗程。对照组不服用三果汤散, 不进行放血治疗, 直接服用二十五味余甘子丸早晚各服 3 粒 (0.35g/粒), 4 周为 1 个疗程。结果治疗组显效 4 例, 占 33.3%; 有效 7 例, 占 58.3%, 无效 1 例, 占 8.3%。对照组显效 2 例, 占 16.7%; 有效 6 例, 占 50.0%, 无效 4 例, 占 33.3%。两组治疗效果有明显的差异, 治疗组疗效优于对照组。

参考文献

[1] 吴启勋, 冀兰, 库进良, 等. 抗缺氧藏药中微量及宏量元素的测定. 光谱学与光谱分析, 2008, 28 (8): 1938 - 1941.

[2] 徐小平, 王曙, 黄英. HPLC 测定 4 种藏药中没食子酸的含量. 华西药学杂志,

2003，18（6）：448－450.

[3] 童丽，吴萍，张广梅，等. 二十五味余甘子丸对血隆病大鼠肝肾功能及血脂的影响. 甘肃中医，2008，21（12）：9－10.

[4] 仲玉强，王清. 二十五味余甘子丸对高脂血症大鼠血脂及脂质过氧化的影响. 青海医药杂志，2008，38（4）：10－12.

[5] 次郎三真. 藏医药治疗高原红细胞增多症、高原心脏病伴高原高血压. 中医临床研究，2011，3（18）：102.

[6] 尕藏东智. 藏医治疗38例高血压患者的临床疗效观察. 中国民族医药杂志，2013，19（6）：26.

[7] 更藏加，万玛太，吉先才让，等. 藏医综合疗法治疗HAPC的临床疗效评价与展望. 中国民族医药杂志，2015，21（2）：12－13.

[8] 贡巴，关却才让. 放血疗法结合藏药二十五味余甘子丸治疗高血压病的临床观察. 中国民间疗法，2015，23（3）：67－68.

二十五味阿魏散
Ershiwuwei Awei San

香更尼阿

【处方】
阿　魏	45g	野牛心	15g	肉豆蔻	15g
丁　香	15g	肉　桂	15g	山　奈	15g
荜　茇	15g	胡　椒	15g	安息香	15g
乳　香	15g	石榴子	15g	大蒜（炭）	15g
豆　蔻	15g	诃子（去核）	15g	铁棒锤	15g
藏茴香	15g	沉　香	15g	猴　油	15g
木　香	15g	藏木香	15g	宽筋藤	15g
紫草茸	15g	黑冰片（炭）	15g	藏菖蒲	15g
光明盐	15g				

【制法】以上二十五味，粉碎成细粉，过筛，混匀，即得。

【性状】本品为灰褐色粉末；气腥，味微辛。

【检查】应符合散剂项下有关的各项规定（通则0115）。

【功能与主治】祛风镇静。用于五脏六腑的龙病，肌肤，筋腱，骨头的龙病，维命龙等内外一切龙病。

【用法与用量】一次1.2g，一日2次。"四引"（白引、酸引、红引、蒜引）为引，清晨和傍晚服用。

【规格】每袋装12g。

【贮藏】密闭，置阴凉干燥处。

【方源】《中华人民共和国卫生部药品标准·藏药》（第一册）

【临床应用研究】

　　观察藏药二十五味阿魏散加十味乳香涂剂结合五味甘露浴治疗鱼鳞病的临床疗效[1]。将50例鱼鳞病患者随机分为治疗组25例，采用藏药二十五味

38

阿魏散加十味乳香涂剂结合五味甘露浴治疗；对照组 25 例，采用常规藏药口服治疗。35 天为一个治疗周期，不予其他任何治疗，两组均治疗 35 天后统计疗效。结果治疗组总有效率 88.0%，对照组总有效率为 68.0%，经统计学处理，两组总有效率比较有显著性差异（$p < 0.05$）。结果表明藏药二十五味阿魏散加十味乳香涂剂结合五味甘露浴治疗鱼鳞病有明显的疗效。

观察藏药涂擦疗法治疗隆偏盛型虚汗症的疗效[2]。将自汗、盗汗成人患者 100 例，分为治疗组 60 例和对照组 40 例，治疗组用藏药二十五味阿魏散涂擦疗法 1 日 2 次，1 次 20g。对照组口服藏药安神散 1g，1 日 3 次，治疗时间均为 1 周。结果治疗结束后，治疗组的总有效率 86.30% 明显高于对照组的 61.67%。结果表明，二十五味阿魏散涂擦疗法治疗隆偏盛型虚汗症自汗、盗汗的治疗效果优于传统藏药安神散。

采用二十五味阿魏散、十一味维命散、三十五味沉香丸治疗高原地区风湿性心脏病 100 例[3]，经治疗显效 56 例，好转 41 例，无效 3 例，总有效率为 97%。治疗结果经临床观察副作用小，安全，作用持久，说明该方法治疗高原地区风湿性心脏病有其独特的治疗效果。

参考文献

［1］杨桑加 . 藏药二十五味阿魏加十味乳香涂剂结合五味甘露浴治疗鱼鳞病的临床体会 . 中国民族民间医药，2014，23（3）：13，16.

［2］公保吉 . 藏药涂擦疗法治疗隆偏盛型虚汗症的临床疗效 . 中国民族医药杂志，2014，20（11）：14 – 15.

［3］常科加 . 藏药治疗高原地区风湿性心脏病 100 例临床观察 . 中国民族医药杂志，1995，1（1）：20.

二十五味驴血丸
Ershiwuwei Lüxue Wan

珍才尼埃日布

【处方】
驴　血	50g	生等膏	30g	降　香	80g
檀　香	50g	毛诃子	80g	诃　子	150g
石灰华	100g	余甘子	100g	肉豆蔻	30g
丁　香	30g	草　果	30g	豆　蔻	30g
决明子	50g	乳　香	50g	木棉花	30g
黄葵子	50g	翼首草	70g	龙胆草	80g
莲座虎耳草	70g	巴夏嘎	70g	宽筋藤	100g
秦　皮	80g	麝　香	1g	西红花	10g
牛　黄	1g				

【制法】以上二十五味，除生等膏、麝香、牛黄、西红花外，其余粉碎成细粉，过筛，混匀，加入麝香、牛黄、西红花细粉，过筛，混匀，用生等膏加适量水泛丸，干燥，即得。

【性状】本品为棕褐色水丸；气芳香，味酸、辛。

【检查】应符合丸剂项下有关的各项规定（通则0108）。

【功能与主治】祛风，除湿，干黄水。用于关节炎、类风湿性关节炎，痛风，痹病引起的四肢关节肿大疼痛，变形，黄水积聚等。

【用法与用量】口服，一次3丸，一日2～3次。

【禁忌】酸、冷、酒。

【规格】每丸重0.25g。

【贮藏】密闭，置阴凉干燥处。

【方源】《中华人民共和国卫生部药品标准·藏药》（第一册）

【质量标准研究】

鉴别

（1）取本品粉末1g，加石油醚10ml，超声处理30分钟，滤过，滤液作为供试品溶液。另取丁香对照药材适量，同法制成对照药材溶液。再取缺丁香的阴性样品适量，同法制成阴性样品溶液。照薄层色谱法（通则0502）试验，吸取上述三种溶液各10μl，分别点于同一硅胶G薄层板上，以石油醚－乙酸乙酯（3∶2）为展开剂，展开，取出，晾干，喷以5%香草醛硫酸试液，在105℃加热至斑点显色清晰。供试品色谱中，在与对照药材色谱相应的位置上，显相同的蓝紫色斑点，而缺丁香的阴性样品无干扰[1]。

（2）取本品粉末5g，加乙醚20ml，滤过，挥去乙醚，残渣加乙醇10ml，超声处理15分钟，滤过，滤液作为供试品溶液。另取降香对照药材适量，同法制成对照药材溶液。再取缺降香的阴性样品适量，同法制成阴性样品溶液。照薄层色谱法（通则0502）试验，吸取上述三种溶液各10μl，分别点于同一硅胶G薄层板上，以苯－乙酸乙酯（1∶1）为展开剂，展开，取出，晾干，喷以5%香草醛硫酸试液，在105℃加热至斑点显色清晰。供试品色谱中，在与对照药材色谱相应的位置上，显相同的蓝紫色斑点，而缺降香的阴性样品无干扰[1]。

（3）取本品粉末5g，加石油醚（30～60℃）20ml，超声处理30分钟，滤过，滤液浓缩至约2ml，即得供试品溶液。另取决明子对照药材适量，同法制成对照药材溶液。再取缺决明子的阴性样品适量，同法制成阴性样品溶液。照薄层色谱法（通则0502）试验，吸取上述三种溶液，分别点于同一硅胶G薄层板上，以环己烷－乙酸乙酯（5∶1）为展开剂，展开，取出，晾干，以氨蒸气熏，在紫外光（254nm）下检视。供试品色谱中，在与对照药材色谱相应的位置上，显相同的橘红色荧光斑点，而缺决明子的阴性样品无干扰[1]。

含量测定

二十五味驴血丸中没食子酸的含量测定[1]

色谱条件与系统适用性试验　采用C_{18}色谱柱（4.6mm×200mm，5μm）；甲醇－0.4%磷酸（8∶92）为流动相；检测波长为268nm；流速1.0ml/min；进样量10μl。

对照品溶液的制备 精密称取没食子酸对照品适量，置量瓶中，加甲醇稀释至刻度，摇匀，即得对照品溶液。

供试品溶液的制备 取本品粉末 1.5g，精密称定，精密加入甲醇 50ml，称定重量，超声处理 30 分钟，放冷，用甲醇补足失重，摇匀，滤过，精密吸取续滤液 1ml，蒸干，残渣加 50% 甲醇溶解并转移至 10ml 量瓶中，加 50% 甲醇稀释至刻度，摇匀，离心，即得供试品溶液。

没食子酸在 0.080 6 ~ 0.483 8μg/ml 范围内线性关系良好（$r = 0.999\ 6$），加样回收率为 98.53%（$n = 5$），RSD 为 1.37%。此方法可用于二十五味驴血丸中没食子酸的含量测定。

【临床应用研究】

观察二十五味驴血丸治疗类风湿关节炎的临床疗效[2]。将 180 例病例随机分为试验组、阳性对照组和空白对照组，3 组均常规给予非甾体消炎镇痛药及改善风湿病情药规律治疗，依据患者个体情况选择不同非甾体消炎镇痛药及改善风湿病情药。试验组在常规治疗基础上加用二十五味驴血丸 0.75g 口服，每日 3 次；阳性对照组在常规治疗基础上加用复方玄驹胶囊 1.26g 口服，每日 3 次。3 组均治疗 12 周。3 组于治疗前后抽血送检，观察实验室指标变化及临床症状缓解情况。研究结果表明，试验组及阳性对照组的疗效及其在缓解临床症状（改善晨僵时间、关节肿胀数、关节压痛数）方面优于空白对照组（$p < 0.05$）；在改善实验室指标方面，3 者比较无明显差异；在总体疗效评价方面，使用藏药二十五味驴血丸或中药复方玄驹胶囊均明显优于西医常规治疗。根据研究结果可知，二十五味驴血丸联合非甾体消炎镇痛药及改善风湿病情药治疗类风湿关节炎，可明显改善症状，不良反应少，可在临床上推广应用。

参考文献

［1］夏宇江，杨蒲，王曙．二十五味驴血丸的鉴别及没食子酸的含量测定．华西药学杂志，2003，18（1）：53 - 54.

［2］林慧，丁晓娟，陈利锋，等．二十五味驴血丸治疗类风湿关节炎临床研究．湖北中医药大学学报，2015，17（2）：24 - 26.

二十五味松石丸
Ershiwuwei Songshi Wan

玉宁聂荛

【处方】
松 石	50g	珍 珠	10g	珊 瑚	40g
朱 砂	20g	诃子肉	50g	铁屑（诃子制）	100g
余甘子	50g	五灵脂膏	40g	檀 香	40g
降 香	40g	木香马兜铃	50g	鸭嘴花	50g
牛 黄	5g	木 香	60g	绿绒蒿	50g
船形乌头	40g	肉豆蔻	20g	香	25g
伞梗虎耳草	50g	毛诃子（去核）	5g	天竺黄	35g
西红花	5g	木棉花	35g		
麝 香	0.25g	石灰华	35g		

【制法】以上二十五味，除牛黄、西红花、麝香、五灵脂膏外，其余珍珠等二十一味共研成粉末，过筛；牛黄、西红花、麝香研细，与上述粉末配研，过筛，混匀，用五灵脂膏加适量水泛丸，阴干，即得。

【性状】本品为黑色的水丸；气香，味苦、涩。

【检查】应符合丸剂项下有关的各项规定（通则0108）。

【功能与主治】清热解毒，疏肝利胆，化瘀。用于肝郁气滞，血瘀，肝中毒，肝痛，肝硬化，肝渗水及各种急、慢性肝炎和胆囊炎。

【用法与用量】开水泡服。一次1g，一日1次。

【规格】（1）每4丸重1g（2）每丸重1g

【贮藏】密封。

【方源】《中华人民共和国药典》2015年版一部

【质量标准研究】

鉴别[1]

取本品4g，研细，加丙酮20ml，超声处理30分钟，滤过，滤液浓缩至1ml，作为供试品溶液。另取诃子对照药材1g及缺诃子的阴性样品适量，同法制成对照药材溶液和阴性样品溶液。另取没食子酸对照品，加丙酮制成每1ml含0.5mg的溶液，作为对照品溶液。照薄层色谱法（通则0502）试验，吸取上述四种溶液各2μl，分别点于同一硅胶G薄层板上，以三氯甲烷－乙酸乙酯－甲酸（6:4:1）为展开剂，展开，取出，晾干，喷以2%三氯化铁乙醇溶液。供试品色谱中，在与对照药材色谱和对照品色谱相应的位置上，显相同颜色斑点，而缺诃子的阴性样品无干扰。

检查

（1）乌头碱限量[1]

取本品10g，研细，加氨试液4ml，拌匀，放置2小时，加乙醚60ml，振摇1小时，放置24小时，滤过，滤液蒸干，残渣用无水乙醇1ml使溶解，作为供试品溶液。另取乌头碱对照品，加无水乙醇制成每1ml含1mg的溶液，作为对照品溶液。吸取上述两种溶液各10μl，分别点于同一硅胶G薄层板上，以苯－乙酸乙酯－二乙胺（14:4:1）为展开剂，展开，取出，晾干，喷以稀碘化铋钾试液。供试品色谱中，在与对照品色谱相应的位置上，出现的斑点小于对照品的斑点。用本方法对制剂中乌头碱的限量是每丸（0.25g）不得高于0.025mg。

（2）重金属检查[2]

光谱测定工作条件 发射功率：1.2kW，高频频率：27MHz，等离子体流量：1.5L/min，载气流量：1.2L/min，冷却气流量：10.5L/min，雾化气压力：172.64KPa，仪器稳定时间延迟：15s，读数时间：3s。

样品消解 精密称取0.1g样品于微波消解罐中，加入5ml HNO_3 和1ml H_2O_2，轻轻摇动后，将消化罐盖拧紧，将消化罐均匀地摆放在微波炉内的转盘上，关上炉门，输入微波加热程序，功率为600W，升温10分钟，温度达95℃后，保温10分钟，然后再输入微波加热功率，功率为600W，升温10分钟至温度达95℃，保温10分钟后，降温降压至压力小于50Psi，温度小于25℃，取样至25ml比色管中，高纯水定容待测，随同做空白试验。

分别配制汞、金、铜和铅4种金属的系列标准工作溶液。汞线性范围为 0.0～150.2μg/ml（r = 0.999 7），检出限 0.004μg/ml；金线性范围为 0.00～9.8μg/ml（r = 0.999 6），检出限 0.001μg/ml；铜线性范围为 0.0～50.2μg/ml（r = 0.999 7），检出限 0.003μg/ml；铅线性范围为 0.0～10.3μg/ml（r = 0.999 9），检出限 0.001μg/ml。汞、金、铜和铅的加样回收率分别为 99.71%、96.40%、98.05% 和 100.60%，RSD 分别为 1.36%、2.55%、1.49% 和 1.68%。此方法可用于二十五味松石丸的重金属含量控制。

含量测定

（1）HPLC 法测定二十五味松石丸中丁香酚的含量[1]

色谱条件与系统适用性试验　采用 C_{18} 色谱柱（4.6mm×250mm，5μm）；流动相为甲醇–水（65∶35）；检测波长为 280nm；流速 1.0ml/min；进样量 10μl。

对照品溶液的制备　精密称取丁香酚对照品适量，加甲醇制成每1ml含20μg 的溶液，即得。

供试品溶液的制备　取本品适量，研细，精密称取 1g，置具塞锥形瓶中，精密加入甲醇 50ml，密塞，称定重量，室温放置 1 小时，超声处理（功率 250W，频率 50kHz）30 分钟，放冷，再称定重量，用甲醇补足失重，摇匀，用 0.45μm 微孔滤膜滤过，即得。

丁香酚在 4.8～63.0μg/ml 范围内线性关系良好（r = 0.999 9），加样回收率为 97.7%（n = 6），RSD 为 1.03%。此方法可用于二十五味松石丸中丁香酚的含量测定。

（2）HPLC 法测定二十五味松石胶囊中马兜铃酸的含量[3]

色谱条件与系统适用性试验　采用 C_{18} 色谱柱（4.6mm×250mm，5μm）；流动相为甲醇–水–冰醋酸（70∶29∶1）；检测波长为 315nm；流速 1.0ml/min；进样量 10μl。

对照品溶液的制备　精密称取马兜铃酸对照品 50mg，置 10ml 量瓶中，加乙醇溶解并稀释至刻度，摇匀；精密量取 10ml，置 50ml 量瓶中，加乙醇稀释至刻度，摇匀，即得（每1ml中含马兜铃酸102μg）。

供试品溶液的制备　取本品内容物约 10g，精密称定，置索氏提取器中，加入10%甲酸的丙酮溶液回流提取5h，提取液回收蒸干，加0.5% NaOH溶液15ml使溶解，转移至分液漏斗中，加乙醚萃取2次，每次20ml，萃取液用3.6% H_2SO_4 调pH为2，再加乙醇萃取4次，每次20ml，合并萃取液，蒸干，残渣加乙醇适量使溶解，定量转移到5ml量瓶中，并稀释至刻度，离心，即得。

马兜铃酸在0.498 1～255μg/ml范围内线性关系良好（$r=0.999\ 8$），加样回收率为97.64%（$n=8$），RSD为1.94%。此方法可用于二十五味松石胶囊中马兜铃酸限量的测定方法。

【药理活性研究】

研究二十五味松石丸对大鼠内毒素血症的保护作用[4]。用内毒素攻击大鼠，通过测定大鼠血清中内毒素含量，血液中白细胞、中性粒细胞、淋巴细胞、红细胞、血小板含量，肝功能，干湿比重法测定脑、肺水肿程度，研究二十五味松石丸对大鼠内毒素血症的保护作用。结果二十五味松石丸0.57g/kg剂量血清内毒素为175.38±7.31EU/ml，1.70g/kg剂量组血清内毒素为143.00±3.40EU/ml，生理盐水组为292.63±8.90EU/ml，两组均能减少大鼠血清内毒素含量；与生理盐水组比较，二十五味松石丸1.70g/kg剂量组能将大鼠血清谷丙转氨酶、谷草转氨酶含量分别从105.75±7.13U/L和428.00±8.41U/L减少至51.75±4.50U/L和287.20±21.56U/L（$p<0.05$），0.57g/kg剂量组能将大鼠血清谷草转氨酶、直接胆红素含量分别从428.00±8.41U/L和0.54±0.16μmol/L减少至227.00±5.68U/L和0.03±0.01U/L。研究表明二十五味松石丸可能通过降低血清内毒素含量、保护肝脏功能产生对抗大鼠内毒素血症作用。

【临床应用研究】

二十五味松石丸配合清肠清脂汤治疗脂肪肝[5]，治疗组60例，用二十五味松石丸配合自拟清肠清脂汤治疗。对照组服用多烯康胶囊1.8g/次，每日3次；维生素C 0.2g/次，每日3次。观察期间保持与平时相似的膳食和生活方式。经治疗3个月后，治疗组60例中临床控制32例，显效20例，有效6例，无效2例，总有效率为96.67%；对照组60例中临床控制10例，显效16例，有效12例，无效22例，总有效率为63.33%。两组总有效率比较，有显著性差异（$p<0.01$）。治疗组血脂检查胆固醇下降值与对照组比

较无明显差异（$p > 0.05$），而甘油三酯及谷丙转氨酶下降值明显优于对照组（$p < 0.05$，$p < 0.01$），表明治疗组处方有降低血脂及改善肝功能作用。

研究二十五味松石丸治疗病毒性肝炎的疗效[6]。将 100 例病毒性肝炎患者纳入研究，按照双盲随机试验法将患者分为对照组与观察组，每组各 50 例。对照组给予复肝宁口服治疗，1.5g/次，3 次/天，于饭后 3 分钟温水送服。观察组给予二十五味松石丸口服治疗，1g/次，1 次/天，若患者病情较重，则 2 次/天。两组患者在治疗期间禁止使用其他抗乙肝的药物，避免进行重体力活动，每治疗 3 个月为 1 个疗程。比较两组的治疗效果与安全性。结果观察组治疗后的总有效率、HBeAg 转阴率、血生化改善情况及临床症状改善情况显著优于对照组（$p < 0.05$）。结果说明二十五味松石丸治疗病毒性肝炎疗效显著，能有效改善患者肝脾肿大及肝功能异常的情况，效果满意。

二十五味松石丸治疗慢性乙型肝炎进行临床观察[7]。治疗组 43 例口服二十五味松石丸，1 次 1g（1 丸），1 日 2 次，温开水送服。对照组 15 例肌注重组人干扰素 a_2b 注射液，100～200 万 u，每日 1 次；口服拉米夫定片，1 次 2 粒，每日 3 次。治疗期间除必要时短期使用对症治疗外，不再使用其他药物。两周为 1 个疗程，共 4 个疗程。两组患者经 2 个疗程治疗后，临床症状如乏力、纳差、腹胀及肝区疼痛等均有改善或消失，肝大基本或一定程度的回缩，但两组间无明显差异。经 3 个疗程治疗后，ALT、TTT、A/G 恢复正常率在 87%～100% 之间，但两组间无明显差异。4 个疗程后，二十五味松石丸对慢性乙型肝炎的近期治愈率（16.3%），虽不及显效率（44.2%）和好转率（32.6%），但治疗组的近期治愈、显效与好转均优于其相应的对照组，总有效率也有明显差异（$p < 0.05$）。

参考文献

[1] 张喜民，张怡沛，赵良功．二十五味松石丸的质量标准研究．中成药，2009，31（5）：815－816．

[2] 龙启福，李向阳，朱俊博．微波消解 ICP－AES 法同时测定藏药二十五味松石丸中的四种金属元素．中国民族民间医药，2010，19（13）：10－12．

[3] 谭睿，石雪蓉，杨金敏．HPLC 法测定二十五味松石胶囊中马兜铃酸的含量．

中药材，2003，28（7）：619－620.

　［4］孙芳云，徐世林，张召腾，等．藏药二十五味松石丸对大鼠内毒素血症的保护作用．中药药理与临床，2015，31（1）：190－192.

　［5］李卫民．藏药二十五味松石丸配合清肠清脂汤治疗脂肪肝 60 例．中国民族医药杂志，2007，13（9）：25.

　［6］多加．藏药二十五味松石丸治疗 50 例病毒性肝炎的疗效观察．中国疗养医学，2015，24（8）：860－861.

　［7］胡成福，黄和益．藏药二十五味松石丸治疗慢性乙型肝炎 43 例临床观察．中国民族医药杂志，2009，15（6）：8－9.

二十五味珍珠丸

Ershiwuwei Zhenzhu Wan

木斗聂埃日布

【处方】

珍　珠	珍珠母	肉豆蔻
石灰华	红　花	草　果
丁　香	降　香	豆　蔻
诃　子	檀　香	余甘子
沉　香	肉　桂	毛诃子
螃　蟹	木　香	冬葵果
荜　茇	志达萨增	金礞石
体外培育牛黄	香旱芹	西红花
黑种草子	人工麝香	水牛角浓缩粉

【制法】以上药味，除珍珠、体外培育牛黄、人工麝香外，其余肉豆蔻等粉碎成细粉。珍珠、体外培育牛黄、人工麝香分别研细，与上述粉末混匀，用水泛丸，干燥，即得。

【性状】本品为黄棕带微红色的水丸；气香，味苦、辛。

【检查】应符合丸剂项下有关的各项规定（通则0108）。

【功能与主治】安神开窍。用于中风；半身不遂，口眼歪斜，昏迷不醒，神志紊乱，谵语发狂等。

【用法与用量】开水泡服。一次1g，一日1～2次。

【规格】（1）每4丸重1g（2）每丸重1g

【贮藏】密封。

【方源】《中华人民共和国药典》2015年版一部

【质量标准研究】

检查

（1）微生物限度检查方法验证[1]

《中华人民共和国药典》没有规定二十五味珍珠丸具体的微生物限度检查方法，对于具有抑菌活性的药物，做微生物限度检查时，必须采用适当的方法，将样品中的抑菌活性消除，才能反映出药品的真实污染情况。为确保微生物限度检查方法的科学性和结果的准确性，按照《中华人民共和国药典》中丸剂的制剂通则，对二十五味珍珠丸微生物限度检查进行方法验证试验，建立其微生物限度检查方法。按平皿法和培养基稀释法两种不同的试验方法，采用大肠埃希菌、枯草芽孢杆菌、金黄色葡萄球菌及白色念珠菌等4种阳性对照菌的回收率试验测定其是否含抑菌成分。结果采用培养基稀释法，各试验菌在样品中的回收率均达到70%以上。由试验结果可知，采用培养基稀释法能够更好地消除二十五味珍珠丸的抑菌作用，使测定结果准确，达到检测目的。

（2）重金属检查[2]

标准溶液的制备

标准铅溶液的制备　精密吸取浓度为 1 000μg/ml 铅标准溶液适量，用0.5%的硝酸溶液逐级稀释，制成浓度为10ng/ml 的铅标准溶液。

标准镉溶液的制备　精密吸取浓度为 1 000μg/ml 镉标准溶液适量，用0.5%的硝酸溶液逐级稀释，制成浓度为1ng/ml 的镉标准溶液。

标准汞溶液的制备　精密吸取浓度为 1 000μg/ml 汞标准溶液适量，用0.5%的硝酸溶液逐级稀释，分别制成2、4、6、8、10ng/ml 浓度的汞标准液。

标准砷溶液的制备　精密吸取浓度为 100μg/ml 砷标准溶液适量，用0.5%的硝酸溶液逐级稀释，制成浓度为100ng/ml 的砷标准溶液。

供试品溶液的制备　精密称取本品粉末 0.5g 置 100ml 三角烧瓶中，加入 10ml 硝酸和 5ml 的 30% 双氧水，将三角瓶置于 150℃ 左右的电热板上，硝解到瓶中液体呈透明状时，取下，放冷。置于 100ml 的量瓶中，加 0.5%的硝酸溶液至刻度，即得。

标准铅浓度在 0.00～10ng/ml 范围内与吸收度线性关系良好（$r=0.996\ 7$）；

标准镉浓度在 0.00~1ng/ml 范围内与吸收度线性关系良好（r = 0.997 4）；标准砷浓度在 0.00~100ng/ml 范围内与吸收度线性关系良好（r = 0.999 7）；标准汞浓度在 0.00~10ng/ml 范围内与吸收度线性关系良好（r = 0.999 3）。方法回收率良好。经测定，二十五味珍珠丸重金属 Pb、As、Hg、Cd 的结果均符合加拿大对药物的重金属限度要求。此项研究可对二十五味珍珠丸进行质量评价，并为制定《中国药典》中二十五味珍珠丸的重金属限量标准提供依据。

含量测定

（1）二十五味珍珠丸中胆酸的含量测定[3]

色谱条件与系统适用性试验 采用 C_{18} 色谱柱（4.6mm ×250mm，5μm）；甲醇 –1% 醋酸溶液（75∶25）为流动相；蒸发光散射检测器，检测温度 40℃，灵敏度 10，氮气压力 1.0bar；流速 1.0ml/min；柱温 40℃。

胆酸在 0.47~3.96μg 范围内线性关系良好（r = 0.999 6），加样回收率为 100.3%（n = 6），RSD 为 1.76%。此方法为评价和控制二十五味珍珠丸质量提供了依据。

（2）高效液相色谱法测定二十五味珍珠丸中没食子酸的含量[4]

色谱条件与系统适用性试验 采用 C_{18} 色谱柱（4.6mm ×150mm，5μm）；流动相为含 0.1% 三乙胺的 0.1% 磷酸溶液 – 0.1% 甲醇的乙腈溶液（97∶3）；检测波长为 220nm；流速 1.0ml/min；柱温：室温；进样量 5μl。

对照品溶液的制备 精密称取没食子酸对照品 10mg，置 100ml 棕色量瓶中，加甲醇溶解并稀释至刻度，摇匀，即得对照品溶液。

供试品溶液的制备 取本品粉末约 1g，精密称定，置 50ml 棕色量瓶中，加甲醇 45ml，超声处理 60 分钟，放冷，用甲醇稀释至刻度，滤过，取续滤液，即得供试品溶液。

没食子酸在 0.097 5~1.072 5μg 范围内线性关系良好（r = 0.999 0），加样回收率为 101.98%（n = 5），RSD 为 2.75%。此方法可用于二十五味珍珠丸中没食子酸的含量控制。

（3）高效液相色谱法测定二十五味珍珠丸中木香烃内酯和去氢木香内酯的含量[5]

色谱条件与系统适用性试验 采用 C_{18} 色谱柱（4.6mm ×250mm，5μm）；

甲醇－水（65∶35）为流动相；检测波长为 225nm；流速 1.0ml/min；柱温 30℃；进样量 10μl。

对照品溶液的制备 取木香烃内酯、去氢木香内酯对照品适量，精密称定，加甲醇制成每 1ml 含木香烃内酯 40μg、去氢木香内酯 70μg 的溶液，摇匀，即得。

供试品溶液的制备 取本品粉末约 0.5g，精密称定，置于具塞锥形瓶中，精密加入甲醇 5ml，称定重量，超声处理（功率 250W，频率 40kHz）30 分钟，放冷，用甲醇补足失重，滤过，取续滤液，即得供试品溶液。

木香烃内酯、去氢木香内酯分别在 12 ~ 120μg/ml（$r = 0.999\ 7$）和 17 ~ 170μg/ml（$r = 0.999\ 6$）范围内线性关系良好，加样回收率分别为 100.90% 和 100.35%（$n = 9$），RSD 分别为 1.23% 和 0.95%。此方法可用于二十五味珍珠丸中木香烃内酯和去氢木香内酯的含量控制。

（4）HPLC 法测定二十五味珍珠丸中桂皮醛、木香烃内酯和去氢木香内酯的含量[6]

色谱条件与系统适用性试验 采用 C_{18} 色谱柱（4.6mm ×250mm，5μm）；流动相为乙腈－水梯度洗脱，0 ~ 6min 乙腈比例（45%）、6 ~ 11min 乙腈比例（45% → 65%）、11 ~ 40min 乙腈比例（65% → 70%）；检测波长为 210nm；流速 1.0ml/min；柱温 30℃；进样量 10μl。

对照品溶液的制备 取桂皮醛、木香烃内酯、去氢木香内酯对照品适量，精密称定，加甲醇制成每 1ml 含桂皮醛 60μg、木香烃内酯 40μg、去氢木香内酯 70μg 的溶液，摇匀，即得。

供试品溶液的制备 取本品粉末约 0.5g，精密称定，置于具塞锥形瓶中，精密加入甲醇 5ml，称定重量，超声处理（功率 250W，频率 40kHz）30 分钟，放冷，用甲醇补足失重，滤过，取续滤液，即得供试品溶液。

桂皮醛在 15 ~ 150μg/ml 范围内线性关系良好（$r = 0.999\ 8$），平均回收率为 98.64%，RSD 为 1.59%（$n = 9$）；木香烃内酯在 12 ~ 120μg/ml 范围内线性关系良好（$r = 0.999\ 7$），平均回收率为 100.90%，RSD 为 1.23%（$n = 9$）；去氢木香内酯在 17 ~ 170μg/ml 范围内线性关系良好（$r = 0.999\ 6$），平均回收率为 100.35%，RSD 为 0.95%（$n = 9$）。此方法可用于二十五味珍珠丸中桂皮醛、木香烃内酯和去氢木香内酯的含量控制。

（5）GC 法测定二十五味珍珠丸中丁香酚的含量[7]

色谱条件与系统适用性试验 采用 Agilent HP－5 柱（320μm ×30.0m，25μm），FID 检测器，载气为 N_2，进样口温度 210℃，检测器温度 240℃。柱流量 0.8ml/min；载气（N_2）：25ml/min；H_2：30ml/min；Air：350ml/min；进样量 2μl，分流进样，分流比为（50∶1）；柱温程序升温，初始温度 100℃，以 25℃/分钟速率升至 250℃后保持 5 分钟。

对照品溶液的制备 取丁香酚对照品约 5mg，精密称定，置于 25ml 量瓶中，加正己烷使溶解并稀释至刻度，摇匀，即得。

供试品溶液的制备 取本品粉末约 3g，精密称定，置具塞锥形瓶中，精密加正己烷 20ml，称定重量，超声处理（250W，40kHz）20 分钟，放冷，再称定重量，用正己烷补足失重，摇匀，滤过，取续滤液，即得。

丁香酚在 19.7～118.1μg/ml 范围内线性关系良好（$r = 0.999\,9$），两批样品加样回收率分别为 100.5% 和 100.9%（$n = 6$），RSD 分别为 1.73% 和 1.49%。此方法可用于二十五味珍珠丸中丁香酚的含量控制。

【药理活性研究】

研究二十五味珍珠丸对大鼠脑缺血所致脑水肿的影响[8]，建立以颈总动脉结扎致大鼠不完全性脑缺血模型，通过伊文氏蓝法和重量法观察二十五味珍珠丸对脑毛细血管通透性、脑指数、脑含水量的影响。结果表明，二十五味珍珠丸预防给药可明显降低模型大鼠脑毛细血管通透性、脑含水量和脑指数，减轻脑水肿（$p < 0.05$），说明二十五味珍珠丸对实验性大鼠脑缺血所致脑水肿有一定的预防作用。

二十五味珍珠胶囊是二十五味珍珠丸的改进剂型，为了验证其长期给药的安全性，对该药进行了大鼠长期毒性试验[9]。Wistar 健康大鼠 60 只，雌雄各半，体重 75～95g，按性别、体重随机分为 3 组，每组 20 只。高剂量组（相当于临床给药量的 70 倍）灌胃给药二十五味珍珠胶囊 5.04g 生药/kg·天；低剂量组灌胃二十五味珍珠胶囊 1.44g 生药/kg·天；对照组每天灌胃等容积淀粉糊。各组给药时间均为 60 天，是临床疗程（20 天）的 3 倍。结果表明，按临床给药量的 70 倍和 20 倍连续 60 天给大鼠灌胃给药，两个给药组动物外观体征、一般活动未见异常，体重变化、饲料消耗量与对照组比较无明显差异；两个给药组动物血液学指标、血液生化学指标与对照组比较差异无显著意义；心、肝、脾、肺、肾、肾上腺等重要脏器病理组织学检查未见药物引起的异常改变。停药 2 周后，各给药组动物上述观察指标与对照组比较，无明显差异。实验结果提示该药按临床规定剂量使用具有一定的安全性。

【临床应用研究】

观察二十五味珍珠丸治疗冠心病、心绞痛的临床疗效[10]。将 212 例确诊的冠心病、心绞痛患者按入院时间随机分为治疗和对照两组，其中治疗组（二十五味珍珠丸组）106 例，单纯服用二十五味珍珠丸治疗，1g/次，2次/天，温开水送服。对照组（常规治疗组）106 例，给予临床常规综合治疗，倍他乐克 12.5mg/次，2 次/天，口服；单硝酸异山梨酯片 20mg/次，2次/天，口服；阿司匹林肠溶片 100mg/次，1 次/天，口服，两组均连续治疗 8 周。结果治疗组的总有效率（93.4%）与心电图改善总有效率（88.68%），均高于对照组总有效率（73.6%）与心电图改善总有效率（66.04%），差异均有统计学意义（$p < 0.01$）；治疗组血黏度各项指标也均显著低于对照组（$p < 0.05$）。结果提示二十五味珍珠丸具有明显扩张冠状动脉、改善心电图、降低血液黏度等作用，可显著改善冠心病、心绞痛症状，临床疗效显著。

观察藏医口服药治疗 12 例癫痫病患者[11]，二十五味珍珠丸早晨泡服，如意珍宝丸中午开水送服，二十味沉香丸晚上饭后开水送服，按辨证加减七味红花殊胜丸、赤巴殊胜散、日轮散、安置精华散等，1 疗程 1 个月，连续服 4 个疗程。所有 12 例患者治疗停止后 1 年内随访，观察治疗后症状的变化。结果显效 4 例，有效 6 例，无效 2 例，总有效率为 83.3%，症状总积分缓解率和疗效显效率较高；治疗期间未发生药物不良反应和不良事件。

观察二十五味珍珠丸对椎动脉型颈椎病患者血流动力学的影响以及临床疗效[12]。将 64 例椎动脉型颈椎病患者随机分为两组，对照组 32 例应用扩血管等西医常规治疗，治疗组 32 例在对照组治疗基础上加服藏药二十五味珍珠丸，3 丸/次，每日早晚两次口服。两组均以 14 天为 1 个疗程，治疗 2周后比较两组患者血流动力学变化，并判定临床疗效。结果两组治疗后椎 -基底动脉平均血流速度均较治疗前显著升高，治疗组治疗后血流动力学指标改善明显优于对照组，治疗组总有效率明显高于对照组（$p < 0.05$）。研究

结果表明二十五味珍珠丸能明显改善椎动脉型颈椎病患者血流动力学，提高临床疗效。

藏药针灸治疗 30 例面瘫患者[13]，给予二十五味珍珠丸 1 粒，服用方法为取一粒药丸稍捣碎用温开水 10ml 左右浸泡一夜，黎明前空腹服用，禁辛辣冷饮，注意保暖。中午口服五味石榴丸 3 粒（2g），晚上服用二十味沉香丸 3 粒（3g）。结合温针灸合谷，四白，地仓，颊车等穴位。一周后病人称效果好，两周后康复，再没有复发。

二十五味珍珠丸配合香丹注射液治疗急性高血压脑出血[14]，对照组 42 例，入院后根据病情均给适量甘露醇脱水降颅压，调整血压，输液，保持水电解质平衡，口服脑复康，静脉滴注胞二磷胆碱，合并感染时使用抗生素。治疗组 45 例，在此基础上于发病 6 小时后给予鼻饲二十五味珍珠丸 1 次 1 丸。每日 1～2 次。配合香丹注射液 10ml/天，第 3 天改为 20ml/天。总疗程 21 天。结果 45 例急性高血压脑出血患者，其临床显效率、血肿吸收率均明显高于对照组，说明二十五味珍珠丸配合香丹注射液能促进高血压脑出血患者血肿吸收，抗高凝，改善血液流变学。临床疗效好，安全可靠。

对 120 例脑梗死患者，采用在常规治疗的基础上加用藏药（珍珠七十，二十五味珍珠丸）取得满意疗效[15]。120 例随机分组，对照组和治疗组各 60 例。对照组用血塞通干粉剂 400mg 加葡萄糖注射液 250mg 静滴，1 次/天；胞二磷胆碱注射液 0.5g 加葡萄糖注射液 250mg 静点，1 次/天，10 天为 1 个疗程，共用 2 个疗程，1 月内完成。治疗组除用与对照组同样的药物外，另外加服珍珠七十，3 天 1 丸，早上空腹嚼服；二十五味珍珠丸，每日 1 丸，早上空腹嚼服，两周为 1 个疗程，服用两个疗程，即 1 月后判定疗效。结果治疗组总有效率为 96.7%，对照组总有效率为 76.7%，治疗组疗效明显优于对照组（$p < 0.05$），且两组治疗前后查血常规、肝功能、肾功能无明显变化。

观察二十五味珍珠丸对缺血性脑卒中的临床疗效[16]，对 29 例缺血性脑卒中病人给予口服二十五味珍珠丸，并设立常规治疗的对照组（12 例）对照观察。对照组给予阿司匹林、胞二磷胆碱治疗，治疗组则加用二十五味珍珠丸，每次 1g，每天 2 次。结果二十五味珍珠丸治疗缺血性脑卒中 8 周时 NIH 评分为 6.07 分 ±2.74 分，疗效优于对照组的 4.25 分 ±2.05 分（$p <$

0.05）。结果表明，二十五味珍珠丸能够促进病人神经功能的恢复，减轻急性脑梗死病人神经功能缺损症状，降低残疾水平，提高病人的长期生活质量，是较好的临床治疗缺血性脑卒中的药物。研究二十五味珍珠丸对缺血性脑卒中临床神经功能的影响[17]，60 例缺血性脑卒中患者随机分成两组，每组各 30 例，治疗组为常规治疗的基础上加用二十五味珍珠丸。在治疗 2 周后两组 NIH 评分均降低，治疗组与本组治疗前比较有显著差异（$p < 0.05$），而对照组与治疗前比较无统计学意义（$p > 0.05$）。两组 CT 或 MRI、心电图及实验室检测指标血小板计数、肝肾功能、血脂、脂蛋白分类、血糖在治疗前后均无统计学意义。

观察二十五味珍珠丸治疗脑血栓后遗症的临床疗效[18]，将 200 例脑血栓后遗症患者按就诊的先后顺序，随机分为治疗组和观察组，各 100 例。治疗组口服二十五味珍珠丸治疗，每次 4 丸（1g），每日 2 次；观察组采用西医常规对症治疗；两组均为 1 月 1 个疗程，连用 2 个疗程后观察两组的治疗效果。结果治疗组总有效率为 95%，对照组为 82%，两组比较，差异有统计学意义（$p < 0.05$）；治疗组治疗前后神经功能缺损评分和日常生活活动能力评定比较以及治疗后与对照组比较差异均有统计学意义（$p < 0.01$）。结果表明二十五味珍珠丸有明显修复脑细胞、通畅脑血管的作用，能够有效缓解脑血管病的症状，降低脑血栓后遗症的危害。

观察藏药二十五味珍珠丸治疗脑出血后遗症的临床疗效[19]，将 180 例脑出血后遗症患者按就诊先后顺序，随机分为治疗组和对照组，各 90 例。治疗组单纯口服二十五味珍珠丸治疗，每次 4 丸（1g），每日 2 次，对照组采用西医常规对症治疗，连续治疗 2 个疗程后观察两组的治疗效果。结果服用二十五味珍珠丸的治疗组总有效率为 95.6%，经西医常规治疗的对照组总有效率为 80.0%，两组总有效率比较差异有统计学意义（$p < 0.05$），尤其是两组的治愈率，治疗组显著高于对照组，差异有统计学意义（$p < 0.01$）；治疗组治疗后神经功能缺损评分和日常生活行为能力评分与对照组治疗后比较差异有统计学意义（$p < 0.05$）。研究结果表明二十五味珍珠丸有明显修复脑细胞、通畅脑血管的作用，能有效治疗脑出血后遗症的症状，提高患者日常生活行为能力。

参考文献

[1] 德吉卓嘎，德吉，尼珍，等．藏药二十五味珍珠丸微生物限度检查方法验证．中华中医药杂志，2012，27（7）：1965－1966．

[2] 张雪菊，周玲，杨宁．藏药二十五味珍珠丸中重金属元素分析．中国药事，2010，24（4）：344－346．

[3] 程晓慧，王玉华，肖威．HPLC－ELSD 法测定 25 味珍珠丸中胆酸的含量．沈阳药科大学学报，2009，26（S1）：80．

[4] 李琼，冀爱云，高侠，等．HPLC 法测定二十五味珍珠丸中没食子酸的含量．甘肃中医，2008，21（11）：89－91．

[5] 刘鸿雁，姜专基，陈德道，等．RP－HPLC 法测定二十五味珍珠丸中木香烃内酯和去氢木香内酯的含量．中国药房，2013，24（20）：1904－1906．

[6] 刘鸿雁，张樱山，陈德道，等．HPLC 法测定二十五味珍珠丸中 3 种成分．中成药，2013，35（8）：1689－1692．

[7] 李智勤，李晓强，陈德道，等．不同厂家二十五味珍珠丸中丁香酚含量比较．中国民族民间医药，2012，21（21）：43－44．

[8] 张黎明，刘生，马骏，等．二十五味珍珠丸对实验性脑缺血大鼠脑毛细血管通透性及脑含水量的影响．中国药房，2006，17（9）：664－666．

[9] 任远，马骏，王志旺，等．二十五味珍珠胶囊长期毒性实验研究．甘肃中医学院学报，2002，19（4）：14－16，31．

[10] 王智森，刘水娟，赵献超，等．藏诺牌二十五味珍珠丸治疗冠心病心绞痛临床疗效观察．中西医结合研究，2014，6（2）：71－74．

[11] 万玛．藏医治疗癫痫病 12 例临床观察．中国民族医药杂志，2014，20（6）：11．

[12] 周冬青，高书荣．藏药二十五味珍珠丸治疗椎动脉型颈椎病 32 例．天津中医药，2011，28（2）：120－121．

[13] 杨玉英．藏药、针灸结合治疗面瘫的临床观察．中国保健营养（中旬刊），2012，（9）：88．

[14] 马焕彩．二十五味珍珠丸合香丹注射液治疗急性高血压脑出血 45 例．中国民族医药杂志，2007，13（9）：12．

[15] 李月亚，邹旋．藏药珍珠七十治疗脑梗死 60 例．陕西中医，2008，29（10）：1368．

[16] 周盛年，韩永涛，魏先森，等．藏药二十五味珍珠丸治疗缺血性脑卒中的临

床研究．中西医结合心脑血管病杂志，2007，5（11）：1063 – 1064.

　　［17］徐根．二十五味珍珠丸缺血性脑血管病临床应用．医学信息，2013，26（14）：369 – 370.

　　［18］王智森，赵献超，郑学军，等．二十五味珍珠丸治疗脑血栓后遗症的临床疗效观察．世界中西医结合杂志，2013，8（2）：165 – 167.

　　［19］王智森，赵献超，王凯梅，等．二十五味珍珠丸治疗脑出血后遗症临床疗效观察．中西医结合研究，2013，5（4）：172 – 175.

二十五味珊瑚丸

Ershiwuwei Shanhu Wan

球玛尔尼阿日布

【处方】
珊　瑚	75g	珍　珠	15g	青金石	20g
珍珠母	50g	诃　子	100g	木　香	60g
红　花	80g	丁　香	35g	沉　香	70g
朱　砂	30g	龙　骨	40g	炉甘石	25g
脑　石	25g	磁　石	25g	禹粮土	25g
芝　麻	40g	葫　芦	30g	紫菀花	45g
獐牙菜	80g	藏菖蒲	50g	榜　那	45g
打箭菊	75g	甘　草	75g	西红花	25g
人工麝香	2g				

【制法】以上二十五味，除珊瑚、珍珠、西红花、人工麝香外，其余珍珠母等二十一味粉碎成细粉，过筛；将珊瑚、珍珠、西红花、人工麝香研细，与上述粉末配研，过筛，混匀，用水泛丸，阴干，即得。

【性状】本品为红棕色的水丸；气微香，味甘、苦、涩。

【检查】乌头碱限量

其他应符合丸剂项下有关的各项规定（通则0108）。

【功能与主治】开窍，通络，止痛。用于"白脉病"，神志不清，身体麻木，头晕目眩，脑部疼痛，血压不调，头痛，癫痫及各种神经性疼痛。

【用法与用量】开水泡服。一次1g，一日1次。

【规格】（1）每4丸重1g（2）每丸重1g

【贮藏】密封。

【方源】《中华人民共和国药典》2015年版一部

【质量标准研究】

检查 重金属检查

二十五味珊瑚丸中硫化汞的含量测定[1]

取本品 10 丸，研细（过四号筛），取约 4g，精密称定，置 100ml 锥形瓶中，加稀硝酸 50ml，超声处理 10 分钟，滤过，药渣依次用稀硝酸 50ml和丙酮 25ml 洗涤，在 80℃ 干燥，连同滤纸一并置入 250ml 凯氏烧瓶中，加硫酸 20ml，分次加入硝酸钾 6g，加热至溶液呈乳黄色，放冷，转入 100ml量瓶中，用水 50ml 分次洗涤烧瓶，洗液并入溶液中，加水至刻度，摇匀，滤过，取续滤液 80ml，置 250ml 锥形瓶中，滴加 1% 高锰酸钾至显暗红色，2 分钟内不消失，再滴加 2% 硫酸亚铁至红色消失后，加硫酸铁铵指示液2ml，用硫氰酸铵滴定液（0.05mol/L）滴定。每 1ml 硫氰酸铵滴定液（0.05mol/L）相当于 5.815mg 的硫化汞（HgS）。该法准确、可靠、重复性好，可有效控制二十五味珊瑚丸中硫化汞限量。

含量测定

（1）二十五味珊瑚丸中西红花苷 I & II 的含量测定[2]

色谱条件与系统适用性试验 采用 C_{18} 色谱柱（4.6mm ×250mm，5μm）；流动相为甲醇 – 水（52∶48）；检测波长为 440nm；流速 0.8ml/min；柱温：25℃；进样量 10μl。

对照品溶液的制备 精密称取西红花苷 I 对照品和西红花苷 II 对照品适量，分别加乙醇制成每 1ml 含 33μg 和 31μg 的溶液，即得。

供试品溶液的制备 取本品粉末 0.6g，精密称定，置 50ml 棕色量瓶中，加入乙醇适量，超声处理 20 分钟，放置室温，加稀乙醇稀释至刻度，摇匀，0.45μm 微孔滤膜滤过，取续滤液，即得。

西红花苷 I 在 33 ~ 330μg 范围内线性关系良好（$r = 0.999\,9$），西红花苷 II 在 62 ~ 310μg 范围内线性关系良好（$r = 0.999\,8$），西红花苷平均回收率为 103.73%，RSD 为 1.68%（$n = 6$）。此方法可用于二十五味珊瑚丸中西红花苷 I & II 的含量控制。

（2）HPLC 法测定二十五味珊瑚丸中马兜铃酸 A 的含量[3]

色谱条件与系统适用性试验 采用 C_{18} 色谱柱（4.6mm ×200mm，5μm）；流动相为甲醇 – 0.05% 冰醋酸（62∶38）；检测波长为 250nm；流速

1.0ml/min;柱温：30℃；进样量10μl。

对照品溶液的制备　精密称取5mg马兜铃酸A对照品，用甲醇定容至25ml量瓶中，即得对照品溶液。

供试品溶液的制备　取本品粉末约5g，精密称定，加入甲醇－甲酸（98∶2）溶液250ml，称定重量，水浴加热回流1小时。冷却后，称定重量，补足，滤过，水浴挥干后用甲醇－甲酸（98∶2）溶解定容至5ml量瓶中，即得供试品溶液。

马兜铃酸A在52~936μg/ml范围内线性关系良好（$r=0.9999$），平均回收率为99.67%，RSD为1.33%（$n=9$）。此方法可用于二十五味珊瑚丸中马兜铃酸A的含量控制。

（3）二十五味珊瑚丸中微量元素铜、铁含量分析[4]

用火焰原子吸收光谱法对二十五味珊瑚丸中铜、铁进行含量测定，原子吸收分光光度计工作条件见表3。

表3　火焰原子吸收分光光度计工作条件

元素	灯电流（mA）	波长（nm）	狭缝（nm）	乙炔流量（L/min）	空气流（L/min）
Cu	2	324.7	0.2	0.5	4.0
Fe	3	248.3	0.2	0.5	4.0

供试品溶液的制备　将本品粉末干燥，准确称取干粉1.000 0g于100ml烧瓶中，加入10ml混合酸液（HNO_3∶$HClO_4=4∶1$），轻轻振摇使混酸液面浸没样品，静置过夜，然后在电热套上小心硝化至冒浓白烟，消化液为无色透明或淡黄色近干时为止，冷却后，转入50ml量瓶，用2%HNO_3洗涤3次以上，洗液并于量瓶中，用2%HNO_3定容，摇匀，即得。

Cu和Fe线性关系良好，检出限分别为0.038mg/L，0.017mg/L：Cu元素的加样回收率为97.10%，RSD为0.5128%（$n=6$），Fe元素的加样回收率为100.19%，RSD为0.0174%（$n=6$）；此方法可用于二十五味珊瑚丸中Cu和Fe的含量控制。

【药理活性研究】

观察二十五味珊瑚丸对致痫大鼠行为学和脑电的影响，评价二十五味珊瑚丸的抗痫效果[5]。将65只Wistar雄性大鼠随机分5组，即模型组、珊瑚丸低、中和高剂量组（100mg/kg、200mg/kg、400mg/kg）和丙戊酸钠组，模型组大鼠在造模前灌胃给予去离子水，其他各组分别灌胃给药，连续干预7天，末次灌胃1小时后，各组大鼠腹腔注射戊四氮，观察其行为学改变，描记脑电图变化。结果二十五味珊瑚丸中、高剂量组及丙戊酸钠组大鼠发作性阵挛潜伏期、痫性发作级别、发作时间、阵挛次数和发作后恢复探索时间明显优于模型组。模型组大鼠阵发出现大量高幅尖波、棘波、棘慢复合波及尖慢综合波，二十五味珊瑚丸中、高剂量组和丙戊酸钠组只见极少量的棘波或尖波。研究表明二十五味珊瑚丸可改善大鼠急性痫性发作行为的各项指标，抑制脑电痫样放电。

观察二十五味珊瑚丸对小鼠外周和中枢疼痛及偏头痛大鼠血浆中 NO 和 NOS 的影响[6]。将小鼠随机分为8组，连续用药10天后，采用扭体法和热板法检测对小鼠外周和中枢疼痛的影响；大鼠随机分为9组，连续用药10天后，利用硝酸甘油复制偏头痛大鼠模型，观察各组大鼠的行为变化，并采用硝酸还原酶法检测对大鼠血浆中 NO 和 NOS 的影响。结果二十五味珊瑚丸中剂量组（116.77mg/kg）和高剂量组（233.54mg/kg）对小鼠外周疼痛具有镇痛作用，二十五味珊瑚丸中剂量组（116.22mg/kg）和高剂量组（232.44mg/kg）对小鼠中枢疼痛也具有镇痛作用，二十五味珊瑚丸中剂量组（81.22mg/kg）和高剂量组（162.44mg/kg）能够降低偏头痛大鼠血浆中 NO 和 NOS 的含量；二十五味珊瑚丸、正天丸和盐酸氟桂利嗪胶囊对小鼠外周和中枢疼痛及偏头痛大鼠血浆中 NO 和 NOS 的影响的比较没有统计学意义。研究提示二十五味珊瑚丸可能通过改善中枢和外周疼痛，降低血浆中 NO 和 NOS 的含量而发挥治疗偏头痛的作用。

【临床应用研究】

观察藏药二十五味珊瑚丸治疗癫痫的临床疗效[7]。将136例癫痫患者分为二十五味珊瑚丸组（治疗组）和常规服用 AEDs 观察组（对照组）进行治疗，两个疗程后观察两组治疗效果。结果治疗组总有效率88.23%，对照组总有效率67.64%，两组疗效比较差异有统计学意义（$p < 0.05$）。研究表明二十五味珊瑚丸有开窍通络的作用，能改善神经营养状况，修复神经病变，对癫痫有良好治疗作用，且治疗期间和追踪访问均未发现明显毒副作用，临床用药安全。

观察二十五味珊瑚丸治疗偏头痛的疗效[8]。40 例偏头痛患者口服二十五味珊瑚丸，每次 4 颗，一天一次，为期 1 个月，进行疗效观察，结果总有效率92.5%。观察结果表明二十五味珊瑚丸能有效减轻患者疼痛等症状。

研究阿昔洛韦联合二十五味珊瑚丸治疗带状疱疹的效果[9]。治疗组 47 例，给予阿昔洛韦和二十五味珊瑚丸治疗；对照组 46 例，给予阿昔洛韦治疗。治疗 10 天并随访 1 个月，观察两组患者水疱干燥脱痂、疼痛消失或减轻的情况及有无带状疱疹后遗神经痛。结果治疗组水疱干燥脱痂天数、疼痛消失天数比对照组均明显缩短，治疗组有效率比对照组明显提高，治疗组后遗神经痛发生率比对照组减少，差异均有统计学意义（$p < 0.05$）。研究提示阿昔洛韦联合二十五味珊瑚丸治疗带状疱疹比单用阿昔洛韦治疗能有效促进水疱干燥脱痂和疼痛的消失或减轻，并能减少带状疱疹后遗神经痛的发生。

参考文献

[1] 陈燕，易进海，刘玉红，等．二十五味珊瑚丸中酯型生物碱和硫化汞的含量测定．中国实验方剂学杂志，2010，16（3）：44 – 47.

[2] 袁瑞瑛，欧珠罗布，江春艳，等．二十五味珊瑚丸中西红花苷 Ⅰ & Ⅱ 的含量测定研究．西藏大学学报（自然科学版），2012，27（1）：36 – 39.

[3] 罗琴．二十五味珊瑚丸中马兜铃酸 A 含量研究．药品评价，2013，10（14）：37 – 39.

[4] 刘兰，扎西琼达，大边巴，等．藏药二十五味珊瑚丸中微量元素铜铁含量分析．微量元素与健康研究，2015，32（2）：32 – 33.

[5] 罗远带，甄丽芳，黄雪，等．二十五味珊瑚丸对戊四氮致痫大鼠行为学和脑电的影响．中药药理与临床，2013，29（3）：169 – 172.

[6] 杜文兵，甄丽芳，黄福开，等．二十五味珊瑚丸对偏头痛大鼠血浆 NO 和 NOS 的影响．中药药理与临床，2013，29（2）：147 – 149.

[7] 王智森，赵献超，王凯梅，等．二十五味珊瑚丸治疗癫痫 68 例临床疗效观察．中国中医基础医学杂志，2014，20（2）：276 – 277.

[8] 杨子庆．二十五味珊瑚丸治疗偏头痛的疗效观察．中国医学工程，2010，18（4）：67.

[9] 张宏宇．阿昔洛韦联合二十五味珊瑚丸治疗带状疱疹．中国中西医结合皮肤性病学杂志，2012，11（1）：44 – 45.

二十五味鬼臼丸
Ershiwuwei Guijiu Wan

吾斯尼阿日布

【处方】
鬼　臼	100g	藏茜草	50g	石榴子	70g
藏紫草	80g	肉　桂	40g	埃紫堇	70g
巴夏嘎	60g	光明盐	20g	硇　砂	20g
榜　嘎	50g	藏木香	100g	诃　子	100g
熊　胆	2g	胡　椒	30g	喜马拉雅紫茉莉	80g
余甘子	80g	花蛇肉（去毒）	40g	山　奈	50g
火　硝	35g	降　香	75g	沙棘膏	100g
沉　香	50g	朱　砂	20g	肉豆蔻	20g
枸　杞	50g	紫草茸	20g	芫荽果	25g

【制法】以上二十七味，除熊胆、沙棘膏、朱砂另研细粉外，其余共研成细粉，过筛，加入熊胆、朱砂细粉串研，混匀，用沙棘膏加适量水泛丸，干燥，即得。

【性状】本品为红棕色水丸；微香，味酸、辛、辣。

【检查】应符合丸剂项下有关的各项规定（通则0108）。

【功能与主治】祛风镇痛，调经血。用于妇女血症，风症，子宫虫病，下肢关节疼痛，小腹、肝、胆、上体疼痛，心烦血虚，月经不调。

【用法与用量】一次1~2丸，一日2次。

【规格】每丸重1g。

【贮藏】密闭，置阴凉干燥处。

【方源】《中华人民共和国卫生部药品标准·藏药》（第一册）

【质量标准研究】

鉴别

（1）取本品1g，研细，加甲醇10ml振摇提取，滤过，滤液作为供试品溶液。另取土木香内酯对照品适量，加甲醇制成1ml含1mg的溶液，作为对照品溶液。再取缺藏木香的阴性样品适量，按供试品溶液制备方法制成阴性样品溶液。照薄层色谱法（通则0502）试验，吸取上述三种溶液各5μl，分别点于同一硅胶G薄层板上，以石油醚－苯－乙酸乙酯（14：3：3）为展开剂，展开，取出，晾干，喷以5%香草醛硫酸试液，在80℃加热至斑点显色清晰。供试品色谱中，在与对照药材色谱相应的位置上，显相同颜色的斑点，而缺藏木香的阴性样品无干扰[1]。

（2）取本品粉末3g，用25ml乙醇浸渍，浸出物置小坩埚中，在水浴上蒸干，残渣用10ml丙酮溶解后，作为供试品溶液。另取沉香对照药材适量，同法制成对照药材溶液。再取缺沉香的阴性样品适量，同法制成阴性样品溶液。照薄层色谱法（通则0502）试验，吸取上述三种溶液各5μl，分别点于同一硅胶G薄层板上，以苯－丙酮（9：1）为展开剂，展开，取出，晾干，喷以5%香草醛硫酸试液，在紫外光（365nm）下检视。供试品色谱中，在与对照药材色谱相应的位置上，显相同颜色的荧光斑点，而缺沉香的阴性样品无干扰[2]。

（3）取本品粉末3g，加乙醇10ml，超声（100W，40kHz）处理20分钟，取上清液作为供试品溶液。另取诃子对照药材适量，同法制成对照药材溶液。再取缺诃子的阴性样品适量，同法制成阴性样品溶液。照薄层色谱法（通则0502）试验，吸取上述三种溶液各5μl，分别点于同一硅胶G薄层板上，以三氯甲烷－乙酸乙酯－甲酸（6：4：1）为展开剂，展开，取出，晾干，喷以2%的三氯化铁乙醇溶液。供试品色谱中，在与对照药材色谱相应的位置上，显相同颜色的斑点，而缺诃子的阴性样品无干扰[2]。

检查

微生物限度检查方法验证[3]

《中国药典》没有规定二十五味鬼臼丸具体的微生物限度检查方法，为确保微生物限度检查方法的科学性和结果的准确性，按照《中国药典》中丸剂的制剂通则，对二十五味鬼臼丸微生物限度检查进行方法验证试验，建立其微生物限度检查方法。分别采用常规法、培养基稀释法和薄膜过滤法对4种阳性对照菌的回收率试验测定其是否含抑菌成分。根据回收率试验结果，二十五味鬼臼丸有较强的抑菌作用，采用薄膜过滤法才能彻底消除其抑菌作用，3种细菌在样品中的回收率均达到70%。根据研究结果可知，二十五味鬼臼丸微生物限度检查方法的验证表明其细菌计数应按薄膜过滤法，霉菌、酵母菌数和各控制菌均可采用常规法测定。

含量测定

二十五味鬼臼丸中胡椒碱的含量测定[2]

色谱条件与系统适用性试验　采用 C_{18} 色谱柱（4.6mm ×150mm，5μm）；流动相为甲醇 – 水（60∶40）；检测波长为343nm；流速1.0ml/min；柱温：30℃；进样量10μl。

对照品溶液的制备　精密称定胡椒碱对照品5.6mg，置10ml棕色量瓶中，加甲醇溶解并稀释至刻度，摇匀，作为对照品储备液。精密吸取储备液0.1ml置于10ml棕色量瓶中，加流动相定容，制成每1ml含胡椒碱5.6μg的溶液，即得。

供试品溶液的制备　取本品粉末2.0g，精密称定，置具塞锥形瓶中，精密加入甲醇10ml，密塞称重，超声（100W，40kHz）处理1小时，再称定重量，用甲醇补足失重，摇匀，滤过，滤液作为供试品溶液。

胡椒碱在2.24～11.2μg/ml范围内线性关系良好（$r = 0.999\ 1$），平均回收率为97.4%，RSD为1.7%（$n = 6$）。此方法可用于二十五味鬼臼丸中胡椒碱的含量控制。

【药理活性研究】

考察二十五味鬼臼丸镇痛、抗炎、镇静作用和对子宫卵巢发育的影响及抗痛经作用[4,5]。实验动物选用ICR小鼠和SD大鼠，以扭体法和热板法考察药物镇痛作用；分别考察药物对二甲苯所致小鼠耳壳肿胀的影响和对大鼠肉芽肿模型的影响，评价药物的抗炎作用；观察药物对小鼠自主活动和对雌性幼年小鼠生殖器官发育的影响；通过考察药物对未孕大鼠在体子宫的影响和对小鼠痛经模型的影响，评价其抗痛经作用。研究结果提示，二十五味鬼臼丸能缓解热刺激和化学刺激引起的疼痛反应，抑制大鼠肉芽肿，对二甲苯引起的急性炎症有一定的抑制作用，而且能抑制缩宫素诱导的痛经模型状态下的子宫平滑肌收缩，这可能是其治疗原发性痛经和由盆腔炎等引起的继发性痛经的药理学依据。二十五味鬼臼丸能增加幼鼠子宫、卵巢重量，表明该药可促进子宫、卵巢发育；其也能减少小鼠自主活动次数，显示其具有镇静作用，表明其可能缓解经期的精神紧张、烦躁等情绪。二十五味鬼臼丸能减少缩宫素所致痛经模型小鼠的扭体次数，延长扭体潜伏期；抑制大鼠子宫的正常收缩；对抗缩宫素诱导的大鼠子宫收缩，为本药治疗痛经提供了更充分的药理学依据。

【临床应用研究】

观察二十五味鬼臼丸佐治宫颈人乳头瘤病毒（HPV）感染的临床疗效[6]。将宫颈 HPV 感染患者 106 例随机分为治疗组 56 例和对照组 50 例。两组宫颈糜烂者均局部应用复方沙棘籽油栓。在此基础上治疗组给予二十五味鬼臼丸治疗；对照组有宫颈糜烂者予妇炎舒胶囊，无宫颈糜烂者仅进行观察。两组患者均于 3 个月后复查宫颈细胞学，评价疗效。结果治疗组痊愈率为 82.14% 高于对照组的 12.00%，差异有统计学意义（$p < 0.05$）。研究表明二十五味鬼臼丸佐治宫颈 HPV 感染疗效确切、服用方便、无明显不良反应，值得临床推广应用。

应用二十五味鬼臼丸联合孕三烯酮胶囊治疗子宫内膜异位症 30 例，并与单纯应用孕三烯酮胶囊治疗 30 例对照观察[7]。治疗组给予二十五味鬼臼丸 2g（10 丸），每日 2 次口服；同时予孕三烯酮胶囊 2.5mg，每周 2 次口服。对照组予孕三烯酮胶囊 2.5mg，每周 2 次口服。两组疗程均为 3 个月。结果显示两组总有效率比较差异有统计学意义（$p < 0.05$），治疗组疗效优于对照组。研究表明，二十五味鬼臼丸联合孕三烯酮治疗子宫内膜异位症，明显优于单纯激素治疗，临床疗效提高，尤其适用于年轻要求生育、不愿接受手术治疗的患者。

参考文献

[1] 贡布东智，杨金东，卡毛吉．二十五味鬼臼丸质量标准研究．甘肃中医，2009，22（3）：17 – 18.

[2] 许传梅，星玉秀，肖远灿，等．藏药二十五味鬼臼丸定性定量方法研究．药物分析杂志，2008，28（3）：108 – 110.

[3] 德吉，德吉卓嘎，尼珍，等. 藏药二十五味鬼臼丸微生物限度检查方法验证. 中国卫生工程学，2012，11（3）：247-248，251.

[4] 陶小军，王德俭，刘静，等. 二十五味鬼臼丸的镇痛、抗炎、镇静作用研究. 中成药，2006，28（11）：1669-1671.

[5] 张金艳，陶小军，曹永孝，等. 二十五味鬼臼丸的抗痛经作用研究. 中成药，2005，27（5）：609-610.

[6] 刘永芳，马俊果，张淑琴，等. 二十五味鬼臼丸佐治宫颈人乳头瘤病毒感染疗效观察. 临床合理用药，2012，5（9A）：72-73.

[7] 崔红梅，宋静. 二十五味鬼臼丸联合孕三烯酮治疗子宫内膜异位症 30 例临床观察. 河北中医，2012，34（5）：709-710.

二十五味鹿角丸
Ershiwuwei Lujiao Wan

夏如尼阿日布

【处方】
水牛角（制）	15g	羚羊角（制）	15g
鹿角（制）	20g	天竺黄	50g
红花	40g	丁香	20g
肉豆蔻	15g	白豆蔻	15g
草果	15g	檀香	40g
降香	50g	木棉花	40g
木香	40g	乳香	25g
决明子	25g	黄葵子	25g
香旱芹	25g	诃子	50g
毛诃子	80g	余甘子	50g
绿绒蒿	60g	巴夏嘎	40g
力嘎都	70g	沙棘膏	50g
牛黄	5g		

【制法】以上二十五味，除牛黄、沙棘膏另研细粉外，其余共研成细粉，过筛，加入牛黄细粉，混匀，用沙棘膏加适量水泛丸，干燥，即得。

【性状】本品为红棕色水丸；味苦、涩、微酸。

【检查】应符合丸剂项下有关的各项规定（通则0108）。

【功能与主治】养肺，去腐，排脓。用于诸陈旧肺病，肺脓疡，咳嗽，气喘，咯脓血，肺结核，结核性胸膜炎等。

【用法与用量】一次4~5丸，一日2~3次。

【规格】每丸重0.3g。

【贮藏】密闭，置阴凉干燥处。

【方源】《中华人民共和国卫生部药品标准·藏药》(第一册)

【质量标准研究】[1]

鉴别

(1) 取本品粉末 5g,加乙醚 25ml,振摇 15 分钟,滤过,滤液蒸干,残渣加乙醚 2ml 使溶解,作为供试品溶液。另取缺丁香的阴性样品适量,同法制成阴性样品溶液。再取丁香酚对照品适量,加乙醚制成每 1ml 含 16μg 的溶液,作为对照品溶液。照薄层色谱法(通则 0502)试验,吸取上述三种溶液各 5μl,分别点于同一硅胶 G 薄层板上,以石油醚(60~90℃)-乙酸乙酯(9:1)为展开剂,展开,取出,晾干,喷以 1% 香草醛硫酸试液,在 105℃ 加热至斑点显色清晰。供试品色谱中,在与对照品色谱相应的位置上,显相同颜色的斑点,而缺丁香的阴性样品无干扰。

(2) 取本品粉末 5g,加乙醚 25ml,振摇 15 分钟,滤过,滤液蒸干,残渣加乙醚 2ml 使溶解,作为供试品溶液。另取肉豆蔻对照药材 0.5g,同法制成对照药材溶液。再取缺肉豆蔻的阴性样品约 5g,同法制成阴性样品溶液。照薄层色谱法(通则 0502)试验,吸取上述三种溶液各 10μl,分别点于同一硅胶 G 薄层板上,以石油醚(60~90℃)-苯(4:5)为展开剂,展开,取出,晾干,喷以 1% 香草醛硫酸试液,在 105℃ 加热至斑点显色清晰。供试品色谱中,在与对照药材色谱相应的位置上,显相同颜色的斑点,而缺肉豆蔻的阴性样品无干扰。

(3) 取本品粉末 5g,加甲醇 25ml,超声处理 30 分钟,滤过,取滤液作为供试品溶液。另取降香对照药材 1g,同法制成对照药材溶液。再取缺降香的阴性样品适量,同法制成阴性样品溶液。照薄层色谱法(通则 0502)试验,吸取上述三种溶液各 10μl,分别点于同一硅胶 G 薄层板上,以石油醚-乙酸乙酯(4:1)为展开剂,展开,取出,晾干,喷以 1% 香草醛硫酸溶液与无水乙醇(1:9)的混合溶液,在 105℃ 加热至斑点显色清晰。供试品色谱中,在与对照药材色谱相应的位置上,显相同颜色的斑点,而缺降香的阴性样品无干扰。

(4) 取本品粉末 5g,加甲醇 25ml,超声处理 30 分钟,滤过,取滤液作为供试品溶液。另取缺木香的阴性样品适量,同法制成阴性样品溶液。再取去氢木香内酯、木香烃内酯对照品适量,分别加甲醇制成每 1ml 含 500μg 的溶液，作为对照品溶液。照薄层色谱法（通则0502）试验，吸取上述三种溶液各5μl，分别点于同一硅胶G薄层板上，以环己烷－甲酸乙酯－甲酸（15∶5∶1）的上层溶液为展开剂，展开，取出，晾干，喷以1%香草醛硫酸试液，加热至斑点显色清晰。供试品色谱中，在与对照品色谱相应的位置上，显相同颜色的斑点，而缺木香的阴性样品无干扰。

（5）取本品粉末5g，加甲醇25ml，超声处理30分钟，滤过，取滤液作为供试品溶液。另取乳香对照药材0.5g，同法制成对照药材溶液。再取缺乳香的阴性样品适量，同法制成阴性样品溶液。照薄层色谱法（通则0502）试验，吸取上述三种溶液各10μl，分别点于同一硅胶G薄层板上，以正己烷－乙酸乙酯（5∶1）为展开剂，展开，取出，晾干，喷以1%香草醛硫酸溶液与无水乙醇（1∶9）的混合溶液，在105℃加热至斑点显色清晰。供试品色谱中，在与对照药材色谱相应的位置上，显相同颜色的斑点，而缺乳香的阴性样品无干扰。

（6）取本品粉末5g，加甲醇50ml，浸渍30分钟，超声处理30分钟，滤过，滤液蒸干，残渣加水10ml使溶解，再加盐酸1ml，置水浴上加热30分钟，立即冷却，乙醚提取2次，每次20ml，合并乙醚液，蒸干，残渣加三氯甲烷1ml使溶解，作为供试品溶液。另取决明子对照药材0.5g，同法制成对照药材溶液。取缺决明子的阴性样品适量，同法制成阴性样品溶液。再取大黄酚对照品适量，加无水乙醇－乙酸乙酯（2∶1）制成每1ml含1mg的溶液，作为对照品溶液。照薄层色谱法（通则0502）试验，吸取上述四种溶液各2μl，分别点于同一硅胶H薄层板上，以石油醚(30～60℃)－丙酮（2∶1）为展开剂，展开，取出，晾干，置氨蒸气中熏至显色。供试品色谱中，在与对照品色谱和对照药材色谱相应的位置上，显相同颜色的斑点，而缺决明子的阴性样品无干扰。

含量测定

二十五味鹿角丸中羟基红花黄色素A的含量测定

色谱条件与系统适用性试验　采用C_{18}色谱柱（4.6mm×250mm，5μm）；流动相为甲醇－0.1%磷酸溶液（30∶70）；检测波长为403nm；流速1.0ml/min;柱温：35℃；进样量10μl。

对照品溶液的制备　精密称定羟基红花黄色素A对照品适量，加50%

甲醇制成每 1ml 含 0.129mg 的溶液，作为对照品储备液。精密吸取储备液 2ml 置于 10ml 量瓶中，用 50% 甲醇稀释至刻度，摇匀，制成每 1ml 含羟基红花黄色素 A 25.8μg 的溶液，即得。

供试品溶液的制备 取本品粉末 1.50g，精密称定，置具塞锥形瓶中，精密加入 50% 甲醇 50ml，密塞称重，超声（120W，40kHz）处理 1 小时，取出放冷，再称定重量，用 50% 甲醇补足失重，摇匀，滤过，取滤液作为供试品溶液。

羟基红花黄色素 A 在 6.45~77.4μg/ml 范围内线性关系良好（$r = 0.9999$），平均回收率为 99.74%，RSD 为 2.29%（$n = 6$）。此方法可用于二十五味鹿角丸中羟基红花黄色素 A 的含量控制。

参考文献

［1］次旦多吉，武尉杰，万萌萌，等．二十五味鹿角丸质量标准研究．中国药业，2014，23（19）：44–46.

二十五味肺病胶囊
Ershiwuwei Feibing Jiaonang

【处方】
檀香	12.5 g	悬钩木	24.9 g
石灰华	16.6 g	山奈	8.3g
红花	11.6g	葡萄	11.6g
印度獐牙菜	11.6g	甘草	24.9g
兔儿草	11.6g	沙棘膏	11.6g
巴夏嘎	11.6g	香旱芹	8.3g
榜嘎	11.6g	白花龙胆	12.5g
诃子	21.6g	肉果草	16.6g
毛诃子	13.3g	无茎芥	8.3g
余甘子	16.6g	甘肃蚤缀	12.5g
藏木香	11.6g	铁棒锤（根、叶）	13.3g
宽筋藤	16.6g	牛黄	0.2g
力嘎都	10g	制成 1 000 粒	

【制法】以上二十五味，沙棘膏、红花、牛黄，单独粉碎成细粉，其余檀香等二十二味，混合粉碎成细粉与上述细粉过筛后混匀，装入胶囊，即得。

【性状】本品为胶囊剂，内容物为灰褐色的粉末；气微，味苦。

【检查】应符合胶囊剂项下有关的各项规定（《中国药典》2015 年版四部·通则0103，简称"通则0103"，下同）。

【功能与主治】清热消炎，宣肺化痰，止咳平喘。用于肺邪病引起的咳痰不止，呼吸急促，肺热，发烧，鼻塞，胸胁疼痛，咯血，倦怠等。

【用法与用量】口服，一次3粒，一日3次。

【规格】每粒装0.3g。

【贮藏】密封。

【方源】《国家中成药标准汇编·内科肺系（一）分册》

【质量标准研究】[1]

鉴别

（1）取本品内容物 5g，加氨水润湿，加乙酸乙酯 20ml 冷浸 24 小时，滤过，滤液蒸干，残渣加乙酸乙酯 1ml 使溶解，作为供试品溶液。另取甘草对照药材 0.5g，同法制成对照药材溶液。再取缺甘草的阴性样品适量，同法制成阴性样品溶液。照薄层色谱法（通则 0502）试验，吸取上述三种溶液各 10μl，分别点于同一硅胶 G 薄层板上，以石油醚（30～60℃）－丙酮－浓氨水（10:8:0.4）为展开剂，展开，取出，晾干，在紫外光（365nm）下检视。供试品色谱中，在与对照药材色谱相应的位置上，显相同颜色的荧光斑点，而缺甘草的阴性样品无干扰。

（2）取本品内容物 2g，加甲醇 20ml，超声处理 20 分钟，滤过，滤液蒸干，残渣加甲醇 2ml 使溶解，作为供试品溶液。另取没食子酸对照品适量，加乙醇制成每 1ml 含 0.5mg 的对照品溶液；分别取诃子、毛诃子、余甘子各 0.5g，按供试品溶液制备方法制成对照药材溶液。再取缺诃子、毛诃子、余甘子的阴性样品适量，同法制成阴性样品溶液。照薄层色谱法（通则 0502）试验，吸取上述四种溶液各 5μl，分别点于同一硅胶 G 薄层板上，以三氯甲烷－乙酸乙酯－甲酸（6:4:1）为展开剂，展开，取出，晾干，喷以 2% 三氯化铁乙醇溶液。供试品色谱中，在与对照品和对照药材色谱相应的位置上，显相同颜色的斑点，而缺诃子、毛诃子、余甘子的阴性样品无干扰。

检查

乌头碱限量

取本品内容物 4.0g，加乙醚 150ml，振摇 10 分钟，加氨试液 10ml，振摇 30 分钟，放置 2 小时，滤过，滤液蒸干，残渣加无水乙醇溶解并转移至 2ml 量瓶，加无水乙醇稀释至刻度，摇匀，作为供试品溶液。另取乌头碱对照品适量，加无水乙醇制成每 1ml 含 1mg 的溶液，作为对照溶液。再取缺铁棒锤的阴性样品适量，按供试品溶液制备方法制成阴性样品溶液。照薄层色谱法（通则 0502）试验，吸取上述 3 种溶液各 10μl，分别点于同一硅胶 G 薄层板上，以环己烷 - 乙酸乙酯 - 二乙胺（4∶3∶1）为展开剂，展开，取出，晾干，喷以稀碘化铋钾试液。供试品色谱中，在与对照品色谱相应的位置上，应不出现斑点或出现的斑点小于对照品的斑点，且阴性样品对此限度检查无干扰。

参考文献

［1］杜连平，王金霞，贺世娟，等．藏药二十五味肺病胶囊质量标准研究．食品与药品，2014，16（6）：417－421．

二十五味肺病丸
Ershiwuwei Feibing Wan

佐吾尼埃日布

【处方】檀　香　　　　　75g　　悬钩木　　150g　　石灰华　　100g
　　　　山　奈　　　　　50g　　红　花　　 70g　　葡　萄　　 70g
　　　　獐牙菜　　　　　70g　　甘　草　　150g　　兔儿草　　 70g
　　　　沙棘膏　　　　　70g　　巴夏嘎　　 70g　　香旱芹　　 50g
　　　　榜　嘎　　　　　70g　　白花龙胆　 75g　　诃　子　　130g
　　　　肉果草　　　　　100g　 毛诃子　　 80g　　无茎芥　　 50g
　　　　余甘子　　　　　100g　 甘肃蚤缀　 75g　　藏木香　　 70g
　　　　铁棒锤（根、叶）80g　 宽筋藤　　100g　　牛　黄　　 3g
　　　　力嘎都　　　　　60g

【制法】以上二十五味，除牛黄、沙棘膏外，其余粉碎成细粉，过筛，加入牛黄细粉，混匀，用沙棘膏加适量水泛丸，干燥，即得。

【性状】本品为棕色水丸；气香，味苦。

【检查】应符合丸剂项下有关的各项规定（通则0108）。

【功能与主治】清热消炎，止咳。用于各种肺病引起的咳嗽，胸胁痛，发烧，呼吸急促，痰带脓血，盗汗。

【用法与用量】一次2～3丸，一日2次，早、晚服。

【规格】每10丸重5g。

【贮藏】密闭，置阴凉干燥处。

【方源】《中华人民共和国卫生部药品标准·藏药》（第一册）

【质量标准研究】[1]

鉴别

（1）取本品粉末 10g，加无水乙醇 50ml，超声处理 40 分钟，滤过，滤液浓缩至 10ml，通过中性氧化铝柱（100～200 目，5g，内径 2cm），收集流出液，作为供试品溶液。另取缺藏木香的阴性样品适量，同法制成阴性样品溶液。再取藏木香对照药材 1g，同法制成对照药材溶液。照薄层色谱法（通则 0502）试验，吸取上述三种溶液各 10μl，分别点于同一硅胶 G 薄层板上，以甲苯 - 乙酸乙酯 - 甲酸（38∶2∶0.1）为展开剂，展开，取出，晾干，喷以 5% 香草醛硫酸试液，在 105℃ 加热至斑点显色清晰。供试品色谱中，在与对照药材色谱相应的位置上，显相同颜色的斑点，而缺藏木香的阴性样品无干扰。

（2）取本品粉末 10g，加甲醇 15ml，超声处理 20 分钟，滤过，滤液作为供试品溶液。另取山奈对照药材 0.1g，同法制成对照药材溶液。再取缺山奈的阴性样品适量，同法制成阴性样品溶液。照薄层色谱法（通则 0502）试验，吸取上述三种溶液各 10μl，分别点于同一硅胶 GF$_{254}$ 薄层板上，以正己烷 - 乙酸乙酯（18∶1）为展开剂，展开，取出，晾干，在紫外光（254nm）下检视。供试品色谱中，在与对照药材色谱相应的位置上，显相同颜色的荧光斑点，而缺山奈的阴性样品无干扰。

检查

乌头碱限量

取本品 6g，研细，加氨试液 10ml，拌匀，放置 2 小时，加乙醚 60ml，振摇 1 小时，放置 24 小时，滤过，滤液蒸干，残渣用无水乙醇 1ml 使溶解，作为供试品溶液。另取乌头碱对照品，加无水乙醇制成每 1ml 含 1mg 的溶液，作为对照品溶液。照薄层色谱法（通则 0502）试验，吸取供试品溶液 10μl、对照品溶液 5μl，分别点于同一硅胶 G 薄层板上，以苯 - 乙酸乙酯 - 二乙胺（14∶4∶1）为展开剂，展开，取出，晾干，喷以稀碘化铋钾试液。供试品色谱中，在与对照品色谱相应的位置上，出现的斑点小于对照品的斑点，或不出现斑点。

含量测定

二十五味肺病丸中羟基红花黄色素 A 的含量测定

色谱条件与系统适用性试验 采用 C_{18} 色谱柱（4.6mm ×250mm，5μm）；流动相为甲醇 –0.4% 磷酸溶液（30∶70）；检测波长为 403nm；流速 1.0ml/min；柱温：30℃；进样量 10μl。

对照品溶液的制备 精密称定羟基红花黄色素 A 对照品适量，加 25% 甲醇制成每 1ml 含 50μg 的溶液，即得。

供试品溶液的制备 取本品粉末 10g，精密称定，置具塞锥形瓶中，精密加入 25% 甲醇 50ml，密塞称重，超声（300W，40kHz）处理 40 分钟，取出放冷，再称定重量，用 25% 甲醇补足失重，摇匀，滤过，取滤液作为供试品溶液。

羟基红花黄色素 A 在 0.232～1.740μg 范围内线性关系良好（$r = 1.000\ 0$），平均回收率为 98.44%，RSD 为 1.79%（$n = 6$）。此方法可用于二十五味肺病丸中羟基红花黄色素 A 的含量控制。

【临床应用研究】

观察二十五味肺病丸加味治疗肺内感染 150 例临床疗效[2]。二十五味肺病丸为基础方，根据病人的具体症状，辨证加味治疗并进行观察。结果 150 例临床治愈 124 例，显效 25 例，无效 1 例，总有效率 99.9%。研究表明二十五味肺病丸加味治疗肺内感染疗效显著，且无不良反应。

参考文献

［1］李玲莉. 五种藏药制剂质量标准研究. 兰州：甘肃中医学院学位论文，2012：37－52.

［2］徐艳花. 二十五味肺病丸加味治疗肺内感染 150 例. 中国民族医药杂志，2007，13（9）：16－46.

二十五味绿绒蒿丸
Ershiwuwei Lüronghao Wan

欧贝尼阿日布

【处方】
绿绒蒿	100g	天竺黄	50g	丁　香	30g
肉　桂	30g	木　香	50g	藏木香	50g
沉　香	40g	葡　萄	30g	渣驯膏	40g
朱　砂	20g	红　花	70g	西红花	10g
熊　胆	2g	麝　香	0.5g	小伞虎耳草	80g
木香马兜铃	50g	巴夏嘎	70g	波棱瓜子	30g
荜　茇	20g	余甘子	100g	干　姜	30g
甘　草	50g	寒水石（制）	70g	甘青青兰	80g
牛　黄	0.8g	诃　子	100g		

【制法】以上二十六味，除渣驯膏、朱砂、西红花、熊胆、麝香分别另研细粉外，其余共研成细粉，过筛，加入朱砂、西红花、熊胆、麝香细粉串研，混匀，用渣驯膏加适量水泛丸，干燥，即得。

【性状】本品为棕黄色水丸；气微香，味苦、涩。

【检查】应符合丸剂项下有关的各项规定（通则0108）。

【功能与主治】解毒，清肝热。用于中毒及"木布"降于胆腑，肝热、肝肿大、肝硬化、肝胃瘀血疼痛等新旧肝病。

【用法与用量】一次4~5丸，一日2次。

【规格】每丸重0.5g。

【贮藏】密闭，置阴凉干燥处。

【方源】《中华人民共和国卫生部药品标准·藏药》（第一册）

【质量标准研究】

鉴别[1]

显微鉴别

取本品粉末，置显微镜下观察：可见具刺的多细胞非腺毛，多碎段淡黄色，边缘具小齿刺状突起（绿绒蒿）；种皮表皮细胞表面观呈类多角形或不规则形，细胞排列紧密，内含棕色物质；色素块散在，黄棕色或红棕色，大小不一（波棱瓜子）；有不规则块片状结晶有玻璃样光泽，边缘具明显的平直纹理。周围薄壁细胞含草酸钙方晶，形成晶纤维（甘草）；有不规则块片状结晶有玻璃样光泽，边缘具明显的平直纹理（寒水石）。

薄层色谱鉴别

（1）取本品粉末 2g，加浓氨试液 5 滴润湿，加乙酸乙酯 6ml，振摇 40 分钟，放置，上清液作为供试品溶液。另取绿绒蒿对照药材 0.4g，同法制成对照药材溶液。再取缺绿绒蒿的阴性样品适量，同法制成阴性样品溶液。照薄层色谱法（通则 0502）试验，吸取上述三种溶液各 20μl，分别点于同一硅胶 G 薄层板上，以环己烷－乙酸乙酯（6：1）为展开剂，展开，取出，晾干，在紫外光（365nm）下检视。供试品色谱中，在与对照药材色谱相应的位置上，显相同颜色的荧光斑点，而缺绿绒蒿的阴性样品无干扰。

（2）取本品粉末 5g，加热水 30ml，搅拌 5 分钟，放冷，离心，取上清液用乙醚提取两次，每次 25ml，合并乙醚液，低温挥干，残渣加甲醇 2ml 使溶解，作为供试品溶液。另取丁香酚对照品适量，加甲醇制成每 1ml 含 1μg 的溶液，作为对照品溶液。再取缺丁香的阴性样品适量，按上述供试品溶液制备方法制成阴性样品溶液。照薄层色谱法（通则 0502）试验，吸取供试品溶液 5～10μl，对照品溶液 2μl，分别点于同一硅胶 G 薄层板上，以甲苯为展开剂，展开，取出，晾干，喷以 5% 香草醛硫酸试液，在 105℃加热至斑点显色清晰。供试品色谱中，在与对照品色谱相应的位置上，显相同颜色的斑点，而缺丁香的阴性样品无干扰。

（3）取本品粉末 5g，加热水 30ml，搅拌 5 分钟，放冷，离心，取上清液用乙醚提取两次，每次 25ml，合并乙醚液，低温挥干，残渣加甲醇 2ml 使溶解，作为供试品溶液。另取木香对照药材 0.2g，加甲醇 5ml，滤过，作为对照药材溶液。再取缺木香的阴性样品适量，按上述供试品溶液制备方法制成阴性样品溶液。照薄层色谱法（通则0502）试验，吸取上述三种溶液各10μl，分别点于同一硅胶G薄层板上，以环己烷－乙酸乙酯－甲酸（15：5：1）的上层溶液为展开剂，展开，取出，晾干，喷以1%香草醛硫酸试液，在105℃加热至斑点显色清晰。供试品色谱中，在与对照药材色谱相应的位置上，显相同颜色的斑点，而缺木香的阴性样品无干扰。

（4）取本品粉末3g，加石油醚（60～90℃）20ml，密塞，超声处理（300W，40kHz）10分钟，弃去石油醚。残渣挥干溶剂，加三氯甲烷20ml与稀盐酸1ml，密塞，超声处理（300W，40kHz）20分钟，滤液蒸干，残渣加甲醇1ml使溶解，即得供试品溶液。另取缺木香马兜铃的阴性样品适量，同法制成阴性样品溶液。再取马兜铃酸A对照品适量，精密称定，加甲醇制成每1ml含500μg的溶液，即得对照品溶液。照薄层色谱法（通则0502）试验，吸取上述三种溶液各10μl，分别点于同一以0.5%羧甲基纤维素钠为黏合剂的硅胶G薄层板上，以甲苯－乙酸乙酯－水－甲酸（20：10：1：1）的上层溶液为展开剂，展开，取出，晾干，在紫外光（365nm）下检视。供试品色谱中，在与对照品色谱相应的位置上，显相同颜色的荧光斑点，而缺木香马兜铃的阴性样品无干扰[2]。

含量测定

二十五味绿绒蒿丸中马兜铃酸A的含量测定[2]

色谱条件与系统适用性试验　采用C_{18}色谱柱（4.6mm×150mm，5μm）；流动相为0.05mol/L磷酸二氢钠溶液（含磷酸1ml/L）－乙腈（62：38）；检测波长为315nm；流速1.0ml/min；柱温：35℃；进样量10μl。

对照品溶液的制备　精密称定马兜铃酸A对照品10.16mg，置50ml量瓶中，加甲醇溶解并稀释至刻度，制成每1ml含203.2μg的溶液，摇匀，即得对照品储备液；精密量取对照品储备液2.5ml，置10ml量瓶中，加甲醇稀释至刻度，摇匀，制成50.8μg/ml的马兜铃酸A对照品溶液。

供试品溶液的制备　取本品粉末4g，精密称定，置索氏提取器中，加甲醇100ml，加热回流提取4小时，取甲醇提取液，挥干，残渣加5%氨水20ml分次溶解并转移至离心管中，离心（4 000r/min）20分钟，倾出上清液，移置分液漏斗中，残渣再加5%氨水10ml分次洗涤，离心（4 000r/min）20分钟，上清液并入分液漏斗中。用三氯甲烷提取3次，每次10ml，轻轻振摇，弃去三氯甲烷层。氨液加 6mol/L 盐酸溶液调节 pH 至 1，用三氯甲烷提取 4 次，每次 20ml，合并三氯甲烷液，三氯甲烷液用含 6mol/L 盐酸溶液 0.1ml 的水 25ml 振摇洗涤，弃去水层，三氯甲烷液蒸干，残渣加甲醇溶解并稀释至 10ml，摇匀，即得供试品溶液。

马兜铃酸 A 在 0.10～0.61μg 范围内线性关系良好（$r = 0.9997$），低、中、高 3 种浓度的回收率（$n = 3$）分别为 95.73%（RSD = 1.2%），96.24%（RSD = 1.1%），96.62%（RSD = 1.1%）；平均回收率（$n = 9$）为 96.20%。此方法可用于二十五味绿绒蒿丸中马兜铃酸 A 的含量控制。

【临床应用研究】

观察二十五味绿绒蒿丸治疗慢性重型肝炎临床疗效[3]，56 例随机分为两组，治疗组 36 例，对照组 20 例。治疗组采用二十五味绿绒蒿丸，每丸重 0.5g，每次 4～5 丸，口服，3 次/日。对照组采用护肝片，每次 4 片，口服，3 次/日。30 天为 1 个疗程。结果治疗组中有效率为 80.5%，对照组为 60%，但临床治愈率两组比较，有显著性差异（$p < 0.01$）。治疗前后两组症状大多数有改善，肝脏回缩，肝区叩痛改善，两组对比差异具有显著性（$p < 0.05$）。治疗组和对照组治疗后 TbiL、ALT 均显著下降，PTA、ALb 明显提高，但治疗组明显优于对照组（$p < 0.01$）。

参考文献

[1] 巴桑央宗，次仁旺姆．藏药二十五味绿绒蒿丸的质量标准研究．中国民族民间医药，2012，21（15）：4－5.

[2] 陈燕，黄志芳，刘玉红，等．二十五味绿绒蒿丸中马兜铃酸 A 的分析．药物分析杂志，2009，29（9）：1458－1461.

[3] 汪海英，马万援．藏药二十五味绿绒蒿丸治疗慢性重型肝炎 56 例．中国社区医师，2009，11（17）：145.

二十味肉豆蔻丸

Ershiwei Roudoukou Wan

毕玛拉日布

【处方】
肉豆蔻	75g	降　香	80g	沉　香	100g
石灰华	75g	广　枣	65g	红　花	90g
藏茴香	80g	丁　香	40g	大蒜（炭）	35g
豆　蔻	35g	阿　魏	20g	草　果	35g
诃　子	200g	乳　香	100g	毛诃子	80g
儿　茶	70g	余甘子	100g	力嘎都	60g
檀　香	50g	牛　黄	1g		

【制法】以上二十味，除牛黄外，其余十九味粉碎成细粉，过筛，加入牛黄细粉，混匀，用水泛丸，干燥，即得。

【性状】本品为棕褐色水丸；微香，味微苦、辛。

【检查】应符合丸剂项下有关的各项规定（通则0108）。

【功能与主治】镇静，安神。用于"宁龙"病，神志紊乱，烦躁，精神恍惚，失眠，头晕，健忘，耳鸣，颤抖，惊悸。

【用法与用量】口服，一次2～3g，一日2次。

【规格】每20丸重3g。

【贮藏】密闭，置阴凉干燥处。

【方源】《中华人民共和国卫生部药品标准·藏药》（第一册）

【质量标准研究】

鉴别

（1）取本品粉末5g，加乙醇50ml，超声处理30分钟，滤过，滤液蒸干，残渣加甲醇1ml使溶解，作为供试品溶液。另取肉豆蔻对照药材1g，同法制成对照药材溶液。再取缺肉豆蔻的阴性样品适量，同法制成阴性样品溶液。照薄层色谱法（通则 0502）试验，吸取上述三种溶液各 10μl，分别点于同一以羧甲基纤维素钠为黏合剂的硅胶 G 薄层板上，以石油醚（60～90℃）－乙酸乙酯（4:1）为展开剂，展开，取出，晾干，置碘蒸气中熏至斑点清晰。供试品色谱中，在与对照药材色谱相应的位置上，显相同颜色的斑点，而缺肉豆蔻的阴性样品无干扰[1]。

（2）取本品粉末 5g，加乙醇 50ml，超声处理 30 分钟，滤过，滤液蒸干，残渣加甲醇 1ml 使溶解，作为供试品溶液。另取乳香对照药材 1g，同法制成对照药材溶液。再取缺乳香的阴性样品适量，同法制成阴性样品溶液。照薄层色谱法（通则 0502）试验，吸取上述三种溶液各 10μl，分别点于同一以羧甲基纤维素钠为黏合剂的硅胶 G 薄层板上，以石油醚－丙酮（5:1）为展开剂，展开，取出，晾干，喷以 1% 香草醛硫酸溶液与无水乙醇（1:9）的混合溶液，在 105℃加热至斑点显色清晰。供试品色谱中，在与对照药材色谱相应的位置上，显相同颜色的斑点，而缺乳香的阴性样品无干扰[1]。

（3）取本品粉末 5g，加乙醇 50ml，超声处理 30 分钟，滤过，滤液蒸干，残渣加甲醇 1ml 使溶解，作为供试品溶液。另取降香对照药材 1g，同法制成对照药材溶液。再取缺降香的阴性样品适量，同法制成阴性样品溶液。照薄层色谱法（通则 0502）试验，吸取上述三种溶液各 10μl，分别点于同一硅胶 G 薄层板上，以甲苯－乙醚－三氯甲烷（7:2:1）为展开剂，展开，取出，晾干，喷以 1% 香草醛硫酸溶液与无水乙醇（1:9）的混合溶液，在 105℃加热至斑点显色清晰。供试品色谱中，在与对照药材色谱相应的位置上，显相同颜色的斑点，而缺降香的阴性样品无干扰[1]。

（4）取本品粉末 10g，加 80% 丙酮 50ml，超声处理 30 分钟，滤过，滤液蒸干，残渣加水 25ml 使溶解，用乙酸乙酯萃取 2 次（25ml，25ml），弃去乙酸乙酯液，水溶液加 25ml 正丁醇萃取，取正丁醇液，蒸干，残渣加甲醇 2ml 使溶解，作为供试品溶液。另取红花对照药材 1g，同法制成对照药材溶液。再取缺红花的阴性样品适量，同法制成阴性样品溶液。照薄层色谱法（通则 0502）试验，吸取上述三种溶液各 5μl，分别点于同一以羧甲基纤维素钠为黏合剂的硅胶 G 薄层板上，以乙酸乙酯－甲酸－水－甲醇（7：2：

3：0.4）为展开剂，展开，取出，晾干。供试品色谱中，在与对照药材色谱相应的位置上，显相同颜色的斑点，而缺红花的阴性样品无干扰[1]。

（5）取本品粉末10g，加乙醇50ml，超声处理30分钟，滤过，滤液蒸干，残渣加甲醇1ml使溶解，作为供试品溶液。另取缺丁香的阴性样品适量，同法制成阴性样品溶液。再取丁香对照药材1g，用乙醚30ml，超声处理30分钟，滤过，滤液蒸干，残渣加三氯甲烷1ml使溶解，即得对照药材溶液。照薄层色谱法（通则0502）试验，吸取上述三种溶液各5μl，分别点于同一以羧甲基纤维素钠为黏合剂的硅胶G薄层板上，以石油醚(60~90℃)－乙醚（10：1）为展开剂，展开，取出，晾干，喷以5%香草醛硫酸溶液，在105℃加热至斑点显色清晰。供试品色谱中，在与对照药材色谱相应的位置上，显相同颜色的斑点，而缺丁香的阴性样品无干扰[2]。

（6）取本品粉末10g，加乙醇50ml，超声处理30分钟，滤过，滤液蒸干，残渣加甲醇1ml使溶解，作为供试品溶液。另取缺沉香的阴性样品适量，同法制成阴性样品溶液。再取沉香对照药材1g，用乙醚30ml，超声处理30分钟，滤过，滤液蒸干，残渣加三氯甲烷1ml使溶解，即得对照药材溶液。照薄层色谱法（通则0502）试验，吸取上述三种溶液各5μl，分别点于同一以羧甲基纤维素钠为黏合剂的硅胶G薄层板上，以石油醚（60~90℃）－乙酸乙酯（5：1）为展开剂，展开，取出，晾干，在紫外光（365nm）下检视。供试品色谱中，在与对照药材色谱相应的位置上，显相同颜色的荧光斑点，而缺沉香的阴性样品无干扰[2]。

含量测定

（1）二十味肉豆蔻丸中肉豆蔻醚的含量测定[1]

色谱条件与系统适用性试验　采用C_{18}色谱柱（4.6mm×250mm，5μm）；流动相为甲醇－水（60：40）；检测波长为276nm；流速1.0ml/min；柱温：35℃；进样量10μl。

对照品溶液的制备　精密称取肉豆蔻醚对照品17.4mg，加甲醇溶解并定容于10ml量瓶中，摇匀，得浓度为1.74mg/ml的对照品溶液。

供试品溶液的制备　取本品粉末10g，精密称定，置具塞锥形瓶中，加入乙酸乙酯30ml，超声处理（功率120W，频率40kHz）30分钟，滤过，滤液蒸干，残渣加2ml三氯甲烷（分2次，每次1ml）溶解，转移至25ml量瓶内，再加甲醇继续溶解残渣并溶解、转移并定容至刻度，摇匀，滤过，取续滤液，即得供试品溶液。

肉豆蔻醚在 0.104 4 ~ 1.044mg/ml 范围内线性关系良好（$R^2 = 0.999\ 2$），平均回收率为 101.46%，RSD 为 1.94%（$n = 6$）。此方法可用于二十味肉豆蔻丸中肉豆蔻醚的含量控制。

（2）二十味肉豆蔻丸中去氢二异丁香酚的含量测定[2]

色谱条件与系统适用性试验　采用 C_{18} 色谱柱（4.6mm ×250mm，5μm）；流动相为甲醇 – 水（68∶32）；检测波长为 274nm；流速 1.0ml/min；柱温：35℃；进样量 10μl。

对照品溶液的制备　精密称取去氢二异丁香酚对照品适量，加甲醇制成每 1ml 含 460μg 的溶液，作为对照品贮备液；再精密量取上述贮备液 1ml，置 50ml 量瓶中，用甲醇稀释至刻度，摇匀，作为对照品溶液（1ml 含去氢二异丁香酚 9.2μg）。

供试品溶液的制备　取本品粉末 2.00g，精密称定，置具塞锥形瓶中，精密加入无水乙醇 40ml，称定重量，超声处理（功率 400W，频率 120kHz）40 分钟，放冷，再称定重量，用无水乙醇补足失重，摇匀，滤过，取续滤液，即得供试品溶液。

去氢二异丁香酚在 0.036 8 ~ 0.184μg/ml 范围内线性关系良好（$r = 0.999\ 6$），平均回收率为 100.17%，RSD 为 1.11%（$n = 6$）。此方法可用于二十味肉豆蔻丸中去氢二异丁香酚的含量控制。

（3）HPLC 法测定二十味肉豆蔻丸中丁香酚的含量[3]

色谱条件与系统适用性试验　采用 C_{18} 色谱柱（4.6mm ×150mm，5μm）；流动相为甲醇 – 水（58∶42）；检测波长为 280nm；流速 1.2ml/min；进样量 10μl。

对照品溶液的制备　精密称取丁香酚对照品适量，加甲醇制成每 1ml 含 100μg 的溶液，作为对照品溶液。

供试品溶液的制备　取本品粉末 2g，精密称定，加正己烷 30ml，加热回流 30 分钟，放冷，滤过，加正己烷分 3 次洗涤药渣及滤器，每次 10ml，合并滤液及洗液，挥干，残渣加 2ml 二氯甲烷溶解并转移至 25ml 量瓶中，再用甲醇溶解并稀释至刻度，摇匀，离心（10 000r/min），取上清液作为供试品溶液。

丁香酚在 $0.1 \sim 16\mu g$ 范围内线性关系良好（$r = 1.000\ 0$），平均回收率为 97.90%，RSD 为 1.94%（$n = 9$）。此方法可用于二十味肉豆蔻丸中丁香酚的含量控制。

（4）GC 法测定二十味肉豆蔻丸中丁香酚的含量[4]

色谱条件与系统适用性试验 采用 PEG – 20M 柱，涂布浓度为 10%；柱长 2m；柱温：$190℃$；进样器温度：$220℃$；FID 检测器，载气为 N_2。

对照品溶液的制备 称取丁香酚对照品约 20mg，精密称定，置于 10ml 量瓶中，加正己烷使溶解并稀释至刻度，摇匀，即得。

供试品溶液的制备 取本品粉末约 5g，精密称定，置具塞锥形瓶中，精密加正己烷 20ml，超声处理 30 分钟，放冷，滤过，定容至 25ml，即得。

丁香酚在 $0.267\ 5 \sim 4.280\ 0\mu g$ 范围内线性关系良好（$r = 0.999\ 3$），平均回收率为 96.2%（$n = 5$），RSD 为 0.89%。此方法可用于二十味肉豆蔻丸中丁香酚的含量控制。

【临床应用研究】

观察藏药治疗经行头痛和围绝经期综合征疗效[5,6]。对确诊患者，采用藏药口服为主，一般采用二十五味珊瑚丸、二十五味鬼臼丸、二十味肉豆蔻丸等。每日 $3 \sim 4$ 种药，一种药每日口服一次，多数经期仍可口服。一般 1 个月为 1 个疗程，一般治疗 $2 \sim 5$ 个疗程，同时结合心理疏导治疗。结果经行头痛治愈 29 例，有效 10 例，无效 1 例，总有效率 97.5%；围绝经期综合征治愈 42 例，有效 17 例，无效 1 例，总有效率 98.33%。研究提示藏药治疗经行头痛和围绝经征综合征具有独特疗效，毒副作用小。

参考文献

[1] 巴桑卓嘎，武尉杰，周雪杉，等. 二十味肉豆蔻丸质量标准研究. 中国药业，2014，23（17）：41 – 43.

[2] 吴梅，阿萍，周雪杉，等. 二十味肉豆蔻丸质量标准研究. 中国实验方剂学杂志，2013，19（19）：111 – 114.

[3] 谭锐，张良. 藏药二十味肉豆蔻丸中丁香酚的 HPLC 测定. 中国药事，2003，17（4）：224 – 225.

［4］小尼玛，旺姆. GC 法测定藏药二十味肉豆蔻丸中丁香酚的含量. 中国民族医药杂志，2009，15（2）：54，78.

［5］李毛才让（大），蔡秀清. 藏药治疗经行头痛 40 例. 临床医药文献杂志，2014，1（5）：778－779.

［6］蔡秀清. 藏药治疗围绝经期综合征 60 例临床观察. 中国民族医药杂志，2011，17（12）：18－19.

二十味沉香丸
Ershiwei Chenxiang Wan
阿嘎尔尼秀日布

【处方】
沉　香	200g	丁　香	40g	木　瓜	50g
肉豆蔻	40g	红　花	130g	广　枣	60g
藏木香	100g	石灰华	100g	鹿　角	30g
乳　香	50g	珍珠棉	50g	木　香	100g
马钱子	40g	诃　子	150g	短穗兔耳草	100g
木棉花	60g	余甘子	100g	降　香	150g
兔　心	20g	牛　黄	1g		

【制法】以上二十味，除牛黄外，其余沉香等十九味粉碎成细粉，过筛，加入牛黄细粉，混匀，用水泛丸，干燥，即得。

【性状】本品为深棕色水丸；气微香，味苦。

【检查】应符合丸剂项下有关的各项规定（通则0108）。

【功能与主治】调和气血，安神镇静。用于偏瘫，高血压，神志紊乱，口眼歪斜，肢体麻木，失眠。

【用法与用量】一次3~4g，一日2次。

【规格】每10丸重5.6g。

【贮藏】密闭，置阴凉干燥处。

【方源】《中华人民共和国卫生部药品标准·藏药》（第一册）

【质量标准研究】[1]

鉴别

（1）取本品粉末3g，加石油醚（60~90℃）15ml，超声处理10分钟，滤过，滤液作为供试品溶液。另取沉香对照药材1g，同法制成对照药材溶液。再取缺沉香的阴性样品 3g，同法制成阴性样品溶液。照薄层色谱法（通则 0502）试验，吸取上述三种溶液各 10μl，分别点于同一硅胶 G 薄层板上，以三氯甲烷－环己烷（8∶1）为展开剂，展开，取出，晾干，在紫外光（365nm）下检视。供试品色谱中，在与对照药材色谱相应的位置上，显相同颜色的荧光斑点，而缺沉香的阴性样品无干扰。

（2）取本品粉末 2g，加甲醇 15ml，超声处理 15 分钟，滤过，滤液作为供试品溶液。另取降香对照药材 1g，同法制成对照药材溶液。再取缺降香的阴性样品 2g，同法制成阴性样品溶液。照薄层色谱法（通则 0502）试验，吸取上述三种溶液各 10μl，分别点于同一硅胶 G 薄层板上，以乙酸乙酯－苯（1∶1）为展开剂，展开，取出，晾干，喷以 1% 香草醛硫酸溶液与无水乙醇（1∶9）的混合溶液，在 105℃ 加热至斑点显色清晰。供试品色谱中，在与对照药材色谱相应的位置上，显相同颜色的斑点，而缺降香的阴性样品无干扰。

（3）取本品粉末 5g，加 70% 乙醇 40ml，回流提取 1 小时，放冷后滤过，滤液浓缩至 2ml，作为供试品溶液。另取诃子对照药材 1g，同法制成对照药材溶液。再取缺诃子的阴性样品 5g，同法制成阴性样品溶液。照薄层色谱法（通则 0502）试验，吸取上述三种溶液各 10μl，分别点于同一硅胶 G 薄层板上，以三氯甲烷－丙酮－甲酸（7∶3∶1）为展开剂，展开，取出，晾干，喷以 5% 香草醛硫酸试液，在 105℃ 加热至斑点显色清晰。供试品色谱中，在与对照药材色谱相应的位置上，显相同颜色的斑点，而缺诃子的阴性样品无干扰。

（4）取本品粉末 5g，加 80% 丙酮溶液 20ml，超声处理 15 分钟，滤过，滤液浓缩至 2ml，作为供试品溶液。另取红花对照药材 2g，同法制成对照药材溶液。再取缺红花的阴性样品 5g，同法制成阴性样品溶液。照薄层色谱法（通则 0502）试验，吸取上述三种溶液各 5μl，分别点于同一以羧甲基纤维素钠为黏合剂的硅胶 G 薄层板上，以乙酸乙酯－甲酸－水－甲醇（7∶2∶3∶0.4）为展开剂，展开，取出，晾干。供试品色谱中，在与对照药材色谱相应的位置上，显相同颜色的斑点，而缺红花的阴性样品无干扰。

（5）取本品粉末 5g，加三氯甲烷－乙醇（10∶1）50ml 与浓氨试液 5ml，密塞，振摇 5 分钟，放置 2 小时，滤过，滤液作为供试品溶液。另取马钱子

90

对照药材 2g，同法制成对照药材溶液。再取缺马钱子的阴性样品 5g，同法制成阴性样品溶液。照薄层色谱法（通则 0502）试验，吸取上述三种溶液各 10μl，分别点于同一硅胶 G 薄层板上，以甲苯－丙酮－乙醇－浓氨试液（4∶5∶0.6∶0.4）为展开剂，展开，取出，晾干，喷以稀碘化铋钾试液，在 105℃加热至斑点显色清晰。供试品色谱中，在与对照药材色谱相应的位置上，显相同颜色的斑点，而缺马钱子的阴性样品无干扰。

含量测定

二十味沉香丸中没食子酸的含量测定

色谱条件与系统适用性试验 采用 C_{18} 色谱柱（4.6mm ×200mm，5μm）；流动相为甲醇－0.4%磷酸（5∶95）；检测波长为 268nm；进样量 10μl。

对照品溶液的制备 精密称取没食子酸对照品适量，加甲醇溶解定容于量瓶中，摇匀，得一定浓度的对照品溶液。

供试品溶液的制备 取本品粉末 0.5g，精密称定，加入甲醇 30ml，超声处理 30 分钟，滤过，滤液置 50ml 量瓶中，用少量甲醇洗涤残渣和滤器，并入量瓶中，甲醇稀释至刻度，混匀；再从中精密吸取 2ml 置 10ml 量瓶中，加甲醇定容，摇匀，即得供试品溶液。

没食子酸在 4.84 ~ 24.19μg/ml 范围内线性关系良好（$r = 0.999\ 5$），平均回收率为 100.64%，RSD 为 1.13%（$n = 5$）。此方法可用于二十味沉香丸中没食子酸的含量控制。

【药理活性研究】

观察二十味沉香丸对鼠低氧性肺动脉压力升高的干预作用，从而证实血管内皮素 1（ET－1）参与低氧性肺动脉高压的形成[2]。将 165 只 Wistar 大鼠随机分为高原对照组、二十味沉香丸藏药组和平原对照组，于给药后第 1、3、7、15、30 天用生理信号采集系统记录肺动脉压并计算左右心室质量比，用 ELISA 方法测定血清 HIF－1α 和 ET－1 蛋白水平，用 Westernblot 方法测定肺组织 ETA 蛋白水平。结果与高原对照组比较，二十味沉香丸组动物肺动脉压自给药后第 7 天显著降低（$p < 0.01$），自第 3 天左右心室比及血清 HIF－Iα 含量显著降低（$p < 0.05$ 或 $p < 0.01$），第 3、5 天血清 ET－1 含量显著降低（$p < 0.05$ 或 $p < 0.01$），各时间点肺组织 ETA 受体表达均显著降低（$p < 0.01$ 或 $p < 0.001$）。研究提示 ET－1 是引起大鼠肺动脉压升高和

右心室壁增厚的重要因素之一，其只在低氧早期发挥作用，并不参与低氧后期的肺动脉压升高。二十味沉香丸能够防止大鼠肺动脉压过度升高和右心室壁增厚，其机制可能与直接抑制 ET–1 和 ETA 受体水平或抑制 HIF–1α 后间接引起 ET–1 水平下调有关。

　　探讨二十味沉香丸对低压低氧暴露大鼠血红蛋白（Hb）、红细胞比容（Hct）及血清促红细胞生成素（EPO）表达的影响[3]。将 165 只 Wistar 大鼠随机分为平原对照组（15 只）、高原对照组（75 只）和高原给药组（75 只）。平原对照组即刻检测 Hb、Hct，采集血清并液氮储存；将高原对照组和高原给药组大鼠暴露于低压低氧环境。高原对照组用 0.9% 生理盐水灌胃，高原给药组用二十味沉香丸制成的水剂灌胃。高原对照组、高原给药组分别于 1、3、7、15、30 天，各取 15 只大鼠，测定大鼠体质量、Hb、Hct，用 ELISA 法检测血清 EPO。结果高原对照组大鼠高原暴露第 3、7、15、30 天 Hb 和 Hct 水平较平原对照组有所升高，但明显低于高原给药组（p 均 < 0.05）。高原对照组血清 EPO 表达随大鼠暴露时间延长而增强（p 均 < 0.05）。高原给药组血清 EPO 表达在大鼠暴露 15 天左右略有升高（p < 0.05），但 30 天时又恢复至正常水平。高原对照组血清 EPO 表达水平与 Hb 呈正相关（$r = 0.83$，$p < 0.05$）。结果提示二十味沉香丸可降低低压低氧暴露大鼠的 Hb 和 Hct，可能是通过干预 EPO 的表达起作用。

　　研究二十味沉香丸降低高原性肺高动脉高压的机制[4]。将 200 只 Wistar 大鼠随机分成平原组、高原对照组和给药组，高原对照组和给药组在第 1、3、7、15、30 天分别取 20 只进行测定。采用 MP150 生理信号采集系统、ELISA 及 WB 等方法测定各组大鼠的肺动脉压（PAP）、血清 HIF–1α 和 CaMKⅡδ 水平。结果高原对照组大鼠的 PAP 随在高原居住时间的延长而升高，7 天后明显升高，给药组的升高不明显；高原对照组与平原组、给药组相比有显著差异性（$p < 0.01$）；给药组与平原组相比无明显差异；与平原组的比较，给药组大鼠的血清 HIF–1α 升高不明显，高原组的显著升高（$p < 0.01$）；与给药组的比较，高原对照组的 CaMKⅡδ 水平在急性期显著升高（$p < 0.05$），但后期有所下降，而给药组的升高不明显，但第 30 天时的水平接近高原对照组。研究结果提示二十味沉香丸在早期低氧期可明显通过降低 HIF–1α 和 CaMKⅡδ 水平降低大鼠的 PAP，但第 30 天时的作用不明

显，表明二十味沉香丸预防急性低氧所致 PAP 升高的作用优于慢性低氧。

【临床应用研究】

对二十味沉香丸治疗高血压痰湿壅盛证进行临床研究[5]。30 例患者采用同一患者治疗前后对比的方法，观察二十味沉香丸的疗效。治疗前观察患者症候、体征。予二十味沉香丸口服，一次 6~7 丸（3~4g），每日 2 次，连续服用 2 周（合并脑梗死后遗症患者服用 4 周）。若为初次诊断高血压 Ⅰ级、Ⅱ级且未服用过降压药物的患者，仅单服用二十味沉香丸；若患者曾经诊断为高血压并已经服用降压药物，维持原药，并加用二十味沉香丸。治疗后再次观察其症候、体征。症候疗效考察结果为显效 10 例，有效 19 例，无效 1 例，总有效率96.7%。血压疗效观察结果为显效 6 例，有效 7 例，无效 17 例，总有效率43.3%。其中临床症候积分治疗前后比较，$p < 0.05$，有统计学意义。收缩压、舒张压治疗前后比较，$p < 0.05$，有统计学意义。研究提示二十味沉香丸可以很好地控制高血压痰湿壅盛型患者的临床症状，且无明显不良反应。

参考文献

［1］刘震东，宋淼，达番琼，等. 藏药二十味沉香丸的质量标准研究. 华西药学杂志，2003，18（6）：462 – 464.

［2］靳国恩，杨全余，曹成珠，等. 藏药二十味沉香丸对大鼠低氧性肺动脉压力升高的干预作用. 中药材，2014，37（9）：1640 – 1643.

［3］曹成珠，靳国恩，舒星宇，等. 二十味沉香丸对低压低氧暴露大鼠血红蛋白、红细胞比容及血清 EPO 表达的影响. 山东医药，2012，52（40）：16 – 18.

［4］李生花，靳国恩，曹成珠，等. 二十味沉香丸预防大鼠高原性肺动脉高压的机制研究. 华西药学杂志，2014，29（5）：531 – 533.

［5］王燕丽，李家瑜，寇焰，等. 二十味沉香丸治疗高血压痰湿壅盛证的临床研究. 中国民间疗法，2013，21（12）：71 – 72.

十一味甘露丸
Shiyiwei Ganlu Wan

堆子久吉日布

【处方】沉　香　　100g　　肉豆蔻　40g　　广　枣　　70g

石灰华　　100g　　乳　香　50g　　木　香　　80g

诃　子　　200g　　木棉花　60g　　寒水石（制）200g

甘青青兰　180g　　藏木香　150g

【制法】以上十一味粉碎成细粉，过筛，混匀，用水泛丸，干燥，即得。

【性状】本品为黄色水丸；味酸、苦、涩麻。

【检查】应符合丸剂项下有关的各项规定（通则0108）。

【功能与主治】养心安神，调和气血。用于"宁龙"病及"培龙"病引起的头痛，心区疼痛，心悸，背胀，烦闷，烦躁；"培龙"引起的头昏，恶心呕吐，反酸等。

【用法与用量】一次3~4丸，一日2~3次。

【规格】每丸重0.3g。

【贮藏】置阴凉干燥处。

【方源】《中华人民共和国卫生部药品标准·藏药》（第一册）

【质量标准研究】

鉴别[1]

（1）取本品粉末4g，加甲醇10ml，超声处理20分钟，滤过，滤液作为供试品溶液。另取甘青青兰对照药材0.5g，同法制成对照药材溶液。再取缺甘青青兰的阴性样品4g，同法制成阴性样品溶液。照薄层色谱法（通则0502）试验，吸取上述三种溶液各10μl，分别点于同一硅胶G薄层板上，

94

以苯－乙酸乙酯（4:1）为展开剂，展开，取出，晾干，喷以5%香草醛硫酸溶液，在105℃加热至斑点显色清晰。供试品色谱中，在与对照药材色谱相应的位置上，显相同颜色的斑点，而缺甘青青兰的阴性样品无干扰。

（2）取本品粉末5g，加70%乙醇30ml，加热回流提取1小时，放冷后滤过，滤液水浴蒸干，再加2ml乙醇使溶解，即得供试品溶液。另取诃子对照药材2g，同法制成对照药材溶液。再取缺诃子的阴性样品适量，同法制成阴性样品溶液。照薄层色谱法（通则0502）试验，吸取上述三种溶液各10μl，分别点于同一硅胶 G 薄层板上，以三氯甲烷－丙酮－甲酸（7:3:1）为展开剂，展开，取出，晾干，喷以5%香草醛乙醇溶液，在105℃加热至斑点显色清晰。供试品色谱中，在与对照药材色谱相应的位置上，显相同颜色的斑点，而缺诃子的阴性样品无干扰。

（3）取本品粉末2g，加石油醚10ml，超声处理20分钟，滤过，滤液作为供试品溶液。另取木香对照药材1g，同法制成对照药材溶液。再取缺木香的阴性样品2g，同法制成阴性样品溶液。照薄层色谱法（通则0502）试验，吸取上述三种溶液各10μl，分别点于同一硅胶 G 薄层板上，以石油醚（60~90℃）－乙酸乙酯（4:1）为展开剂，展开，取出，晾干，喷以1%香草醛硫酸试液，在105℃加热至斑点显色清晰。供试品色谱中，在与对照药材色谱相应的位置上，显相同颜色的斑点，而缺木香的阴性样品无干扰。

（4）取本品粉末4g，加乙酸乙酯6ml，浸泡2小时后超声处理10分钟，滤过，滤液作为供试品溶液。另取木棉花对照药材1g，同法制成对照药材溶液。再取缺木棉花的阴性样品4g，同法制成阴性样品溶液。照薄层色谱法（通则0502）试验，在6小时以内吸取上述三种溶液各10μl，分别点于同一硅胶 G 薄层板上，在20℃以下，以三氯甲烷－乙酸乙酯－甲醇（5:4:1）为展开剂，展开，取出，晾干，在紫外光（365nm）下检视。供试品色谱中，在与对照药材色谱相应的位置上，显相同颜色的荧光斑点，而缺木棉花的阴性样品无干扰。

含量测定

HPLC 法测定十一味甘露丸中木香烃内酯和去氢木香内酯的含量[2]

色谱条件与系统适用性试验　采用 C_{18} 色谱柱（4.6mm ×250mm，5μm）；甲醇－水（62:38）为流动相；检测波长为225nm；流速1.0ml/min；柱温：

室温；进样量 10μl。

对照品溶液的制备 精密称取木香烃内酯对照品 18.53mg，置 50ml 量瓶中，加甲醇溶解并稀释至刻度，摇匀，作为木香烃内酯对照品贮备液（木香烃内酯 370.6μg/ml）。精密称取去氢木香内酯对照品 15.16mg，置 50ml 量瓶中，加甲醇溶解并稀释至刻度，摇匀，作为去氢木香内酯对照品贮备液（去氢木香内酯 303.26μg/ml）。精密量取木香烃内酯对照品贮备液 5ml 和去氢木香内酯对照品贮备液 10ml，置 25ml 量瓶中，加甲醇溶解并稀释至刻度，摇匀，作为对照品溶液（木香烃内酯 74.12μg/ml，去氢木香内酯 121.28μg/ml）。

供试品溶液的制备 精密称取本品粉末 2g，置 50ml 具塞锥形瓶中，精密加入甲醇 50ml，密塞，称定重量，放置过夜，超声处理 30 分钟，放冷，称定重量，用甲醇补足失量，摇匀，滤过，取续滤液，即得供试品溶液。

木香烃内酯和去氢木香内酯的线性范围分别为 0.247 ~ 1.235mg/ml（$r = 0.9978$）、0.4042 ~ 2.021mg/ml（$r = 0.9976$），平均回收率分别为 100.81% 和 99.73%，RSD 分别为 3.28%（$n = 6$）和 2.91%（$n = 6$），此方法可用于十一味甘露丸中木香烃内酯和去氢木香内酯的含量测定。

参考文献

[1] 陈阳，陈莉，韦欣，等．十一味甘露胶囊的鉴别及没食子酸的含量测定．华西药学杂志，2004，19（3）：212 – 214.

[2] 程华．HPLC 法测定十一味甘露丸中木香烃内酯和去氢木香内酯的含量．青海医药杂志，2014，44（6）：47 – 49.

十一味能消丸
Shiyiwei Nengxiao Wan

西切久吉

【处方】藏木香　　30g　　小叶连　　50g　　干　姜　　40g

　　　　沙棘膏　　38g　　诃子肉　　75g　　蛇肉（制）　25g

　　　　大　黄　　90g　　方　海　　25g　　北寒水石（制）100g

　　　　硇　砂　　17g　　碱花（制）125g

【制法】以上十一味，粉碎成细粉，过筛，混匀。用水泛丸，干燥，即得。

【性状】本品为黄棕色至黄褐色的水丸；气微、味咸、微苦、涩。

【检查】应符合丸剂项下有关的各项规定（通则0108）。

【功能与主治】化瘀行血，通经催产。用于经闭，月经不调，难产，胎盘不下，产后瘀血腹痛。

【用法与用量】研碎后开水送服。一次1~2丸，一日2次。

【注意】孕妇忌服。

【规格】每丸重1g

【贮藏】密闭，防潮。

【方源】《中华人民共和国药典》2015年版一部

【临床应用研究】

　　观察药物流产后加服十一味能消胶囊的疗效[1]。选择要求药物终止妊娠妇女98例，随机分为两组：A组58例，B组40例。两组均给予米非司酮每日50mg/次空腹口服，每日2次（两次用药间隔时间不低于10小时），共3次，末次服后1小时顿服米索前列醇600μg，A组于服流产药结束4小时后加服十一味能消胶囊（0.3g/粒），每日2次，每次3粒，共4天。观察

97

两组完全流产者阴道出血持续时间及完全流产率，至月经复潮后来院复查。结果 A 组完全流产 57 例占 98%，B 组完全流产 35 例占 88%，两组完全流产率比较有显著性差异（$p < 0.05$）；A 组阴道出血时间明显短于 B 组（$p < 0.05$）；两组月经复潮时间及行经天数大致相同，无统计学差异。研究结果提示药物流产后加服十一味能消胶囊可提高药物流产的效果，减少药物流产不全清宫的痛苦，缩短阴道出血时间。

观察藏药治疗经行头痛和围绝经期综合征疗效[2,3]。对确诊患者，采用藏药口服为主，一般采用二十五味珊瑚丸、二十五味鬼臼丸、十一味能消丸等。每日 3~4 种药，一种药每日口服一次，多数经期仍可口服。一般 1 个月为 1 个疗程，一般治疗 2~5 个疗程，同时结合心理疏导治疗。结果经行头痛治愈 29 例，有效 10 例，无效 1 例，总有效率 97.5%；围绝经期综合征治愈 42 例，有效 17 例，无效 1 例，总有效率 98.33%。研究提示藏药治疗经行头痛和围绝经期综合征具有独特疗效，毒副作用小。

参考文献

[1] 魏秀芳. 药物流产后加服十一味能消胶囊的效果观察. 现代中西医结合杂志，2004，13（20）：2697.

[2] 李毛才让（大），蔡秀清. 藏药治疗经行头痛 40 例. 临床医药文献杂志，2014，1（5）：778 - 779.

[3] 蔡秀清. 藏药治疗围绝经期综合征 60 例临床观察. 中国民族医药杂志，2011，17（12）：18 - 19.

十一味金色丸
Shiyiwei Jinse Wan

赛多居久日布

【处方】诃子（去核）　75g　　黑冰片　50g　　石榴子　40g

　　　　渣驯膏　　　25g　　波棱瓜子　20g　　榜　嘎　26g

　　　　角茴香　　　40g　　酸藤果　　35g　　蔷薇花　100g

　　　　铁棒锤　　　20g　　麝　香　2.5g

【制法】以上十一味，除渣驯膏、麝香另研细粉外，其余共研成细粉，过筛，加入麝香细粉，混匀，用渣驯膏加适量水泛丸，干燥，即得。

【性状】本品为黑灰色水丸；气微香，味苦。

【检查】应符合丸剂项下有关的各项规定（通则0108）。

【功能与主治】清热解毒，化瘀。用于血、胆落于胃肠，胆囊痞肿，巩膜黄染，消化不良，中毒症。对黑亚玛虫引起的头痛发烧、黄疸性肝炎疗效最佳。

【用法与用量】一次3~4丸，一日2次。

【规格】每丸重0.26~0.28g。

【贮藏】密闭，置阴凉干燥处。

【方源】《中华人民共和国卫生部药品标准·藏药》（第一册）

【质量标准研究】[1]

鉴别

（1）取本品粉末5g，加70%乙醇30ml，加热回流提取1小时，放冷后滤过，滤液挥干，残渣加乙醇2ml使溶解，作为供试品溶液。另取诃子对照药材1g，同法制成对照药材溶液。再取缺诃子的阴性样品5g，同法制成阴性样品溶液。照薄层色谱法（通则0502）试验，吸取上述三种溶液各10μl，分别点于同一硅胶G薄层板上，以三氯甲烷－丙酮－甲酸（7:3:0.5）为展开剂，展开，取出，晾干，喷以5%香草醛硫酸溶液，在105℃加热至斑点显色清晰。供试品色谱中，在与对照药材色谱相应的位置上，显相同蓝色的斑点，而缺诃子的阴性样品无干扰。

（2）取本品粉末3g，加乙醇30ml，超声处理1小时，滤过，滤液浓缩至2ml，即得供试品溶液。另取波棱瓜子对照药材0.5g，同法制成对照药材溶液。再取缺波棱瓜子的阴性样品5g，同法制成阴性样品溶液。照薄层色谱法（通则0502）试验，吸取上述三种溶液各10μl，分别点于同一硅胶G薄层板上，以正己烷-乙酸乙酯（9:3）为展开剂，展开，取出，晾干，在紫外光（365nm）下检视。供试品色谱中，在与对照药材色谱相应的位置上，显相同的绿色荧光斑点，而缺波棱瓜子的阴性样品无干扰。

（3）取本品粉末5g，加乙醇70ml，回流提取2小时，放冷后滤过，滤液蒸干，用2%盐酸酸化，溶液用三氯甲烷萃取色素；水溶液部分加碳酸钠调pH至9后用三氯甲烷20ml分两次萃取，浓缩至1ml作为供试品溶液。另取榜嘎对照药材2g，同法制成对照药材溶液。再取缺榜嘎的阴性样品5g，同法制成阴性样品溶液。照薄层色谱法（通则0502）试验，吸取上述三种溶液各10μl，分别点于同一硅胶G薄层板上，以三氯甲烷-环己烷-乙酸乙酯-二乙胺（8:4:4:1）为展开剂，展开，取出，晾干，喷以改良碘化铋钾-碘化钾（1:1）液，在105℃加热至斑点显色清晰。供试品色谱中，在与对照药材色谱相应的位置上，显相同的棕黄色斑点，而缺榜嘎的阴性样品无干扰。

（4）取本品粉末4g，加甲醇30ml，超声处理30分钟，滤过，滤液浓缩至约5ml，即得供试品溶液。另取铁棒锤对照药材1g，加甲醇10ml同法制成对照药材溶液。再取缺铁棒锤的阴性样品4g，同法制成阴性样品溶液。照薄层色谱法（通则0502）试验，在6小时以内吸取上述三种溶液，分别点于同一硅胶G薄层板上，以三氯甲烷-丙酮-甲酸（7:3:0.5）为展开剂，展开，取出，晾干，喷以碘化铋钾溶液至斑点显色清晰。供试品色谱中，在与对照药材色谱相应的位置上，显相同的红色斑点，而缺铁棒锤的阴性样品无干扰。

（5）取本品粉末5g，加0.5%盐酸乙醇溶液20ml，回流30分钟，滤过，滤液蒸干，加热水溶解，滤过，滤液加氨水调pH至8~9，用三氯甲烷

30ml 萃取，萃取液用酸水调 pH 至 3~4，取酸水层，作为供试品溶液。另取角茴香对照药材 2g，同法制成对照药材溶液。再取缺角茴香的阴性样品 5g，同法制成阴性样品溶液。照薄层色谱法（通则 0502）试验，吸取上述三种溶液，分别点于同一硅胶 G 薄层板上，以三氯甲烷 - 乙酸乙酯 - 环己烷（4:1:3）为展开剂，展开，取出，晾干，在紫外光（365nm）下检视。供试品色谱中，在与对照药材色谱相应的位置上，显相同颜色的荧光斑点，而缺角茴香的阴性样品无干扰。

含量测定

HPLC 法测定十一味金色丸中没食子酸的含量

色谱条件与系统适用性试验　采用 C_{18} 色谱柱（4.6mm ×200mm，5μm）；流动相为甲醇 - 水 - 磷酸（6:94:0.4）；检测波长为 268nm；进样量 10μl。

对照品溶液的制备　取没食子酸对照品适量，精密称定，加甲醇制成 1.831mg/ml 的对照品贮备液，即得。

供试品溶液的制备　取本品粉末 0.5g，精密称定，加入甲醇 30ml，超声处理 30 分钟，滤过，滤液置 50ml 量瓶中，加入少量甲醇分次洗涤残渣和滤器，洗液并入同一量瓶中，加甲醇至刻度，摇匀，精密吸取 2ml 至 10ml 量瓶中，加甲醇至刻度，摇匀，即得供试品溶液。

没食子酸在 9.25~31.84μg/ml 范围内线性关系良好（r = 0.999 8），平均回收率为 101.48%，RSD 为 1.16%（n = 5）。此方法可用于十一味金色丸中没食子酸的含量控制。

参考文献

[1] 徐愚聪，达番琼，王曙. 藏药十一味金色丸的鉴别和没食子酸的含量测定. 华西药学杂志，2004，19（1）：60 - 62.

十二味翼首散
Shi'erwei Yishou San

榜孜居尼

【处方】翼首草　　100g　　榜嘎　　75g　　节裂角茴香　　75g

　　　　天竺黄　　75g　　红花　　60g　　檀香　　50g

　　　　安息香　　25g　　莪大夏　　50g　　铁棒锤叶　　40g

　　　　五灵脂膏　　50g　　牛黄　　0.5g　　麝香　　0.5g

【制法】以上十二味，除麝香、牛黄外，其余翼首草等十味粉碎成细粉，过筛；将牛黄、麝香研细，与上述粉末配研，过筛，混匀，即得。

【性状】本品为灰棕色的粉末；气香，味苦，有麻舌感。

【检查】应符合散剂项下有关的各项规定（通则0115）。

【功能与主治】清热解毒，防疫。用于瘟疫，流行性感冒，乙型脑炎，痢疾，热病发烧等病症。

【用法与用量】口服。一次1g，一日2次。

【注意】孕妇忌服。

【贮藏】密封。

【方源】《中华人民共和国药典》2015年版一部

【质量标准研究】

检查

乌头碱限量[1]

色谱条件与系统适用性试验　采用 C_{18} 色谱柱（4.6mm×250mm，5μm）；乙腈－20mmol/L 醋酸铵（48：52）为流动相；检测波长为230nm；柱温：室温；进样量10μl。

对照品溶液的制备　取乌头碱对照品适量，精密称定，加流动相制成每1ml含40μg的溶液，即得。

供试品溶液的制备 取本品适量，研细，精密称定 5g，置具塞锥形瓶中，加入乙醚 50ml，振摇 10 分钟，再加入氨试液 20ml，振摇 30 分钟，放置过夜。滤过，滤液转移至分液漏斗中，加 2% 盐酸溶液 30ml 萃取，静置，分层分取酸液，再加酸液 20ml 振摇萃取，分取酸液与上述酸液合并，加氨试液调节 pH 至 9，再用乙醚提取 3 次（40，20，20ml），收集乙醚液蒸干，残渣用流动相溶解并稀释至 10ml，摇匀，用微孔滤膜（0.45μm）滤过，即得。

乌头碱的线性范围为 100.8 ~ 504μg（$r = 0.999\ 9$），加样回收率为 98.2%（$n = 6$），RSD 为 1.0%，此方法可作为十二味翼首散中乌头碱限量的检测方法。

含量测定

HPLC 法测定十二味翼首散中齐墩果酸的含量[2]

色谱条件与系统适用性试验 采用 C_{18} 色谱柱（4.6mm ×250mm，5μm）；流动相为乙腈 – 水（90∶10）；检测波长为 210nm；柱温：30℃；流速：1.0ml/min；进样量 10μl。

对照品溶液的制备 精密称取齐墩果酸对照品 9.00mg，置 25ml 量瓶中，用乙酸乙酯定容至刻度配制成对照品溶液（浓度为 360μg/ml）。

供试品溶液的制备 取本品粉末 5.000g，置圆底烧瓶中，精密加入乙酸乙酯 50ml，称定重量，加热回流 6 小时，放冷，用乙酸乙酯补足失重，取续滤液，即得供试品溶液。

齐墩果酸在 0.18 ~ 3.60μg 范围内线性关系良好（$r = 0.999\ 8$），平均回收率为 96.9%，RSD 为 1.17%（$n = 6$）。此方法可用于十二味翼首散中齐墩果酸的含量控制。

【临床应用研究】

选用十二味翼首散和四味藏木香汤，观察治疗 108 例流行性感冒的效果[3]。方法为取四味藏木香汤散 2 ~ 3g，用凉水（约 300ml）煎煮 3 ~ 5 分钟，滤除药渣，晾温药汁后用其汤冲服十二味翼首散 0.5g，每日早晚各 1 次饭后服用，服完后发汗 15 分钟。小儿药量均减。结果为显效（用药 24 小时内体温下降，6 日内症状体征消失）占 89.8%；有效（用药 24 小时内体温下降，6 日内症状体征大部分消失）占 8.3%；无效（用药 24 小时内体温下降，症状不减）2 例占 1.9%。

观察藏医药膏涂擦治疗盆腔炎性疾病的疗效[4]。将患者 100 例，分为治疗组和对照组，60 例为治疗组、40 例为对照组，治疗组用青鹏涂剂 150g、十味乳香散 150g、十二味翼首草散 150g、青稞酒 500ml 调配后涂擦治疗，1 次 20g，1 日 2 次，治疗时间为 1 周。对照组藏药六味能消散保留灌肠，每次 6g，1 天 1 次，1 周为 1 个疗程。治疗结束后，治疗组的总显效率和总有效率明显高于对照组。研究结果提示藏医药膏涂擦治疗盆腔炎性疾病的治疗效果优于传统藏药保留灌肠，效果好，值得临床推广。

参考文献

［1］李虎业，林鹏程．高效液相色谱法测定藏成药十二味翼首散中乌头碱含量．中国医院药学杂志，2010，30（14）：1252 – 1253.

［2］陈祥胜，凌桂梅．HPLC 法测定十二味翼首散中齐墩果酸的含量．中国药师，2010，13（12）：1830 – 1831.

［3］才让吉．藏药十二味翼首散合四味藏木香汤治疗流行性感冒 108 例．中国民族医药杂志，1999，5（3）：13.

［4］拉毛友．藏医药膏涂擦治疗盆腔炎性疾病的临床观察．中国民族医药杂志，2014，20（11）：22.

十七味寒水石丸
Shiqiwei Hanshuishi Wan

代贝牛古日布

【处方】
寒水石	100g	诃　子	75g	渣驯膏	50g
沙棘膏	200g	荜　茇	25g	红　花	50g
绿绒蒿	50g	石榴子	75g	豆　蔻	20g
余甘子	60g	巴夏嘎	40g	木　香	40g
光明盐	50g	藏木香	50g	角茴香	40g
蛇肉（制）	20g	铁粉（制）	75g		

【制法】以上十七味，除渣驯膏、沙棘膏另研细粉外，其余共研成细粉，过筛，混匀，用渣驯膏、沙棘膏细粉，加水泛丸，干燥，即得。

【性状】本品为灰黑色水丸；气微香，味辣、涩。

【检查】应符合丸剂项下有关的各项规定（通则0108）。

【功能与主治】温胃，消食，止酸，愈溃疡。用于血胆溢入胃内，"木布"病引起的胃火衰弱，泛酸吐血，溃疡肿瘤，大便秘结等。

【用法与用量】一次1~2丸，一日1~2次。

【规格】每丸重1g。

【贮藏】密闭，防潮。

【方源】《中华人民共和国卫生部药品标准·藏药》（第一册）

【质量标准研究】

含量测定

HPLC法测定十七味寒水石丸中异鼠李素的含量[1]

色谱条件与系统适用性试验 采用C_{18}色谱柱（4.6mm×250mm，5μm）；流动相为甲醇–0.4%磷酸溶液（45∶55）；检测波长为370nm；流速：1.0ml/min；柱温：30℃。

105

对照品溶液的制备 精密称取异鼠李素对照品适量，加甲醇制成每1ml含异鼠李素约30μg的溶液，即得。

供试品溶液的制备 取本品粉末约1g，精密称定，置具塞锥形瓶中，精密加入甲醇－25%盐酸（ml/ml）（4:1）混合液50ml，称定重量，加热回流30分钟，放冷，再称定重量，用甲醇补足失重，摇匀，滤过，取续滤液作为供试品溶液。

异鼠李素在9.968～49.840μg范围内线性关系良好（$R^2=0.9993$），平均回收率为98.39%，RSD为0.76%（$n=9$）。此方法可用于十七味寒水石丸中异鼠李素的含量控制。

【临床应用研究】

观察十七味寒水石丸治疗消化性溃疡的效果[2]。163例患者随机分为治疗组80例和对照组83例，治疗组口服十七味寒水石丸，每次3丸，每日2次。症状消失后继续服用2～4周，每日2次，每次2丸。对照组给予西咪替丁0.4g，每日3次；甲硝唑0.4g，每日3次口服。两组服药均4周为1个疗程。结果治疗组治愈46例，好转25例，无效9例，总有效率88.6%；对照组治愈42例，好转24例，无效17例，总有效率79.5%。两组总有效率比较有显著差异（$p<0.05$）。观察结果提示十七味寒水石丸能快速中和胃酸，止痛止血。

参考文献

［1］王怡甦，岳秀峰. RP－HPLC法测定藏药十七味寒水石丸中异鼠李素的含量. 中国民族医药杂志，2013，13（6）：61－63.

［2］马青芳. 十七味寒水石丸治疗消化性溃疡80例临床观察. 中国民间疗法，2012，20（1）：65－66.

十八味杜鹃丸
Shibawei Dujuan Wan

达里久杰日布

【处方】

烈香杜鹃	150g	草　果	30g	诃　子	140g
檀　香	60g	毛诃子	100g	降　香	100g
余甘子	120g	山矾叶	80g	石灰华	75g
藏茜草	100g	红　花	100g	紫草茸	80g
肉豆蔻	30g	秦艽花	100g	丁　香	40g
甘草膏	80g	豆　蔻	30g	沉　香	100g

【制法】 以上十八味，除甘草膏外，其余粉碎成细粉，过筛，混匀，用甘草膏加适量水泛丸，干燥，即得。

【性状】 本品为棕红色水丸；气香，味微苦、微甘。

【检查】 应符合丸剂项下有关的各项规定（通则0108）。

【功能与主治】 祛风通络，活血。用于"血脉病"引起的四肢麻木，震颤，肌肉萎缩，筋腱拘挛，口眼歪斜等症。

【用法与用量】 一次2丸，一日3次。

【禁忌】 酸、冷、酒。

【规格】 每丸重0.3g。

【贮藏】 密闭，置阴凉干燥处。

【方源】 《中华人民共和国卫生部药品标准·藏药》（第一册）

【质量标准研究】

含量测定

HPLC法测定十八味杜鹃丸中黄酮类成分的含量[1]

色谱条件与系统适用性试验 采用C_{18}色谱柱（4.0mm×250mm，5μm）；流动相为甲醇–0.1%磷酸溶液（50∶50）；检测波长为360nm；流速：1.0ml/min。

对照品溶液的制备 精密称取金丝桃苷、槲皮素、山柰酚、异鼠李素对照品适量，分别加甲醇制成每1ml中含77.26μg、46.7μg、42.8μg、53.6μg的溶液，即得。

供试品溶液的制备 取本品粉末约5g，精密称定，置具塞锥形瓶中，精密加入甲醇20ml，称定重量，超声处理40分钟，放冷，再称定重量，用甲醇补足失重，摇匀，滤过，取续滤液作为供试品溶液。

金丝桃苷、槲皮素、山柰酚和异鼠李素分别在0.077 3～0.773μg（$r=1.000\ 0$）、0.046 7～0.467μg（$r=1.000\ 0$）、0.042 8～0.428μg（$r=0.999\ 9$）和0.053 6～0.536μg（$r=1.000\ 0$）之间线性关系良好。金丝桃苷、槲皮素和异鼠李素平均回收率分别为98.76%（$RSD=1.71\%$，$n=6$）、97.57%（$RSD=1.16\%$，$n=6$）和97.74%（$RSD=1.26\%$，$n=6$）。此方法可用于十八味杜鹃丸中黄酮类成分的含量控制。

【临床应用研究】

以藏医药理论为指导，以藏医药临床实践为依据对痛风病进行了诊治，同时适当参考和借鉴了现代医学对痛风病的诊治标准，诊疗效果显著[2]。45例男性痛风患者，第一，确诊后第一时间服用"驰汤"，根据具体病情及体质等情况将"驰汤"服用两到三天时间。第二，服完"驰汤"后根据具体病情，早上服用：桑培罗布（如意珍宝丸）或二十五味驴血丸；中午服用：碑琼久阿（十五味乳香丸）或二十五味桑登丸；晚上服用：阿嘎尼秀（二十味沉香丸）或十八味杜鹃丸；间隔"驰汤"根据个体差异进行加减辨证治疗；凌晨交替服用：二十五味珍珠丸与常觉。第三，根据痛风病的红、肿、痛等的具体症状在肿痛处使用藏药外敷膏"痛风贴"。第四，根据藏医药学的理论和治疗原则及针对具体病情，对有些痛风病进行放血疗法。以上藏医药治疗痛风病的原则和方法在临床上具有较显著的疗效。为了预防、控制感染，针对病情适当使用了青霉素、头孢拉定，同时为促进血液循环使用少量丹参及维生素C、维生素B₁，用于辅助治疗。此外，在饮食起居方面也加以控制。结果45例中显效26例占50%以上，好转17例基本达到40%，无效2例接近10%，显效好转占90%。

观察藏、中药对12例中风病的疗效[3]。口服藏药、外治针灸、按摩、穴位注射药物等治疗，观察病情变化。按不同症状对症下药，采用了然纳桑陪、二十五味珊瑚丸、如意珍宝丸、十八味杜鹃丸、十八味檀香丸、二十四味沉香丸、二十味沉香丸等。结果经过治疗后痊愈 8 例占 67%，好转 4 例占 33%。

参考文献

［1］罗兴平，陈朝晖，杨玲霞．HPLC 法测定藏药十八味杜鹃丸中黄酮类成分的含量．中国民族民间医药，2014，23（22）：17－18，20.

［2］顿珠．浅析藏医药治疗痛风病的疗效．西藏科技，2013，（10）：43－44.

［3］云平．藏中医结合治疗 12 例中风病的疗效观察．西藏科技，2014，（11）：46－47.

十八味诃子利尿丸

Shibawei Hezi Liniao Wan

金尼阿如久杰日布

【处方】诃 子　　200g　　红 花　　100g　　豆 蔻　　40g

渣驯膏　　60g　　山矾叶　　80g　　紫草茸　　80g

藏茜草　　80g　　余甘子　　150g　　姜 黄　　100g

小檗皮　　100g　　蒺 藜　　100g　　金礞石　　30g

刺柏膏　　100g　　小伞虎耳草　　80g　　巴夏嘎　　80g

刀 豆　　60g　　熊 胆　　2g　　牛 黄　　1g

【制法】以上十八味，除渣驯膏、刺柏膏、熊胆、牛黄另研细粉外，其余共研成细粉，过筛，加入熊胆、牛黄细粉，混匀，用渣驯膏、刺柏膏加适量水泛丸，干燥，即得。

【性状】本品为深黄色水丸；味苦，涩。

【检查】应符合丸剂项下有关的各项规定（通则0108）。

【功能与主治】益肾固精，利尿。用于肾病疼痛，尿频，小便混浊，糖尿病，遗精。

【用法与用量】一次2~3丸，一日2次。

【规格】每丸重0.5g。

【贮藏】密闭，置阴凉干燥处。

【方源】《中华人民共和国卫生部药品标准·藏药》（第一册）

【质量标准研究】

鉴别

（1）取本品粉末1g，加盐酸－甲醇（1:100）30ml，超声处理20分钟，滤过，滤液水浴浓缩至10ml，作为供试品溶液。另取小檗皮对照药材0.1g，同法制成对照药材溶液。再取缺小檗皮的阴性样品适量，同法制成阴性样品

110

溶液。照薄层色谱法（通则 0502）试验，吸取供试品溶液和阴性样品溶液各 5μl，对照药材溶液 3μl，分别点于同一硅胶 G 薄层板上，以乙酸乙酯－丁酮－甲酸－水（10∶6∶1∶1）为展开剂，展开，取出，晾干，在紫外光（365nm）下检视。供试品色谱中，在与对照药材色谱相应的位置上，显相同颜色的荧光斑点，而缺小檗皮的阴性样品无干扰[1]。

（2）取本品粉末 3g，加乙醚 40ml，超声处理 5 分钟，滤过，滤液挥干，残渣加乙醚 2ml 使溶解，即得供试品溶液。另取缺姜黄的阴性样品适量，同法制成阴性样品溶液。再取姜黄对照药材 0.1g，加乙醚 5ml，超声处理 5 分钟，滤过，滤液作为对照药材溶液。照薄层色谱法（通则 0502）试验，吸取供试品溶液和阴性样品溶液各 5μl，对照药材溶液 6μl，分别点于同一硅胶 G 薄层板上，以正己烷－丙酮（7∶3）为展开剂，展开，取出，晾干。供试品色谱中，在与对照药材色谱相应的位置上，显相同颜色的斑点，而缺姜黄的阴性样品无干扰[1]。

（3）取本品粉末 2g，加甲醇 15ml，回流提取 30 分钟，放冷后滤过，滤液浓缩至 5ml 作为供试品溶液。另取红花对照药材 1g，同法制成对照药材溶液。再取缺红花的阴性样品适量，同法制成阴性样品溶液。照薄层色谱法（通则 0502）试验，吸取上述三种溶液各 5μl，分别点于同一硅胶 G 薄层板上，以乙酸乙酯－甲醇－水－甲酸（15∶3∶2∶1）为展开剂，展开，取出，晾干。供试品色谱中，在与对照药材色谱相应的位置上，显相同颜色的斑点，而缺红花的阴性样品无干扰[2]。

（4）取本品粉末 2g，加甲醇 15ml，回流提取 30 分钟，冷却后滤过，滤液浓缩至 5ml 作为供试品溶液。另取山矾叶对照药材 1g，同法制成对照药材溶液。再取缺山矾叶的阴性样品适量，同法制成阴性样品溶液。照薄层色谱法（通则 0502）试验，吸取上述三种溶液各 5μl，分别点于同一硅胶 G 薄层板上，以石油醚（60~90℃）－甲酸乙酯－甲酸（5∶1∶1）上层溶液为展开剂，展开，取出，晾干，喷以 5% 硫酸乙醇溶液，在 105℃加热至斑点显色清晰。供试品色谱中，在与对照药材色谱相应的位置上，显相同颜色的斑点，而缺山矾叶的阴性样品无干扰[2]。

（5）取本品粉末 3g，加水 20ml，超声处理 30 分钟，加稀盐酸调节 pH值至 2，用乙醚萃取两次，每次 20ml，合并乙醚液，挥去乙醚，残渣加甲醇

1ml 溶解，作为供试品溶液。另取缺小伞虎耳草的阴性样品适量，同法制成阴性样品溶液。再取原儿茶酸对照品适量，加甲醇制成每1ml 含2mg 的溶液，作为对照品溶液。照薄层色谱法（通则0502）试验，吸取上述供试品溶液和阴性样品溶液各5μl，对照品溶液2μl，分别点于同一硅胶 GF$_{254}$薄层板上，以三氯甲烷－乙酸乙酯－甲醇－甲酸（12:2:2:0.8）为展开剂，展开，取出，晾干，在紫外光（254nm）下检视。供试品色谱中，在与对照品色谱相应的位置上，显相同的暗色斑点，而缺小伞虎耳草的阴性样品无干扰[3]。

检查 微生物限度检查方法验证[4]

根据本品处方成分分析，本品具有抑制细菌生长的成分，为此，按《中国药典》中丸剂的制剂通则，验证十八味诃子利尿丸微生物限度检查方法的专属性和有效性。采用直接接种法、稀释法对十八味诃子利尿丸进行验证试验，并测算菌回收率。结果十八味诃子利尿丸以稀释法检查，大肠埃希菌、枯草芽孢杆菌、金黄色葡萄球菌、白色念珠菌、黑曲霉的菌回收率均大于70%。由试验结果可知，十八味诃子利尿丸可以用稀释法进行细菌总数、直接接种法进行霉菌及酵母菌总数和控制菌的检查，能够使测定结果准确，达到检测目的。

含量测定

（1）HPLC 法测定十八味诃子利尿丸中没食子酸的含量[5]

色谱条件与系统适用性试验 采用 C$_{18}$色谱柱（4.6mm ×250mm，5μm）；流动相为甲醇－0.1%磷酸溶液（7:93）；检测波长为270nm；柱温：30℃；流速：1.0ml/min；进样量：10μl。

对照品溶液的制备 精密称定没食子酸对照品5.25mg，置50ml 量瓶中，加50% 甲醇溶液溶解并稀释至刻度，超声处理（功率300W，频率40kHz）10 分钟，放至室温，作为对照品储备液；精密吸取上述对照品储备液3ml，置10ml 量瓶中，加50% 甲醇溶液稀释至刻度，作为对照品溶液（每1ml 含没食子酸31.5μg）。

供试品溶液的制备 精密称取本品粉末0.111 2g，置具塞锥形瓶中，精密加入50% 甲醇溶液50ml，称定重量，超声处理（功率300W，频率40kHz）30 分钟，放冷，再称定重量，用50% 甲醇补足失量，摇匀，滤过，取续滤液,即得。

没食子酸在 0.063~0.315μg 之间线性关系良好(r=0.999 6),平均回收率为 98.56%,RSD 为 0.41%(n=5)。此方法可用于十八味诃子利尿丸中没食子酸的含量控制。

(2)HPLC 法测定十八味诃子利尿丸中盐酸小檗碱的含量[6]

色谱条件与系统适用性试验 采用 C_{18} 色谱柱(4.6mm ×250mm,5μm);流动相为甲醇 – 水 – 三乙胺 – 冰乙酸(40:60:0.2:0.2,1:1 盐酸液调 pH = 4);检测波长为 346nm;柱温:室温;流速:1.0ml/min;进样量:10μl。

对照品溶液的制备 精密称取盐酸小檗碱对照品适量,加甲醇制成每 1ml 含 9.08μg 的溶液,即得。

供试品溶液的制备 取本品粉末 5g,精密称定,置具塞锥形瓶中,精密加入甲醇 50ml,密塞,称定重量,超声处理 40 分钟,放冷,再称定重量,用甲醇补足失量,摇匀,滤过,取续滤液,即得。

盐酸小檗碱在 0.036~0.182μg 之间线性关系良好(r=0.999 8),平均回收率为 97.45%,RSD 为 0.9%(n=9)。此方法可用于十八味诃子利尿丸中盐酸小檗碱的含量控制。

(3)HPLC 法测定十八味诃子利尿丸中姜黄素的含量[7]

色谱条件与系统适用性试验 采用 C_{18} 色谱柱(4.6mm ×250mm,5μm);流动相为乙腈 – 4% 冰醋酸(48:52);检测波长为 430nm;柱温:25℃;流速:0.8ml/min;进样量:10μl。

对照品溶液的制备 取姜黄素对照品约 5mg,精密称定,置 100ml 棕色量瓶中,加甲醇至刻度,摇匀,制成浓度为 50μg/ml 的对照品贮备液。取上述溶液 2ml 置于 10ml 棕色量瓶中,加甲醇至刻度,摇匀,即得。

供试品溶液的制备 取本品粉末 1.5g,精密称定,置具塞锥形瓶中,精密加入甲醇 100ml,密塞,称定重量,超声处理(功率 160W,频率 59kHz)60 分钟,放冷,再称定重量,用甲醇补足失量,摇匀,滤过,取续滤液,即得。

姜黄素在 0.01~0.20μg/ml 之间线性关系良好(r=0.999 9),平均加样回收率为 99.08%,RSD 为 1.44%(n=6)。此方法可用于十八味诃子利尿丸中姜黄素的含量控制。

（4）UPLC 法同时测定十八味诃子利尿丸中 4 种药效成分的含量[8]

色谱条件与系统适用性试验 采用 C_{18} 色谱柱（2.1mm ×100mm，1.7μm）；流动相为乙腈（A）– 10mmol/L 乙酸铵水溶液（用乙酸调 pH = 3.5）（B），梯度洗脱（见表4）；检测波长为 273、345、403、430nm；柱温：35℃；流速：0.5ml/min；分析时间：10min；进样量：1μl。

表4　梯度洗脱方法

序号	时间（min）	A（%）	B（%）
1	0.00	0.0	100.0
2	0.50	0.0	100.0
3	2.00	10.0	90.0
4	5.00	32.5	67.5
5	6.00	60.0	40.0
6	7.00	85.0	15.0
7	8.00	0.0	100.0
8	10.00	0.0	100.0

对照品溶液的制备 精密称取羟基红花黄色素 A 对照品 1.98mg，置 100ml 量瓶中；姜黄素对照品 3.27mg，置 100ml 量瓶中；盐酸小檗碱对照品 6.46mg，置 50ml 量瓶中；没食子酸对照品 6.81mg，置 2ml 量瓶中，分别加甲醇溶解并稀释至刻度，摇匀。精密吸取各对照品溶液 1ml，置 10ml 量瓶中，加甲醇溶解并稀释至刻度，摇匀，制成每 1ml 含羟基红花黄色素 A 1.98μg、姜黄素 3.27μg、盐酸小檗碱 12.92μg、没食子酸 27.24μg 的混合对照品溶液。

供试品溶液的制备 取本品粉末 0.3g，精密称定，置具塞锥形瓶中，精密加入甲醇 50ml，密塞，称定重量，回流提取 40 分钟，放冷，再称定重量，用甲醇补足失量，摇匀，滤过，取续滤液，即得。

羟基红花黄色素 A 在 0.396 ~ 3.96ng 范围内线性关系良好（r = 0.999 9），姜黄素在 0.654 ~ 6.54ng 范围内线性关系良好（r = 0.999 9）、盐酸小檗碱在 2.584 ~ 25.84ng 范围内线性关系良好（r = 0.999 6），没食子酸

114

在 5. 448 ~ 54. 48ng 范围内线性关系良好（$r = 0.999\ 3$）。平均回收率分别为 99. 50%，RSD = 2. 74%（$n = 6$）；100. 04%，RSD = 1. 06%（$n = 6$）；100. 94%，RSD = 1. 50%（$n = 6$）；102. 59%，RSD = 1. 70%（$n = 6$）。此方法检测时间短，方法简便准确，可用于十八味诃子利尿丸中多指标成分的同时测定。

【药理活性研究】

研究十八味诃子利尿丸体外抑菌活性[9]。用琼脂扩散法和微量稀释法研究其抑菌圈和最小抑菌浓度（MIC）。结果十八味诃子利尿丸具有抑制金黄色葡萄球菌、耐药表皮葡萄球菌、非耐药表皮葡萄球菌、粪肠球菌、枯草芽孢杆菌、蜡状芽孢杆菌、大肠埃希菌、铜绿假单孢杆菌、白色念珠菌生长繁殖的活性，另外不同溶剂溶解药品，导致其抑菌性有一定差异。研究结果提示，十八味诃子利尿丸对临床分离的白色念珠球菌和耐药表皮葡萄球菌有较强的抑制作用，具有较高的临床应用价值。

参考文献

［1］刘合禄，庄肃农，齐静. 十八味诃子利尿丸质量标准研究. 齐鲁药事，2010，29（4）：213 - 215.

［2］韩秀兰，张志成，常立德. 十八味诃子利尿丸质量标准的研究. 中国保健营养（中旬刊），2013，（10）：121 - 122.

［3］蔡霞，张幸福，骆桂汰. 十八味诃子利尿丸中小伞虎耳草的 TLC 鉴别及羟基红花黄色素 A 的 HPLC 测定. 青海医药杂志，2014，44（9）：1 - 3.

［4］张锦芳. 十八味诃子利尿丸微生物方法学验证. 青海医药杂志，2014，44（12）：68 - 69.

［5］才让草. HPLC 测定十八味诃子利尿丸中没食子酸含量. 中国中医药信息杂志，2013，20（11）：49 - 50.

［6］王水潮，张冬玲. HPLC 法测定十八味诃子利尿丸中盐酸小檗碱的含量. 陕西中医，2008，29（10）：1395 - 1396.

［7］张雪菊. RP - HPLC 法测定十八味诃子利尿丸中姜黄素的含量. 中国药事，2009，23（10）：993 - 994.

［8］杨凤梅，张幸福，张炜，等. UPLC 法同时测定十八味诃子利尿丸中 4 种药效成

分含量的方法研究. 青海医学院学报, 2011, 32 (1): 53 - 59.

[9] 傅永红, 李红玉, 张春江, 等. 藏药十八味诃子利尿丸抗菌性研究. 时珍国医国药, 2007, 18 (2): 406 - 408.

十八味党参丸

Shibawei Dangshen Wan

鲁堆久杰日布

【处方】
藏党参	150g	川 贝	300g	决明子	80g
高山紫堇	10g	渣驯膏	10g	藏菖蒲	40g
宽筋藤	70g	诃 子	50g	手 参	7.5g
毛诃子	8.5g	麝 香	5g	乳 香	70g
黄葵子	70g	安息香	50g	儿 茶	70g
巴夏嘎	70g	余甘子	70g	木 香	75g

【制法】以上十八味，除麝香、渣驯膏另研细粉外，其余共研成细粉，过筛，加入麝香细粉，混匀，用渣驯膏加适量水泛丸，干燥，即得。

【性状】本品为棕褐色水丸[1]；气微，味苦。

【检查】应符合丸剂项下有关的各项规定（通则0108）。

【功能与主治】消炎止痛，愈疮疡，除黄水。用于痹病，"冈巴"病，四肢关节红肿疼痛，伸屈不利，湿疹，牛皮癣，陷蚀癣，疠痛，亚玛虫病及麻风病。

【用法与用量】一次3丸，一日3次。

【规格】每丸重1g。

【贮藏】密闭，置阴凉干燥处。

【方源】《中华人民共和国卫生部药品标准·藏药》（第一册）

【质量标准研究】[2]

鉴别

（1）取本品粉末1g，加甲醇10ml，超声处理30分钟，滤过，滤液浓缩至2ml，作为供试品溶液。另取缺木香的阴性样品适量，同法制成阴性样品溶液。再取木香烃内酯对照品适量，加甲醇制成每1ml含0.5mg的溶液，作为对照品溶液。照薄层色谱法（通则0502）试验，吸取上述三种溶液各5μl，分别点于同一硅胶G薄层板上，以环己烷－二氯甲烷－乙酸乙酯（15∶5∶1）为展开剂，展开，取出，晾干，喷以5%香草醛硫酸溶液，在105℃加热至斑点显色清晰。供试品色谱中，在与对照品色谱相应的位置上，显相同颜色的斑点，而缺木香的阴性样品无干扰。

（2）取本品粉末3g，加乙醚10ml，密塞，摇匀，超声处理30分钟，滤过，滤液挥干，残渣加乙醚2ml使溶解，即得供试品溶液。另取藏菖蒲对照药材0.4g，同法制成对照药材溶液。再取缺藏菖蒲的阴性样品适量，同法制成阴性样品溶液。照薄层色谱法（通则0502）试验，吸取上述三种溶液各10μl，分别点于同一硅胶GF$_{254}$薄层板上，以石油醚（60～90℃）－乙酸乙酯（5∶1）为展开剂，展开，取出，晾干，在紫外光（254nm）下检视。供试品色谱中，在与对照药材色谱相应的位置上，显相同颜色的斑点，而缺藏菖蒲的阴性样品无干扰。

（3）取本品粉末2g，加甲醇20ml，加热回流30分钟，滤过，滤液蒸干，残渣加2.5mol/L硫酸溶液20ml，超声处理5分钟，加三氯甲烷20ml，加热回流30分钟，冷却，移至分液漏斗中，分取三氯甲烷层，酸液再用三氯甲烷提取两次，每次10ml，合并三氯甲烷液，用铺有无水硫酸钠的漏斗滤过，滤液蒸干，残渣加甲醇1ml溶解，作为供试品溶液。另取决明子对照药材1g，同法制成对照药材溶液。再取缺决明子的阴性样品适量，同法制成阴性样品溶液。照薄层色谱法（通则0502）试验，吸取上述三种溶液各10μl，分别点于同一硅胶G薄层板上，以石油醚（60～90℃）－甲酸－乙酯－甲酸（15∶5∶1）上层溶液为展开剂，展开，取出，晾干，在紫外光（365nm）下检视。供试品色谱中，在与对照药材色谱相应的位置上，显相同颜色的荧光斑点，而缺决明子的阴性样品无干扰。

【药理活性研究】

实验观察十八味党参丸抗炎及镇痛的药理效应[3]。采用二甲苯致小鼠耳廓肿胀、醋酸致小鼠毛细血管通透性增加、蛋清致大鼠足趾肿胀急性炎症动物模型观察十八味党参丸的抗炎效应，通过小鼠热板试验、小鼠醋酸扭体试验评估十八味党参丸的镇痛作用。结果十八味党参丸中、高剂量组能抑制二甲苯致小鼠的耳廓肿胀程度、抑制蛋清引起的大鼠踝关节的肿胀度、降低醋酸致小鼠毛细血管通透性的增加（$p < 0.05$），中、高剂量组的十八味党参丸对醋酸致小鼠疼痛的扭体抑制率达 53.9% 和 69.2%，高剂量组对热板所致的小鼠痛阈值显著延长（$p < 0.05$）。研究提示十八味党参丸具有明显的抗炎、镇痛效应。

【临床应用研究】

对藏药治疗风湿病 88 例进行临床观察[4]。治疗方法为每天早晨空腹冲服十三味鹏鸟丸 1 粒，中午服用十八味党参丸 3 粒，下午服用二十五味儿茶丸 4 粒，晚上服用二十五味驴血丸 3 粒。均温开水送服并按病情轻重加减药量。3 个月为 1 疗程。经过治疗，一年时间内 88 例风湿类患者中治愈 55 例，显效 29 例，无效 4 例，总有效率 95.45%。未发现任何副作用和复发表现。

观察藏药药浴、外敷及内服综合治疗银屑病 60 例的临床疗效[5]。采用藏药药浴、外涂、口服 3 种方法治疗银屑病，每日 1 次浸泡五味甘露散药浴；黑硫磺涂剂配少量陈旧酥油、麝香调和均匀后涂皮肤患处，6 次/天；早晨服用十八味党参丸，5 丸/次，3 次/天。治疗 10 天为 1 个疗程，连续用药 3 个疗程。结果临床治愈 30 例，显效 18 例，有效 10 例，无效 2 例。总有效率达 96.67%。该研究表明藏药药浴、外敷及内服综合治疗银屑病临床疗效显著。

参考文献

［1］国家药典委员会. 关于更改"十八味党参丸"性状的函. 中国药品标准，2004，5（5）：5.

［2］米玛，巴桑卓嘎. 十八味党参丸的质量标准研究. 中国保健营养（中旬刊），2013，（8）：122.

［3］吴穹，寇毅英，李瑞莲. 十八味党参丸抗炎镇痛作用的实验研究. 青海医学院学报，2015，36（2）：141 - 144.

［4］龙巴. 藏医藏药治疗风湿病 88 例临床观察. 医学文选，2001，20（1）：64 - 65.

［5］冯德海，更桑，安维梅. 藏药治疗银屑病 60 例临床疗效观察. 西部中医药，2012，25（5）：46 - 47.

十三味马钱子丸

Shisanwei Maqianzi Wan

郭其久松日布

【处方】
马钱子	50g	藏木香	30g	宽筋藤	30g
悬钩木	20g	干姜	5g	诃子	30g
沉香	30g	肉豆蔻	10g	木香	10g
广枣	10g	安息香	5g	绿绒蒿	20g
藏茜草	15g				

【制法】以上十三味，粉碎成细粉，过筛，混匀，加适量水泛丸，干燥，即得。

【性状】本品为黄棕色水丸；气微香，味苦、辛。

【检查】应符合丸剂项下有关的各项规定（通则0108）。

【功能与主治】行气，降血压，化瘀止痛。用于气血上壅高血压，胸背疼痛，呼吸困难，头晕，耳鸣，牙龈红肿，"冈巴"病亢盛。

【用法与用量】一次4~5丸，一日2次，用茜草煎汤送服。

【规格】每丸重0.4g。

【注意】孕妇忌服。

【贮藏】密闭，置阴凉干燥处。

【方源】《中华人民共和国卫生部药品标准·藏药》（第一册）

【质量标准研究】

含量测定

（1）HPLC法测定十三味马钱子丸中士的宁的含量[1]

色谱条件与系统适用性试验 采用C_{18}色谱柱（4.6mm ×250mm，5μm）；流动相为乙腈－0.01mol/L庚烷磺酸钠与0.02mol/L磷酸二氢钾等量混合溶液（用10%磷酸调节pH值为2.8）（21∶79）；检测波长为260nm；柱温：

30℃；流速：1.0ml/min；进样量：5μl。

对照品溶液的制备 精密称取士的宁对照品18.32mg，置于50ml量瓶中，加三氯甲烷使溶解，并稀释至刻度，摇匀，作为对照品贮备液。

供试品溶液的制备 取本品粉末0.4g，精密称定，置具塞锥形瓶中，加氢氧化钠试液2ml，混匀，放置30分钟，精密加入三氯甲烷20ml，密塞，称定重量，置水浴中加热加流2小时，放冷，再称定重量，用三氯甲烷补足减失的重量，摇匀，通过铺有无水硫酸钠的滤纸滤过，精密量取续滤液10ml，置分液漏斗中，用1%硫酸溶液振摇提取5次，合并酸液，用30%氢氧化钠试液调节pH值为10~11，用三氯甲烷振摇提取5次（10、10、5、5、5ml），合并三氯甲烷液，蒸干，残渣加甲醇溶解并稀释至10.0ml，摇匀，滤过，取续滤液，即得。

士的宁在7.382~366.4μg/ml之间线性关系良好（r=0.9996），平均加样回收率为98.74%，RSD为0.6%。此方法可用于十三味马钱子丸中士的宁的含量控制。

（2）HPLC法测定十三味马钱子丸中士的宁和马钱子碱的含量[2]

色谱条件与系统适用性试验 采用C_{18}色谱柱（4.6mm×250mm，5μm）；流动相为乙腈-0.01mol/L庚烷磺酸钠与0.02mol/L磷酸二氢钾等量混合溶液（用10%磷酸调节pH值为2.8）（10:90）；检测波长为260nm；柱温：30℃；流速：1.0ml/min；进样量：10μl。

对照品溶液的制备 精密称取士的宁对照品约6mg，置10ml量瓶中，加三氯甲烷适量使溶解并稀释至刻度，摇匀。精密量取2ml，置10ml量瓶中，用甲醇稀释至刻度，摇匀，即得（实际含量为每1ml中含士的宁0.131mg）。精密称取马钱子碱对照品约5mg，置10ml量瓶中，加三氯甲烷适量使溶解并稀释至刻度，摇匀。精密量取2ml，置10ml量瓶中，用甲醇稀释至刻度，摇匀，即得（实际含量为每1ml中马钱子碱0.086mg）。

供试品溶液的制备 取本品粉末3g，精密称定，加15ml氢氧化钠试液，混匀，放置1小时，精密加三氯甲烷25ml，称定重量，超声处理（功率120W，频率40kHz）30分钟，放冷，再称定重量，用三氯甲烷补足失重，置分液漏斗中，分取三氯甲烷层，用铺有少量无水硫酸钠的滤纸滤过，精取10ml三氯甲烷液，置25ml量瓶中，加甲醇定容至刻度，摇匀，用微孔

121

滤膜滤过，即得。

士的宁、马钱子碱分别在 0. 262 ~ 1. 310μg （ $r = 0.9998$ ）、0. 172 ~ 0. 860μg （ $r = 0.9995$ ）线性关系良好，两者的平均回收率（ $n = 6$ ）分别为 97. 96% （ RSD 为 1. 95% ）、98. 06% （ RSD 为 2. 01% ）。此方法可用于十三味马钱子丸中士的宁和马钱子碱的含量控制。

参考文献

［1］丁红仙. 高效液相色谱法测定十三味马钱子丸士的宁的含量. 浙江中医药大学学报，2009，33（3）：425 - 426.

［2］郝建明，郭文宾，刘兰生，等. 十三味马钱子丸中士的宁和马钱子碱的 HPLC 测定. 西部中医药，2014，27（6）：20 - 23.

十三味红花丸

Shisanwei Honghua Wan

苦空久松日布

【处方】红　花　　150g　　丁　香　　40g　　牛　黄　0.8g

水牛角　20g　　银　朱　　20g　　降　香　100g

麝　香　0.8g　　大托叶云实　50g　　榜　嘎　100g

木　香　80g　　诃　子　　150g　　毛诃子　100g

余甘子　120g

【制法】以上十三味，除牛黄、水牛角、银朱、麝香分别另研细粉外，其余共研成细粉，过筛，加入牛黄、水牛角、银朱细粉，混匀，用麝香加适量水泛丸，阴干，即得。

【性状】本品为红棕色水丸；气微香，味苦、酸、涩。

【检查】应符合丸剂项下有关的各项规定（通则0108）。

【功能与主治】补肝益肾，解毒通淋。用于肝萎症，外伤引起的肾脏肿大，肝热病，小便癃闭，热性水肿，化合毒中毒症，"亚玛"虫病等。

【用法与用量】一次2~3丸，一日2~3次。

【规格】每丸重0.5g。

【贮藏】密闭，置阴凉干燥处。

【方源】《中华人民共和国卫生部药品标准·藏药》（第一册）

【质量标准研究】

含量测定

（1）HPLC法测定十三味红花丸中羟基红花黄色素A的含量[1]

色谱条件与系统适用性试验　采用C_{18}色谱柱（4.6mm ×250mm，5μm）；流动相为甲醇 – 水 – 磷酸（28：72：0.05）；检测波长为403nm；柱温：室温；流速：1.0ml/min；进样量：10μl。

对照品溶液的制备 取羟基红花黄色素 A 对照品适量，精密称定，加 25% 甲醇制成每 1ml 含 30μg 的溶液，摇匀，即得。

供试品溶液的制备 取本品粉末 3.0g，精密称定，置具塞锥形瓶中，精密加入 25% 甲醇 50ml，密塞称重，超声处理（功率 100W，频率 40kHz）40 分钟，再称定重量，用 25% 甲醇补足失重，摇匀，滤过，取续滤液作为供试品溶液。

羟基红花黄色素 A 在 7.5～150.0μg/ml 之间线性关系良好（$r = 0.999\ 8$），低、中、高 3 种浓度的平均回收率分别为 100.2%（$RSD = 0.9\%$）（$n = 3$），98.8%（$RSD = 0.6\%$）（$n = 3$），99.0%（$RSD = 1.9\%$）（$n = 3$）。此方法可用于十三味红花丸中羟基红花黄色素 A 的含量控制。

（2）HPLC 法测定十三味红花丸中木香烃内酯的含量[2]

色谱条件与系统适用性试验 采用 C_{18} 色谱柱（4.6mm ×250mm，5μm）；流动相为甲醇－水（64∶36）；检测波长为 225nm；柱温：室温；流速：1.0ml/min；进样量：10μl。

对照品溶液的制备 精密称取木香烃内酯对照品 10.04mg，置 100ml 量瓶中，加甲醇定容，摇匀，即得（100.4μg/ml）。

供试品溶液的制备 取本品粉末 1.5g，精密称定，置 50ml 蒸馏瓶中，精密加三氯甲烷 20ml，密塞，称重，水浴上加热回流 60 分钟，放冷，称重，用三氯甲烷补足失重，摇匀，滤过，取续滤液 10ml 挥干，加甲醇 10ml 溶解，滤过，取续滤液作为供试品溶液。

木香烃内酯在 0.200 8～1.204 8μg 之间线性关系良好（$r = 0.999\ 3$），平均回收率为 100.13%，RSD 为 1.32%（$n = 6$）。此方法可用于十三味红花丸中木香烃内酯的含量控制。

（3）LC－MS/MS 法测定十三味红花丸中羟基红花黄色素 A（HSYA）的含量[3]

色谱条件与系统适用性试验 采用 C_{18} 色谱柱（2.1mm ×50mm，3.5μm），C_{18} 保护柱（4.0mm ×3.0mm，3.5μm）；流动相为水（含 0.1% 甲酸）（A）－乙腈（含 0.1% 甲酸）（B），梯度洗脱（0.01～0.50min，80% A；0.50～0.80min，80% A→2% A；0.80～2.00min，2% A；2.01～3.50min，80% A）；柱温：25℃；流速：0.5ml/min；进样量：10μl。

质谱条件 离子源：电喷雾离子化源（ESI 源）；检测方式：负离子检测；离子源喷射电压：-4 500V；离子源温度：500℃；气帘气（CUR）压力：10Psi；碰撞气（CAD）压力：12Psi；扫描方式：多反应监测（MRM）；用于定量分析的离子反应分别为 m/z 611.2→491.2（HSYA）和 m/z 268.9→159.0（染料木素）；碰撞能量（CE）：-25eV（HSYA）和 -40eV（染料木素）；扫描时间：150ms。

对照品溶液的制备 取 HSYA 对照品适量，精密称定，加甲醇溶解并稀释，获得浓度为 10μg/ml 的对照品贮备液。取该贮备液适量，加甲醇进行系列稀释，获得一系列标准溶液。

供试品溶液的制备 取本品 10 丸，精密称定，置于具塞锥形瓶中，精密加入甲醇-水（80：20）50ml，密塞，称重，超声处理（功率 100W，频率 40kHz）15 分钟，再次称重，加甲醇-水（80：20）补足失重，摇匀。0.22μm 微孔滤膜滤过，弃去初滤液，取续滤液 0.5ml，置于 100ml 量瓶中，加甲醇-水（80：20）定容，摇匀，即得。

羟基红花黄色素 A 在 10～1 000ng/ml 范围内同其与内标的峰面积比值呈良好线性关系（$r = 0.998\ 9$）；平均加样回收率在 93.8%～106.2% 范围内，RSD 均 <4.90%（$n = 9$）。此方法可用于十三味红花丸中羟基红花黄色素 A 的含量控制。

【药理活性研究】

观察氧化应激在肝缺血再灌注损伤中的作用[4]。60 只 SD 大鼠随机分为对照组、模型组、十三味红花丸组，采用肝脏部分缺血再灌注模型，造模方法是肝左叶血管用动脉夹夹闭致缺血 45 分钟，去除动脉夹再灌 45 分钟。测定大鼠肝组织匀浆超氧化物歧化酶（SOD）活力、丙二醛（MDA）含量及血清谷丙转氨酶（SGPT）、谷草转氨酶（SGOT）活性。结果肝缺血再灌注时血清 SGPT、SGOT 含量较对照组高（$p < 0.05$），十三味红花丸组 SGPT 高于模型组（$p < 0.05$）；肝组织 MDA 含量各组变化不明显；肝组织 SOD 活力：十三味红花丸组低于模型组，且较对照组低（$p < 0.05$）。结果提示十三味红花丸治疗肝炎的机制无抗氧化作用，而且大剂量使用可加大肝脏负荷，加重氧化损伤。

【临床应用研究】

观察藏药治疗乙型肝炎 91 例疗效[5]。治疗方法为早上空腹口服二十五味松石丸 1 丸，中午口服十三味红花丸 3~5 粒，加琼阿 5~9 粒；下午口服七味红花散 2.5~3.0g，加琼阿 5~9 粒；晚上口服九味牛黄丸 4~5 粒。一般口服治疗 3~5 疗程后 HBsAg（＋）即可转阴（每 1 疗程为 30 天），转阴后继续口服治疗 1 疗程为佳，以防止复发。研究提示，该治疗方法对于肝郁气滞血瘀、肝中毒、黄胆性肝炎、甲、乙型肝炎等方面有着独特的疗效及根治作用，对 HBsAg 的转阴率及治愈率达到 98% 以上。

研究十三味红花丸对抗肝纤维化的临床疗效[6]。以藏西医双重诊断标准从门诊和住院患者中筛选肝纤维化患者 40 例，口服十三味红花丸；1 次 3 粒（0.33g），1 日 3 次，以 1 个月为 1 疗程，共治疗 3~6 个疗程不等。结果 40 例患者中，有效 34 人，无效 6 人，总有效率 85%。通过长期临床观察该疗法能明显改善患者症状、体征，恢复肝功能，尤其对降低肝纤维化指标水平有较好的疗效。半年后随访疗效基本稳定。

参考文献

［1］郑永彪. RP–HPLC 测定藏药十三味红花丸中羟基红花黄色素 A 的含量. 中国药学杂志，2011，46（3）：159–160.

［2］陈佳正，张苏阳，韩泳平. 藏药十三味红花丸中木香烃内酯含量的 HPLC 法测定研究. 西南民族大学学报（自然科学版），2011，37（4）：614–616.

［3］宁宇杉，曾顺泽，彭果，等. LC–MS/MS 法测定藏药十三味红花丸中羟基红花黄色素 A 的含量. 中国药房，2012，23（27）：2538–2541.

［4］王生兰，王丽华，李先加，等. 氧化应激在肝缺血再灌注损伤中的作用. 青海医学院学报，2006，27（4）：251–253.

［5］郭巴. 藏药治疗乙型肝炎 91 例疗效观察. 中国民族医药杂志，1999，5（3）：12.

［6］彭毛才旦，太巴. 藏药十三味红花丸对抗肝纤维化的临床疗效研究. 中国民族医药杂志，2013，19（3）：23.

十三味蒺藜丸
Shisanwei Ximing Wan

哲嘎居松日布

【处方】 蒺藜子　　130g　　芒果核　　50g　　蒲　桃　　70g

　　　　 大托叶云实70g　　紫草茸　　80g　　茜　草　　100g

　　　　 山矾叶　　100g　　圆柏枝　　100g　　诃　子　　250g

　　　　 豆　蔻　　40g　　　刀　豆　　70g　　波棱瓜子　40g

　　　　 巴夏嘎　　50g

【制法】 以上十三味，粉碎成细粉，过筛，混匀，用水泛丸，干燥，即得。

【性状】 本品为红棕色水丸；味微苦，微酸。

【检查】 应符合丸剂项下有关的各项规定（通则0108）。

【功能与主治】 清热，通淋，消炎止痛。用于淋病，睾丸肿大，膀胱炎，腰痛等。

【用法与用量】 一次2~3丸，一日2~3次。

【规格】 每丸重0.6g。

【贮藏】 密闭，置阴凉干燥处。

【方源】《中华人民共和国卫生部药品标准·藏药》（第一册）

【质量标准研究】

鉴别[1]

（1）取本品粉末5g，加乙醇10ml，超声处理滤过后，水浴上蒸干，残渣以乙醇1ml溶解作为供试品溶液。另取缺诃子的阴性样品3g，同法制成阴性样品溶液。再取没食子酸对照品适量，加乙醇制成浓度0.5mg/ml的溶液，作为对照品溶液。照薄层色谱法（通则0502）试验，吸取上述三种溶液各4μl，分别点于同一硅胶G薄层板上，以三氯甲烷－乙酸乙酯－甲酸

（6:4:1）为展开剂，展开，取出，晾干，喷以2%三氯化铁乙醇溶液。供试品色谱中，在与对照品色谱相应的位置上，显相同颜色的斑点，而缺诃子的阴性样品无干扰。

（2）取本品粉末2g，加入乙醇10ml浸泡、提取，滤过后以滤液作为供试品溶液。另取缺大托叶云实的阴性样品2g，同法制成阴性样品溶液。分取上述两种溶液各2ml，加入三氯化锑试液1ml后观察。供试品溶液加入三氯化锑试液后溶液颜色由黄色逐渐褪色，阴性样品溶液加入三氯化锑试液后溶液变为白色悬浊液。

（3）取本品粉末2g，加入乙醇30ml，以稀盐酸酸化，回流提取30分钟，滤过，取滤液15ml，用5%氨水调至中性，水浴蒸干，加5%硫酸试液10ml溶解，取滤液1ml，作为供试品溶液。另取缺波棱瓜子的阴性样品2g，同法制成阴性样品溶液。分取上述两种溶液各2ml，加入碘化铋钾试液1~2滴后观察。供试品溶液加入碘化铋钾试液后产生橘黄色沉淀，阴性样品溶液加入碘化铋钾试液后溶液没有产生橘黄色沉淀。

含量测定

HPLC法测定十三味菥蓂丸中大叶茜草素的含量[2]

色谱条件与系统适用性试验 采用C_{18}色谱柱（4.6mm ×250mm，5μm）；流动相为甲醇－水（84:16）；检测波长为270nm；柱温：30℃；流速：1.0ml/min；进样量：10μl。

对照品溶液的制备 精密称取8.44mg大叶茜草素对照品，置100ml量瓶中，加甲醇溶解并定容，得84.4μg/ml对照品溶液。

供试品溶液的制备 取本品粉末4g，精密称定，置50ml蒸馏瓶中，精密加入30ml甲醇，密塞，称重，水浴中加热回流30分钟，放冷，称重，用甲醇补足失重，摇匀，用0.45μm微孔滤膜滤过，取续滤液作为供试品溶液。

大叶茜草素在0.168 8~2.110 0μg之间线性关系良好（$r = 0.999\ 9$），平均回收率为100.27%（$n = 6$），RSD = 1.74%。此方法可用于十三味菥蓂丸中大叶茜草素的含量控制。

参考文献

[1] 李超，韩泳平．十三味菥冥丸的定性鉴别．西南民族大学学报（自然科学版），2012，38（6）：927－931.

[2] 李晓英，陈佳正，张苏阳，等．HPLC 测定十三味菥蓂丸中的大叶茜草素．华西药学杂志，2012，27（2）：198－199.

十五味龙胆花丸
Shiwuwei Longdanhua Wan

邦间久埃日布

【处方】

白花龙胆	300g	檀 香	150g	诃 子	300g
毛诃子	200g	余甘子	240g	石灰华	260g
木 香	160g	广 枣	100g	丁 香	80g
肉豆蔻	60g	宽筋藤	200g	沉 香	150g
巴夏嘎	160g	无茎芥	200g	甘 草	160g

【制法】 以上十五味，粉碎成细粉，过筛，混匀，用水泛丸，干燥，即得。

【性状】 本品为棕灰色水丸；气微香，味甘、辛、苦。

【检查】 应符合丸剂项下有关的各项规定（通则0108）。

【功能与主治】 清热理肺，止咳化痰。用于支气管炎和肺气肿，咳嗽气喘，声嘶音哑。

【用法与用量】 一次6~8丸，一日3次。

【规格】 每10丸重3g。

【贮藏】 密闭，置阴凉干燥处。

【方源】 《中华人民共和国卫生部药品标准·藏药》（第一册）

【质量标准研究】

鉴别[1]

取本品粉末少许，用水合氯醛试液制片，置显微镜下观察，可见：①纤维束周围的薄壁细胞含草酸钙方晶，并形成晶纤维，方晶大至30μm（甘草）；②花粉粒黄色，类圆球形，卵圆形或椭圆形，具3个萌发孔，表面细微突起，赤道面观可见一条或两条萌发沟（白花龙胆）；③内果皮为多列较小的石细胞组成，胞腔明显，层纹不甚清楚（余甘子）；④石细胞径20~

40μm，含草酸钙方晶，方晶长 5 ~ 30μm（宽筋藤）；⑤非腺毛易见，长 60 ~ 160μm，为 2 ~ 3 个细胞，内含棕黄色物（毛诃子）；⑥花粉粒极面观呈三角形，赤道表面观呈双凸镜形，具三副合沟（丁香）。

含量测定

（1）HPLC 法测定十五味龙胆花丸中龙胆苦苷和丁香酚的含量[2]

色谱条件与系统适用性试验 采用 C_{18} 色谱柱（4.6mm ×250mm，5μm）；流动相为甲醇（A）－2%磷酸溶液（B），梯度洗脱，0 ~ 30min，A 20%；30 ~ 35min，A 20%→58%；35 ~ 50min，A 58%；50 ~ 55min，A 58%→20%；检测波长为270nm；柱温：室温；流速：1.0ml/min；进样量：10μl。

对照品溶液的制备 分别取龙胆苦苷和丁香酚对照品适量，精密称定，加甲醇溶解并稀释制成每1ml 分别含龙胆苦苷 70.72μg、丁香酚 78.32μg 的混合对照品溶液。

供试品溶液的制备 取本品粉末 2g，精密称定，置具塞锥形瓶中，精密加入 50ml 甲醇，密塞，称重，超声处理 40 分钟（功率250W，频率50kHz），放冷，称重，用甲醇补足失重，摇匀，用 0.45μm 微孔滤膜滤过，即得。

龙胆苦苷和丁香酚浓度分别在 0.141 4 ~ 1.060 8μg/ml（$r = 0.999$ 9）及 0.156 6 ~ 1.174 8μg/ml（$r = 0.999$ 7）范围内与峰面积呈良好的线性关系；加样回收率（$n = 6$）分别为99.85%（RSD 为 1.77%）和99.72%（RSD 为 1.85%）。此方法可用于十五味龙胆花丸中龙胆苦苷和丁香酚的含量控制。

（2）HPLC 法测定十五味龙胆花丸中没食子酸的含量[3]

色谱条件与系统适用性试验 采用 C_{18} 色谱柱（4.6mm ×250mm，5μm）；流动相为冰醋酸－水（2:98）；检测波长为272nm；柱温：25℃；流速：1.0ml/min；进样量：5μl。

对照品溶液的制备 精密称取没食子酸对照品适量，加甲醇制成每1ml 含100μg 的溶液，即得。

供试品溶液的制备 取本品粉末 0.5g，精密称定，置具塞锥形瓶中，精密加入甲醇25ml，密塞，称重，超声处理 30 分钟，放冷，称重，用甲醇补足失重，摇匀，滤过，弃去初滤液，续滤液用 0.45μm 微孔滤膜滤过，即得。

没食子酸在 0. 110 6 ~ 0. 774 2μg 范围内呈良好的线性关系（$r = 0.999\ 9$）；平均加样回收率为 99.43%，RSD 为 0.92%（$n = 6$）。此方法可用于十五味龙胆花丸中没食子酸的含量控制。

（3）HPLC 法测定十五味龙胆花丸中原儿茶酸的含量[4]

色谱条件与系统适用性试验 采用 C_{18} 色谱柱（4.6mm ×250mm，5μm）；流动相为甲醇 – 0.1% 冰乙酸（10 : 90）；检测波长为 260nm；柱温：25℃；流速：1.0ml/min；进样量：20μl。

对照品溶液的制备 精密称取原儿茶酸对照品 19.51mg，置 100ml 量瓶中，加 50% 甲醇溶解并稀释至刻度，制成浓度为 195.1μg/ml 的对照品贮备液。

供试品溶液的制备 取本品粉末 2g，精密称定，置具塞锥形瓶中，精密加入 50% 甲醇 30ml，密塞，称重，浸渍过夜，超声处理 30 分钟，放冷，称重，用 50% 甲醇补足失重，摇匀，滤过，弃去初滤液，续滤液用 0.45μm 微孔滤膜滤过，即得。

原儿茶酸在 1.95 ~ 19.51μg/ml 范围内呈良好的线性关系（$r = 0.999\ 9$）；平均加样回收率为 99.58%，RSD 为 0.68%（$n = 6$）。此方法可用于十五味龙胆花丸中原儿茶酸的含量控制。

【临床应用研究】

观察十五味龙胆花丸与西药联用治疗成人咳嗽变异性哮喘的疗效[5]。将 57 例患者随机分为治疗组和对照组，对照组采用西药治疗，治疗组在对照组的基础上加用十五味龙胆花丸的方法治疗。结果治疗组总有效率为 93.10%，对照组总有效率为 78.57%。治疗组的疗效明显优于对照组的（$p < 0.05$）。结果提示十五味龙胆花丸结合西药治疗成人咳嗽变异性哮喘有较好的疗效。

参考文献

［1］杨书阁，霍生青. 十五味龙胆花丸的显微鉴别. 青海医药杂志，2014，44（5）：65 – 66.

［2］张妍，丁永辉，张晓萍，等. HPLC 法测定十五味龙胆花丸中龙胆苦苷和丁香

酚．中成药，2011，33（12）：2094-2097.

［3］苏健．高效液相色谱法测定十五味龙胆花丸中没食子酸的含量．时珍国医国药，2004，15（10）：650-651.

［4］程民．高效液相色谱法测定十五味龙胆花丸中原儿茶酸的含量．中国药业，2011，20（16）：31-32.

［5］张琦．十五味龙胆花丸与西药联用治疗成人咳嗽变异性哮喘57例分析．青海医药杂志，2011，41（12）：58-59.

十五味沉香丸
Shiwuwei Chenxiang Wan

阿嘎久阿

【处方】

沉　香	100g	藏木香	150g
檀　香	50g	紫檀香	150g
红　花	100g	肉豆蔻	25g
高山辣根菜	150g	悬钩子茎（去皮、心）	200g
宽筋藤（去皮）	100g	干　姜	50g
石灰华	100g	广　枣	50g
诃子（去核）	150g	毛诃子（去核）	80g
余甘子	100g		

【制法】以上十五味，粉碎成细粉，过筛，混匀，用水泛丸，干燥，即得。

【性状】本品为黄褐色、棕红色至棕褐色的水丸；气香，味苦。

【检查】应符合丸剂项下有关的各项规定（通则0108）。

【功能与主治】调和气血，止咳，安神。用于气血郁滞，胸痛，干咳气短，失眠。

【用法与用量】研碎后开水送服。一次3~4丸，一日2次。

【注意】肾病患者慎服。

【规格】每丸重0.5g

【贮藏】密闭，防潮。

【方源】《中华人民共和国药典》2015年版一部

【质量标准研究】[1]

含量测定

HPLC法测定十五味沉香丸中没食子酸的含量

134

色谱条件与系统适用性试验 采用 C_{18} 色谱柱（4.6mm ×200mm，5μm）；流动相为甲醇 – 0.1% 磷酸溶液（5∶95）；检测波长为215nm；柱温：室温；流速：1.0ml/min；进样量：10μl。

对照品溶液的制备 精密称取没食子酸对照品适量，加甲醇制成浓度为74.8μg/ml 的对照品溶液。

供试品溶液的制备 取本品粉末1.0g，精密称定，置具塞锥形瓶中，精密加入甲醇50ml，密塞，称重，超声处理30分钟，放冷，称重，用甲醇补足失重，摇匀，滤过，取续滤液作为供试品溶液。

没食子酸在37.40～187.00μg/ml 范围内呈良好的线性关系（$r = 0.999\ 0$）；平均加样回收率为98.85%，RSD 为1.20%（$n = 6$）。此方法可用于十五味沉香丸中没食子酸的含量控制。

【药理活性研究】

对二十五味珊瑚丸，如意珍宝丸，十五味沉香丸三种藏药经典方混合用药及单独给药对心血管作用进行了初步比较实验研究[2]。观察三种经典方单独及混合给药对小鼠常压耐缺氧、凝血时间、急性脑缺血模型、血液学指标影响的差异性。结果三种经典方具有抗缺血缺氧、改善血液流变学、提高机体免疫力的作用。研究提示三种经典方混合给药比单独给药更能提高小鼠血红蛋白含量，增强机体抗缺血缺氧能力，表明三种藏药经典方混合给药在预防和治疗心血管疾病方面具有更好的疗效。

【临床应用研究】

观察藏医药治疗支气管哮喘的临床疗效[3]。将72例支气管哮喘患者随机分为对照组和治疗组。对照组30例给予西药常规治疗，治疗组42例给予藏药常规治疗。治疗组每三天早上空腹服用仁青常觉，上午用四味藏木香汤送服七味葡萄散，中午口服十五味龙胆花丸，晚上口服十五味沉香丸。1个月为1个疗程，连用6个疗程。结果对照组总有效率90%，治疗组总有效率97.6%。治疗组疗效明显优于对照组（$p < 0.01$）。结果提示该藏医治疗方案能有效地控制支气管哮喘症状，并能显著改善肺功能，减少副作用的发生，疗效肯定，具有临床应用价值。

对50例失眠症患者进行藏医治疗临床观察[4]。以药物治疗为主，同时辅以霍麦、针灸、按摩等藏医外治疗法。临床常用药物有八味沉香、八味阿魏丸、十五味沉香丸等。结果显效 38 例，好转 10 例，无效 2 例。

参考文献

［1］李敬，蒋平，黄信葭，等．反相高效液相色谱法测定十五味沉香丸没食子酸含量．医药导报，2008，27（2）：224-225.

［2］张鑫，樊利娜，谭睿，等．三种藏药经典方心血管用药规律初步比较研究．时珍国医国药，2014，25（3）：747-748.

［3］旦求珍，索金兰．藏医药治疗哮喘 42 例疗效观察．中国中医药现代远程教育，2009，7（7）：11-12.

［4］次仁德吉．藏医治疗失眠症临床观察．中国民族医药杂志，2011，17（8）：15.

十五味乳鹏丸
Shiwuwei Rupeng Wan

毕琼久埃日布

【处方】 乳 香　150g　　　宽筋藤　150g　　　决明子　120g

渣驯膏　75g　　　黄葵子　120g　　　藏菖蒲　120g

巴夏嘎　110g　　　儿 茶　75g　　　　诃 子　150g

安息香　60g　　　毛诃子　150g　　　铁棒锤　75g

木 香　150g　　　麝 香　1.5g　　　余甘子　150g

【制法】 以上十五味，除渣驯膏、麝香外，其余粉碎成细粉，过筛，加入麝香细粉，混匀，用渣驯膏加适量水泛丸，阴干，即得。

【性状】 本品为棕褐色水丸；气微香，味苦。

【检查】 应符合丸剂项下有关的各项规定（通则0108）。

【功能与主治】 消炎止痛，干黄水。用于关节红肿疼痛，发痒，痛风，黄水积聚。

【用法与用量】 一次2~4丸，一日2次。

【规格】 每10丸重3g。

【贮藏】 密闭，置阴凉干燥处。

【方源】《中华人民共和国卫生部药品标准·藏药》（第一册）

【质量标准研究】

含量测定

（1） HPLC法测定十五味乳鹏丸中大黄酚的含量[1]

色谱条件与系统适用性试验　采用C_{18}色谱柱（4.6mm×250mm，5μm）；流动相为甲醇-0.1%磷酸溶液（85:15）；检测波长为430nm；流速：1.0ml/min；进样量：10μl。

对照品溶液的制备　精密称取大黄酚对照品适量，置量瓶中，加甲醇制成浓度为 8μg/ml 的对照品溶液。

供试品溶液的制备 取本品粉末 2.0g，精密称定，置 100ml 具塞锥形瓶中，精密加入甲醇 50ml，密塞，称重，加热回流 1 小时，放冷，称重，用甲醇补足失重，摇匀，滤过，取精密量取续滤液 25ml，置 50ml 烧瓶中，挥去甲醇；加 2.5mol/L 硫酸溶液 20ml，超声处理 5 分钟，再加三氯甲烷 20ml，加热回流 1 小时，冷却；移置分液漏斗中，用少量三氯甲烷洗涤容器，并入分液漏斗中，分取三氯甲烷层，酸液用三氯甲烷提取 2 次，每次约 10ml，合并三氯甲烷液，用无水硫酸钠脱水，三氯甲烷液移置 50ml 烧瓶中，回收三氯甲烷，残渣加无水乙醇－乙酸乙酯（2:1）溶解定容至 10ml 量瓶中，摇匀，用 0.45μm 滤膜滤过，取续滤液，即得。

大黄酚在 0.015 884~0.079 42μg 范围内呈良好的线性关系（$r = 0.999\ 2$）；平均加样回收率为 100.81%，RSD 为 1.6%（$n = 6$）。此方法可用于十五味乳鹏丸中大黄酚的含量控制。

（2）HPLC 法测定十五味乳鹏胶囊中酯型生物碱的含量[2]

色谱条件与系统适用性试验 采用 C_{18} 色谱柱（4.6mm ×150mm，5μm）；流动相为甲醇－0.05mol/L 磷酸二氢钠－醋酸－异丙醇（67:173:4:4）；检测波长为 230nm；柱温：25℃；流速：1.0ml/min；进样量：10μl。

对照品溶液的制备 精密称取苯甲酸对照品 9.5mg，置 50ml 量瓶中，加甲醇制并稀释至刻度，摇匀，取 1ml 置 25ml 量瓶中，加流动相稀释至刻度，摇匀，即得。

供试品溶液的制备 取本品粉末 1.0g，精密称定，置具塞锥形瓶中，加乙醚 30ml 与氨试液 2ml，密塞，摇匀，放置过夜，滤过，药渣加乙醚 30ml，连续振摇 1 小时，滤过，药渣再用乙醚洗涤 3~4 次，每次 5ml，滤过，洗液与滤液合并，低温蒸干。残渣加三氯甲烷 5ml，转入分液漏斗中，用三氯甲烷 5ml 分次洗涤容器，洗液并入分液漏斗中，用 0.05mol/L 硫酸溶液提取 3 次，每次 10ml，酸液依次用同一三氯甲烷 20ml 振摇洗涤，合并酸液，加氨试液调节 pH 值至 9，再用三氯甲烷提取 3 次，每次 15ml，三氯甲烷液依次用同一水 20ml 振摇洗涤，合并三氯甲烷液，置 100ml 圆底烧瓶中，蒸干，加 5% 氢氧化钾甲醇溶液 10ml，回流 1 小时，回收甲醇，冷却，加 0.5mol/L 硫酸溶液约 9ml 调 pH 值至 3~4，转入分液漏斗中，用乙醚 10ml

分次洗涤容器，并入分液漏斗中，分取乙醚层，再用乙醚提取 2 次，每次约 10ml，合并乙醚液，低温（35℃）减压回收乙醚，残渣加甲醇使溶解，转至 10ml 量瓶中，超声处理 10 分钟，加甲醇至刻度，摇匀，即得。

分别精密吸取对照品溶液和供试品溶液各 10μl，注入液相色谱仪中，测定峰面积，计算苯甲酸的含量，乘以系数 5.2877，以乌头碱计，折合为酯型生物碱的含量。苯甲酸在 0.015 2 ~ 0.076μg 范围内呈良好的线性关系（$r = 0.999 8$）；乌头碱平均加样回收率为 93.3%，RSD 为 1.9%。此方法可用于十五味乳鹏胶囊中酯型生物碱的含量控制，保证用药安全。

【临床应用研究】

观察十五味乳鹏丸等藏药治疗类风湿关节炎 100 例疗效[3]。服药方法为十五味乳鹏丸分别在早晨 8 点和中午 12 点服用，二十五文冠散分别在下午 4 点和晚上 8 点服用，上述两味药物均在饭后服用，服药期间忌食生、冷、酸、辣等刺激性食物。用药后患者症状、体征显著改善。

观察藏药十五味乳鹏丸治疗痛风性关节炎的疗效及免疫调节作用[4]。采用随机、藏药自身前后对照研究方法治疗痛风性关节炎 59 例，所有病例均用十五味乳鹏丸早、晚服用治疗，每次 4 丸。连续服药 14 天为一个疗程，本实验观察时间为一个疗程。结果 94.9% 的受试者治疗后综合疗效为有效。研究提示藏医古方十五味乳鹏丸治疗湿热痹阻型急性痛风性关节炎的临床疗效显著，用药安全可靠。

参考文献

［1］巴桑卓嘎，兰钧. HPLC 法测定藏药十五味乳鹏丸中大黄酚的含量. 中国民族民间医药，2013，22（16）：4 - 5.

［2］易进海，陈燕，刘玉红，等. RP - HPLC 测定十五味乳鹏胶囊中酯型生物碱的含量. 中成药，2002，24（8）：583 - 588.

［3］拉青才让. 藏药十五味乳鹏丸等治疗类风湿关节炎 100 例疗效观察. 医学文选，2003，22（6）：900 - 901.

［4］高嘉彬，王超. 十五味乳鹏丸治疗痛风性关节炎 59 例疗效评价. 中国医学创新，2010，7（23）：37 - 39.

十五味萝蒂明目丸
Shiwuwei Luodi Mingmu Wan

涩其阿哇久埃日布

【处方】萝　蒂　　　　200g　　寒水石（奶制）　　100g
　　　　藏茴香　　　　　50g　　石灰华　　　　　　40g
　　　　甘　草　　　　　50g　　红　花　　　　　　40g
　　　　渣驯膏　　　　　50g　　丁　香　　　　　　40g
　　　　金钱白花蛇　　　30g　　绿绒蒿　　　　　　50g
　　　　铁屑（诃子制）　80g　　诃　子　　　　　　50g
　　　　余甘子（去核）　50g　　代赭石　　　　　　100g
　　　　毛诃子　　　　　50g

【制法】以上十五味，粉碎成细粉，过筛，混匀，用水泛丸，干燥，即得。

【性状】本品为黑色水丸；有铁锈气，味苦。

【检查】应符合丸剂项下有关的各项规定（通则0108）。

【功能与主治】清肝，明目。用于早期白内障，结膜炎。

【用法与用量】一次2~3丸，一日1次，早晨服。

【规格】每丸重1g。

【贮藏】密闭，置阴凉干燥处。

【方源】《中华人民共和国卫生部药品标准·藏药》（第一册）

【质量标准研究】

鉴别

（1）取本品粉末4g，置具塞锥形瓶中，加甲醇50ml，加热回流30分钟，滤过，滤液浓缩至2ml，作为供试品溶液。另取萝蒂对照药材1g，同法制成对照药材溶液。再取缺萝蒂的阴性样品适量，同法制成阴性样品溶液。

140

照薄层色谱法（通则0502）试验，吸取上述三种溶液各10μl，分别点于同一硅胶G薄层板上，以石油醚（60～90℃）－甲酸乙酯－甲酸（15:5:1）的上层液为展开剂，展开，取出，晾干，在紫外光（365nm）下检视。供试品色谱中，在与对照药材色谱相应的位置上，显相同颜色的荧光斑点，而缺萝蒂的阴性样品无干扰[1]。

（2）取本品粉末5g，置具塞锥形瓶中，加乙醚50ml，超声处理20分钟，滤过，滤液浓缩至2ml，作为供试品溶液。另取缺丁香的阴性样品适量，同法制成阴性样品溶液。再取丁香酚对照品适量，加乙酸乙酯制成1mg/ml的溶液，作为对照品溶液。照薄层色谱法（通则0502）试验，吸取上述三种溶液各10μl，分别点于同一硅胶G薄层板上，以石油醚（60～90℃）－乙酸乙酯（9:1）为展开剂，展开，取出，晾干，喷以5%香草醛硫酸溶液，在105℃加热至斑点显色清晰。供试品色谱中，在与对照品色谱相应的位置上，显相同颜色的斑点，而缺丁香的阴性样品无干扰[1]。

（3）取本品粉末10g，加乙醚25ml，冷浸4小时，滤过，滤液浓缩至1ml，作为供试品溶液。另取藏茴香对照药材1g，同法制成对照药材溶液。再取缺藏茴香的阴性样品适量，同法制成阴性样品溶液。照薄层色谱法（通则0502）试验，吸取上述三种溶液各10μl，分别点于同一硅胶G薄层板上，以石油醚－乙酸乙酯（5:2）为展开剂，展开，取出，晾干，在紫外光（365nm）下检视。供试品色谱中，在与对照药材色谱相应的位置上，显相同颜色的荧光斑点，而缺藏茴香的阴性样品无干扰[2]。

（4）取本品粉末20g，加乙酸乙酯50ml，超声处理30分钟，滤过，滤液蒸干，残渣加2ml甲醇溶解，作为供试品溶液。另取余甘子对照药材适量，同法制成对照药材溶液。再取缺余甘子的阴性样品适量，同法制成阴性样品溶液。照薄层色谱法（通则0502）试验，吸取供试品溶液和阴性样品溶液各10μl，对照药材溶液5μl，分别点于同一硅胶G薄层板上，以三氯甲烷－乙酸乙酯－甲醇－甲酸（7:9:3:0.2）为展开剂，展开，取出，晾干，在紫外光（365nm）下检视。供试品色谱中，在与对照药材色谱相应的位置上，显相同颜色的荧光斑点，而缺余甘子的阴性样品无干扰[2]。

（5）取本品粉末1g，加乙醇15ml，回流提取1小时，滤过，滤液挥至2ml，作为供试品溶液。另取甘草对照药材0.5g，加乙醇10ml同法制成对照药材溶液。再取缺甘草的阴性样品适量，同法制成阴性样品溶液。照薄层色谱法（通则0502）试验，吸取上述三种溶液各10μl，分别点于同一硅胶G薄层板上，以石油醚（60~90℃）–甲酸乙酯–甲酸（10:6:0.3）为展开剂，展开，取出，晾干，在紫外光（365nm）下检视。供试品色谱中，在与对照药材色谱相应的位置上，显相同的亮绿色荧光斑点，而缺甘草的阴性样品无干扰[3]。

（6）取本品粉末1g，加甲醇15ml，回流提取30分钟，冷却，滤过，滤液作为供试品溶液。另取红花对照药材0.5g，加甲醇10ml同法制成对照药材溶液。再取缺红花的阴性样品适量，同法制成阴性样品溶液。照薄层色谱法（通则0502）试验，吸取上述三种溶液各5μl，分别点于同一硅胶G薄层板上，以乙酸乙酯–甲醇–水–甲酸（15:3:2:1）为展开剂，展开，取出，晾干。供试品色谱中，在与对照药材色谱相应的位置上，显相同颜色的斑点，而缺红花的阴性样品无干扰[3]。

含量测定

（1）HPLC法测定十五味萝蒂明目丸中阿魏酸的含量[4]

色谱条件与系统适用性试验　采用C_{18}色谱柱（4.6mm×250mm，5μm）；流动相为甲醇–1%冰乙酸溶液（42:58）；检测波长为320nm；流速：1.0ml/min；进样量：10μl。

对照品溶液的制备　精密称取阿魏酸对照品0.35mg，加入甲醇溶解，置100ml量瓶中稀释至刻度，摇匀，作为对照品溶液（每1ml含阿魏酸35μg）。

供试品溶液的制备　取本品粉末5.0g，精密称定，精密加入水100ml，称定重量，超声处理30分钟，取出，放置过夜，称定重量，用水补足减失的重量，摇匀，滤过，精密吸取续滤液25ml，加盐酸调pH至2，用乙醚提取4次，每次20ml，合并提取液，挥干，残渣加甲醇2ml溶解，作为供试品溶液。

阿魏酸在0.14~0.70μg范围内呈良好的线性关系（r=0.9974）；平均加样回收率为99.42%，RSD为1.01%（n=5）。此方法可用于十五味萝蒂明目丸中阿魏酸的含量控制。

（2）HPLC 法测定十五味萝蒂明目丸中甘草酸的含量[1]

色谱条件与系统适用性试验　采用 C_{18} 色谱柱（4.6mm ×250mm，5μm）；流动相为甲醇 – 0.2mol/L 醋酸铵 – 冰乙酸（70:30:1）；检测波长为 250nm；进样量：10μl。

对照品溶液的制备　称取甘草酸铵对照品适量，用流动相溶解并稀释制成每 1ml 含甘草酸铵 95.6μg（折合甘草酸 93.7μg/ml）的溶液。

供试品溶液的制备　取本品粉末约 4g，精密称定，置 100ml 具塞锥形瓶中，精密加入流动相 50ml，超声处理（功率 100W，频率 40kHz）30 分钟，取出、放冷，用流动相补足失重，摇匀，过滤，取续滤液用微孔滤膜（0.45μm）滤过，即得。

甘草酸铵在 0.487 ~ 2.390μg 范围内呈良好的线性关系（$r = 0.999\,9$）；平均加样回收率为 97.05%，RSD 为 0.49%（$n = 6$）。此方法可用于十五味萝蒂明目丸中甘草酸的含量控制。

（3）HPLC 法测定十五味萝蒂明目丸中甘草苷的含量[5]

色谱条件与系统适用性试验　采用 C_{18} 色谱柱（4.6mm ×150mm，5μm）；流动相为乙腈 – 0.5% 冰乙酸溶液（1:4）；检测波长为 276nm；柱温：25℃；流速：1.0ml/min；进样量：10μl。

对照品溶液的制备　精密称取甘草苷对照品 9.6mg，置 10ml 量瓶中，加甲醇溶解稀释至刻度，摇匀，即得对照品储备液。

供试品溶液的制备　取本品粉末约 2.5g，精密称定，置具塞锥形瓶中，精密加入 70% 乙醇溶液 50ml，称定重量，超声处理（功率 300W，频率 25kHz）30 分钟，取出，再称定，用 70% 的乙醇补足减失的重量，滤过。精密量取续滤液 5ml，置 10ml 量瓶中，用 20% 乙腈稀释至刻度，摇匀，即得。

甘草苷在 2.0 ~ 40μg 范围内呈良好的线性关系（$r = 0.999\,9$）；平均加样回收率为 98.38%，RSD 为 1.41%（$n = 6$）。此方法可用于十五味萝蒂明目丸中甘草苷的含量控制。

【药理活性研究】

研究藏药十五味萝蒂明目丸对紫外线所致的人类晶状体上皮细胞系 – B_3（HLEC – B_3）氧化损伤的保护机制[6]。通过紫外线照射人晶状体上皮细胞，采用免疫印迹法检测不同剂量（800mg/L、400mg/L、200mg/L）十五味萝蒂明目丸对照射后 12h、24h、48h、72h 人晶状体上皮细胞中晶状体上皮源性生长因子（LEDGF）和热休克蛋白（HSP）的表达；并应用流式细胞仪检测其对人晶状体上皮细胞凋亡的影响。Westernblotting 结果显示：晶状体上皮细胞在受到紫外线照射后，LEDGF 和 HSP27 表达均升高，与正常对照组相比，差异均有统计学意义（均为 $p < 0.05$），并且在 24h 达到最高；在应用藏药十五味萝蒂明目丸之后，二者表达进一步升高，高剂量组与阳性药物组相比，差异有统计学意义（$p < 0.05$）；48h 后 LEDGF 和 HSP27 表达水平均降低，并且持续降低，至 72h 后甚至降至 12h 水平。流式细胞术检测发现：正常对照组晶状体上皮细胞平均凋亡率为 1.20%，经紫外线照射后，阴性对照组晶状体上皮细胞凋亡平均率为 5.62%；应用十五味萝蒂明目丸后，高剂量组晶状体上皮细胞凋亡平均率为 1.31%，阳性药物组晶状体上皮细胞凋亡平均率为 2.55%。并且在不同时间点中，阴性对照组在 24h 晶状体上皮细胞凋亡平均率明显高于其他几个时间点，而高剂量组晶状体上皮细胞凋亡率除正常组外，均低于其他几组。结果提示十五味萝蒂明目丸能够促进 LEDGF 及 HSP27 的表达，起到抗氧化损伤的作用，并且对受到紫外线照射后的晶状体上皮细胞具有抑制细胞凋亡的作用。

【临床应用研究】

使用十五味萝蒂明目丸治疗青光眼 93 例[7]。治疗期间停用其他抗青光眼药物，每日早晨空腹口服十五味萝蒂明目丸 2~3g（10~15 粒），30 天为 1 个疗程，用药期间少食辛辣之物，连续用药 3~6 个月，同时定期复查视力，眼压。以眼压为判断指标，根据随访结果显示，十五味萝蒂明目丸总有效率为 87.16%。

参考文献

[1] 王红，刘亚蓉. 十五味萝蒂明目丸质量标准研究. 青海医学院学报，2011，32（1）：64 - 68.

[2] 王玉莲，朱荣祖. 藏药十五味萝蒂明目丸薄层色谱鉴别方法研究. 中国民族民间医药，2011，20（15）：3 - 4.

[3] 黄忠全. 藏药十五味萝蒂明目片质量标准的研究. 青海医药杂志，2010，40

（7）：10－13.

［4］刘志勤．HPLC 测定十五味箩蒂明目丸中阿魏酸的含量．中成药，2005，27（11）：1359－1361.

［5］贡布东智．RP－HPLC 法测定十五味萝蒂明目丸中甘草苷的含量．中国药事，2011，25（8）：811－812，820.

［6］李伟华，亢泽峰，韩培．藏药十五味萝蒂明目丸对紫外线诱导的永生化人晶状体上皮细胞系 HLECB$_3$ 的保护作用．眼科新进展，2010，30（10）：909－913.

［7］王凤敏．晶珠十五味萝蒂明目丸治疗青光眼 93 例．辽宁中医杂志，2003，30（6）：477.

十五味黑药丸
Shiwuwei Heiyao Wan
塔门久阿日布

【处方】寒水石　150g　　食盐（炒）　150g　　烈香杜鹃　150g

藏木通　150g　　肉豆蔻　　30g　　芫荽果　　100g

芒　硝　40g　　硇　砂　　40g　　光明盐　　40g

紫硇砂　40g　　榜　嘎　　100g　　藏木香　　100g

荜　茇　50g　　黑胡椒　　60g　　干　姜　　80g

【制法】以上十五味，粉碎成细粉，过筛，混匀，用蜂蜜加适量水泛丸，干燥，即得。

【性状】本品为黑色水丸；气微，味酸，咸辣。

【检查】应符合丸剂项下有关的各项规定（通则0108）。

【功能与主治】散寒消食，破瘀消积。用于慢性肠胃炎，胃出血，胃冷痛，消化不良，食欲不振，呕吐泄泻，腹部有痞块及嗳气频作。

【用法与用量】一次2～3丸，一日2次。

【规格】每丸重0.8g。

【贮藏】密闭，置阴凉干燥处。

【方源】《中华人民共和国卫生部药品标准·藏药》（第一册）

【质量标准研究】[1]

鉴别

（1）取本品粉末1g，加无水乙醇5ml，超声处理10分钟，静置，上清液作为供试品溶液。另取缺荜茇和黑胡椒的阴性样品适量，同法制成阴性样品溶液。再取胡椒碱对照品适量，置棕色瓶中，加无水乙醇制成每1ml含0.5mg的对照品溶液。照薄层色谱法（通则0502）试验，吸取上述三种溶液各5μl，分别点于同一硅胶G薄层板上，以石油醚－乙酸乙酯（7∶3）为

146

展开剂，展开，取出，晾干，喷以 10% 硫酸乙醇溶液，在紫外光（365nm）下检视。供试品色谱中，在与对照品色谱相应的位置上，显相同颜色的荧光斑点，而缺荜茇和黑胡椒的阴性样品无干扰。

（2）取本品粉末 2g，加乙醚 10ml，振摇 2 小时，滤过，滤液于 35℃减压（0.04MPa）浓缩至 2ml，作为供试品溶液。另取缺干姜的阴性样品适量，同法制成阴性样品溶液。再取干姜对照药材 0.5g，加乙醚 5ml，振摇 2 小时，静置，上清液作为对照品溶液。照薄层色谱法（通则 0502）试验，吸取供试品溶液、阴性样品溶液各 10μl，对照药材溶液 5μl，分别点于同一硅胶 G 薄层板上，以环己烷－乙酸乙酯（8:1）为展开剂，展开，取出，晾干，喷以茴香醛试液，在 105℃加热至斑点显色清晰。供试品色谱中，在与对照药材色谱相应的位置上，显相同颜色的斑点，而缺干姜的阴性样品无干扰。

（3）取缺烈香杜鹃的阴性样品适量，照［鉴别］（2）项下供试品溶液制备方法制成阴性样品溶液。另取烈香杜鹃对照药材 0.5g，加乙醚 5ml，振摇 2 小时，静置，上清液作为对照品溶液。照薄层色谱法（通则 0502）试验，吸取［鉴别］（2）项下的供试品溶液及阴性样品溶液各 10μl，对照药材溶液 5μl，分别点于同一硅胶 G 薄层板上，以环己烷－乙酸乙酯（10:0.5）为展开剂，展开，取出，晾干，喷以茴香醛试液，在 105℃加热至斑点显色清晰。供试品色谱中，在与对照药材色谱相应的位置上，显相同颜色的斑点，而缺烈香杜鹃的阴性样品无干扰。

含量测定

HPLC 法测定十五味黑药丸中胡椒碱的含量

色谱条件与系统适用性试验　采用 C_{18} 色谱柱（4.6mm ×150mm，5μm）；流动相为甲醇－水（74:26）；检测波长为 343nm；柱温：35℃；流速：0.8ml/min；进样量：10μl。

对照品溶液的制备　精密称取胡椒碱对照品 3.29mg，置 25ml 棕色量瓶中，用甲醇溶解并稀释至刻度，摇匀，精密量取 0.8ml，置 10ml 棕色量瓶中，用甲醇稀释至刻度，摇匀，即得（10.528μg/ml）。

供试品溶液的制备　取本品粉末 0.1g，精密称定，置 50ml 棕色量瓶中，加无水乙醇约 45ml，超声处理 40 分钟，放冷，加无水乙醇稀释至刻度，摇匀，滤过，取续滤液置棕色量瓶中，即得。

胡椒碱在 0.021 056~0.105 28μg 范围内呈良好的线性关系（$r = 0.999\ 8$）；低、中、高3种浓度的回收率（$n = 3$）分别为 98.23%（RSD = 0.58%）、98.69%（RSD = 1.03%）、97.68%（RSD = 1.23%），平均回收率（$n = 9$）为 97.76%。此方法可用于十五味黑药丸中胡椒碱的含量控制。

【药理活性研究】

观察十五味黑药丸对大鼠应激性胃溃疡的治疗效果[2]。将 SD 大鼠分为五组，即十五味黑药丸 0.5g/kg、1.0g/kg、2.0g/kg 剂量组，甲氰咪胍阳性对照组（0.1g/kg），阴性对照组（生理盐水）；各组连续给药7天，末次给药后水浴法造成大鼠应激性溃疡，20 小时后放血处死动物；检查胃病变情况，由此观察十五味黑药丸对溃疡的治疗作用。结果十五味黑药丸组大鼠溃疡面积和溃疡指数均明显小于对照组，其中以 2.0g/kg 组作用最为显著（$p < 0.01$）。研究表明十五味黑药丸对大鼠应激性胃溃疡具有明显的防治作用。

研究十五味黑药丸对大鼠胃肠运动的影响[3]。以胃肠道标记物葡聚糖蓝 2000 的胃内相对残留率和小肠推进率为指标，观察十五味黑药丸对大鼠胃排空及小肠推进运动的影响；通过生物信号采集与处理系统记录大鼠胃纵形肌条张力参数，观察该药对胃条张力的影响。结果十五味黑药丸能明显降低葡聚糖蓝 2000 的胃内相对残留率及增加其小肠推进率，十五味黑药丸药液能明显增加胃条张力。研究提示十五味黑药丸能促进胃肠运动。

参考文献

[1] 胡婧，易凡力，刘松青. 十五味黑药丸中 4 种活性成分的定性鉴别及胡椒碱的含量测定. 第三军医大学学报，2011，33（6）：621 – 624.

[2] 刘之光，范科华，邹毅，等. 十五味黑药丸对大鼠应激性胃溃疡的影响. 四川生理科学杂志，2007，29（1）：24 – 25.

[3] 邹毅，刘之光，杨芳炬，等. 藏药十五味黑药丸对大鼠胃肠运动的影响. 中药药理与临床，2007，23（5）：172 – 174.

十六味杜鹃花丸

Shiliuwei Dujuanhua Wan

达里居周日布

【处方】
烈香杜鹃	400g	石榴子	100g	豆 蔻	20g
荜 茇	30g	肉 桂	50g	石灰华	70g
红 花	80g	丁 香	20g	木 香	50g
肉豆蔻	10g	沉 香	50g	广 枣	40g
葡 萄	30g	螃 蟹	30g	力嘎都	50g
甘 草	50g				

【制法】以上十六味，粉碎成细粉，过筛，混匀，用水泛丸，干燥，即得。

【性状】本品为棕色水丸；具有香气，味辛，微甘。

【检查】应符合丸剂项下有关的各项规定（通则0108）。

【功能与主治】益气消食，利尿止咳。用于浮肿，消化不良，腹胀疼痛，咳嗽音哑，头昏，头晕及水土不服。

【用法与用量】一次4～5丸，一日3次。

【规格】每丸重0.5g。

【贮藏】密闭，置阴凉干燥处。

【方源】《中华人民共和国卫生部药品标准·藏药》（第一册）

【质量标准研究】

含量测定

（1）GC法测定十六味杜鹃花丸中苄基丙酮的含量[1]

色谱条件与系统适用性试验 采用CP－Wax52 CB毛细管柱（长度30m，内径0.25mm，膜厚0.25μm）；柱温：130℃，进样口：170℃，检测器：170℃，载气氮气：30ml/min；检测器：FID；线速度：28.2cm/s，柱流量：0.8ml/min；进样量1μl。

对照品溶液的制备 精密称取苄基丙酮对照品 57.42mg，置 50ml 量瓶中，用乙酸乙酯溶解并稀释至刻度，作为对照品贮备液（每 1ml 含苄基丙酮为 1.148 4mg）。

供试品溶液的制备 取本品粉末约 2g，精密称定，置具塞锥形瓶中，精密加乙酸乙酯 25ml，称定重量，超声处理 30 分钟，放冷，用乙酸乙酯补足失重，0.45μm 滤膜滤过，取续滤液，作为供试品溶液。

苄基丙酮在 0.011 484 ~ 0.057 42μg 范围内线性关系良好（$r = 0.999\ 6$），平均加样回收率为 97.74%，RSD 为 2.23%。此方法可用于十六味杜鹃花丸中苄基丙酮的含量控制。

（2）GC 法测定十六味杜鹃花丸中丁香酚的含量[2]

色谱条件与系统适用性试验 采用 HP - innowax 毛细管柱（30m × 0.25mm，0.25μm）；以聚乙二醇（PEG）- 20M 为固定相，涂布浓度为 10%，载气（N_2）流速为 42.2cm/sec，进样口温度为 210℃，柱温为 190℃，检测器温度为 210℃，进样量为 2μl。

对照品溶液的制备 精密称取丁香酚对照品 251.04mg，置 25ml 量瓶中，加正己烷溶解并稀释至刻度，精密量取 1ml，置 100ml 量瓶中，加正己烷溶解并稀释至刻度，制成每 1ml 含 100.416μg 的溶液。

供试品溶液的制备 取本品粉末约 3g，精密称定，置具塞锥形瓶中，精密加入正己烷 50ml，称定重量，超声处理（功率 250W，频率 40kMz）15 分钟，放冷，再称定重量，用正己烷补足失重，摇匀，滤过，精密量取续滤液 10ml，置 50ml 量瓶中，加正己烷至刻度，即得。

丁香酚在 50.208 ~ 502.080μg 范围内线性关系良好（$r = 1.000\ 0$），平均加样回收率为 99.23%，RSD 为 0.53%（$n = 6$）。此方法可用于十六味杜鹃花丸中丁香酚的含量控制。

参考文献

［1］刘志勤. 藏药十六味杜鹃花丸中烈香杜鹃的定性、定量分析方法研究. 中成药，2010，32（11）：2019 - 2021.

［2］王静，岳秀峰. 十六味杜鹃花丸中丁香酚含量的 GC 测定法. 职业与健康，2012，28（6）：696 - 697.

十四味羚牛角丸
Shisiwei Lingniujiao Wan

加如久西日布

【处方】 羚牛角　　　　100g　　豆　蔻　　40g　　水牛角　　50g

　　　　紫草茸　　　　100g　　鹿　角　　100g　　石榴子　　150g

　　　　喜马拉雅紫茉莉 180g　　朱　砂　　30g　　熊　胆　　2g

　　　　降　香　　　　100g　　藏茜草　　100g　　肉豆蔻　　40g

　　　　圆柏膏　　　　50g　　红　花　　150g

【制法】 以上十四味，除朱砂、熊胆、圆柏膏外，其余粉碎成细粉，加入朱砂、熊胆细粉，过筛，混匀，用圆柏膏加适量水泛丸，干燥，即得。

【性状】 本品为棕红色水丸；气微，味微甘。

【检查】 应符合丸剂项下有关的各项规定（通则0108）。

【功能与主治】 活血化瘀，调经。用于子宫瘀血，月经不调，腰部酸痛，下腹痛。

【用法与用量】 一次2丸，一日2~3次。

【禁忌】 酸、冷、酒。

【规格】 每丸重0.3g。

【贮藏】 密闭，置阴凉干燥处。

【方源】 《中华人民共和国卫生部药品标准·藏药》（第一册）

【质量标准研究】

鉴别[1]

（1）取本品粉末2g，加乙醚20ml，超声处理5分钟，滤过，滤液弃去，药渣加80％丙酮10ml超声处理10分钟，滤过，滤液作为供试品溶液。另取缺红花的阴性样品适量，同法制成阴性样品溶液。再取红花对照药材0.5g，加乙醚10ml，同法制成对照药材溶液。照薄层色谱法（通则0502）

试验，吸取上述三种溶液各5μl，分别点于同一硅胶 G 薄层板上，以乙酸乙酯－丁酮－甲酸－水（5:3:1:1）为展开剂，展开，取出，晾干。供试品色谱中，在与对照药材色谱相应的位置上，显相同的红色斑点，而缺红花的阴性样品无干扰。

（2）取本品粉末6g，加乙醚50ml，超声处理5分钟，滤过，滤液挥干，残渣加三氯甲烷2ml 溶解，即得供试品溶液。另取肉豆蔻对照药材0.2g，同法制成对照药材溶液。再取缺肉豆蔻的阴性样品适量，同法制成阴性样品溶液。照薄层色谱法（通则0502）试验，吸取上述三种溶液各2μl，分别点于同一硅胶 G 薄层板上，以石油醚－丙酮（10:0.3）为展开剂，展开，取出，晾干，喷以10%磷钼酸乙醇试液，在105℃加热至斑点显色清晰。供试品色谱中，在与对照药材色谱相应的位置上，显相同颜色的斑点，而缺肉豆蔻的阴性样品无干扰。

（3）取本品粉末2g，加乙醚20ml，超声处理5分钟，滤过，滤液弃去，药渣加80%丙酮10ml 超声处理10分钟，滤过，滤液作为供试品溶液。另取缺藏茜草的阴性样品适量，同法制成阴性样品溶液。再取藏茜草对照药材0.5g，加乙醚10ml，同法制成对照药材溶液。照薄层色谱法（通则0502）试验，吸取上述三种溶液各3μl，分别点于同一硅胶 G 薄层板上，以正己烷－乙酸乙酯－甲酸（5:4:0.5）为展开剂，展开，取出，晾干，在紫外光（365nm）下检视。供试品色谱中，在与对照药材色谱相应的位置上，显相同的黄色荧光斑点，而缺藏茜草的阴性样品无干扰。

含量测定

HPLC 法测定十四味羚牛角丸中羟基红花黄色素 A 的含量[2]

色谱条件与系统适用性试验　采用 C$_{18}$色谱柱（4.6mm ×250mm，5μm）；流动相为甲醇－水－磷酸（27:73:0.05）；检测波长为403nm；柱温：25℃；流速：1.0ml/min；进样量：10μl。

对照品溶液的制备　取羟基红花黄色素 A 对照品适量，精密称定，用25%甲醇制成75μg/ml 羟基红花黄色素 A 的对照品溶液。

供试品溶液的制备　取本品粉末3.0g，精密称定，置具塞三角瓶中，精密加入25%甲醇50ml，密塞称重，超声处理40分钟，放冷，再称定重量，用25%甲醇补足失重，摇匀，过滤，取滤液作为供试品溶液。

羟基红花黄色素 A 在 0.15～1.50μg 范围内呈良好的线性关系（r = 0.999 9）；平均加样回收率为98.9%，RSD 为2.04%（n =6）。此方法可用于十四味羚牛角丸中羟基红花黄色素 A 的含量控制。

参考文献

[1] 刘红亚，崔红梅. 藏药十四味羚牛角丸质量标准的研究. 时珍国医国药，2003，14（2）：78 - 79.

[2] 张幸福. HPLC 测定藏药十四味羚牛角丸中的羟基红花黄色素 A. 华西药学杂志，2009，24（1）：86 - 87.

十味豆蔻丸
Shiwei Doukou Wan

素麦居巴日布

【处方】豆　蔻　　25g　　山　奈　　50g　　光明盐　　20g
　　　　荜　茇　　25g　　螃　蟹　　40g　　冬葵果　　75g
　　　　芒果核　　40g　　蒲　桃　　40g　　大托叶云实　40g
　　　　麝　香　　2g

【制法】以上十味，除麝香另研细粉外，其余共研细粉，过筛，加入麝香细粉，混匀，用水泛丸，干燥，即得。

【性状】本品为褐黄色水丸；气微，味甜、辣。

【检查】应符合丸剂项下有关的各项规定（通则0108）。

【功能与主治】补肾，排石。用于肾寒症，膀胱结石，腰部疼痛，尿频、尿闭。

【用法与用量】一次4～5丸，一日2次。

【规格】每丸重0.25g。

【贮藏】密闭，置阴凉干燥处。

【方源】《中华人民共和国卫生部药品标准·藏药》（第一册）

【质量标准研究】

鉴别[1]

（1）取本品粉末3g，加三氯甲烷10ml，超声处理30分钟，滤过，滤液作为供试品溶液。另取胡椒碱对照品适量，加无水乙醇制成每1ml含1mg的溶液作为对照品溶液。另取荜茇对照药材1g，同供试品制备方法制成对照药材溶液。再取缺荜茇的阴性样品适量，同供试品制备方法制成阴性样品溶液。照薄层色谱法（通则0502）试验，吸取上述四种溶液各5～10μl，分别点于同一硅胶G薄层板上，以环己烷－乙酸乙酯（3∶2）为展开剂，展

154

开，取出，晾干，喷以改良碘化铋钾试液。供试品色谱中，在与对照品及对照药材色谱相应的位置上，显相同颜色的斑点，而缺荜茇的阴性样品无干扰。

（2）取本品粉末3g，加甲醇10ml，超声处理30分钟，滤过，滤液作为供试品溶液。另取山柰对照药材0.25g，加甲醇5ml，同法制成对照药材溶液。再取缺山柰的阴性样品适量，同法制成阴性样品溶液。照薄层色谱法（通则0502）试验，吸取上述三种溶液各5μl，分别点于同一硅胶GF$_{254}$薄层板上，以正己烷－乙酸乙酯（18∶1）为展开剂，展开，取出，晾干，在紫外光（254nm）下检视。供试品色谱中，在与对照药材色谱相应的位置上，显相同颜色的荧光斑点，而缺山柰的阴性样品无干扰。

含量测定

HPLC法测定十味豆蔻丸中胡椒碱的含量[2]

色谱条件与系统适用性试验　采用C$_{18}$色谱柱（4.6mm×150mm，5μm）；流动相为甲醇－水（60∶40）；检测波长为343nm；柱温：30℃；流速：1.0ml/min；进样量：10μl。

对照品溶液的制备　精密称取胡椒碱对照品适量，置25ml棕色量瓶中，加甲醇使溶解，并稀释至刻度，摇匀，作为胡椒碱对照品贮备液（448.0μg/ml）。精密吸取胡椒碱对照品贮备液适量，置25ml量瓶中，加甲醇稀释至刻度，摇匀，作为胡椒碱对照品溶液（21.5μg/ml）。

供试品溶液的制备　取本品粉末0.3g，精密称定，置圆底烧瓶中，加50%乙醇30ml，密塞，称定重量，加热回流30分钟，取出，放冷，用50%乙醇补足失重，摇匀，滤过，取续滤液，0.45μm滤膜滤过，即得。

胡椒碱在0.035 8～0.645 1μg范围内呈良好的线性关系（$r=1.000\ 0$）；平均加样回收率为100.73%，RSD为1.33%（$n=6$）。此方法可用于十味豆蔻丸中胡椒碱的含量控制。

【临床应用研究】

观察藏医综合治疗30例膀胱炎的临床疗效[3]。治疗方法为早饭后服十七味大鹏丸，中午十味豆蔻丸加五鹏丸，下午八味檗皮丸，晚上二十八味槟榔丸，早上空腹服仁青常觉，用温开水服用。15天为1个疗程，重者可30天1个疗程。结果30例患者中痊愈者19例，占75.5%；好转者8例，占

17.5%；未愈者3例，占7.0%；总有效率达93%。疗程最长的用5~8周，最短的用1周。

参考文献

［1］李玲莉. 五种藏药制剂质量标准研究. 兰州：甘肃中医学院学位论文，2012：63-64.

［2］陈玉兰，蒲友明，童应鹏，等. HPLC测定藏药十味豆蔻丸中胡椒碱的含量. 第九届全国中药和天然药物学术研讨会，2007，24-26.

［3］斗周才让. 藏医综合治疗膀胱炎的临床观察. 中国民族医药杂志，2013，19（12）：13-14.

十味诃子丸
Shiwei Hezi Wan

阿如久巴日布

【处方】诃　子　　250g　　藏茜草　　100g　　红　花　　150g

　　　　刀　豆　　　40g　　豆　蔻　　 30g　　山矾叶　　100g

　　　　渣驯膏　　　50g　　紫草茸　　100g　　獐牙菜　　100g

　　　　圆柏膏　　　50g

【制法】以上十味，除渣驯膏、圆柏膏外，其余粉碎成细粉，用渣驯膏、圆柏膏加适量水泛丸，干燥，即得。

【性状】本品为棕灰色水丸；气芳香，味微酸苦。

【检查】应符合丸剂项下有关的各项规定（通则0108）。

【功能与主治】清肾热，利尿。用于肾炎，腰膝酸痛，尿频或尿闭，血尿，尿道结石等。

【用法与用量】一次2～3g，一日2次。

【规格】每10丸重2.5g。

【贮藏】密闭，防潮。

【方源】《中华人民共和国卫生部药品标准·藏药》（第一册）

【质量标准研究】

鉴别[1]

(1) 取本品粉末少许，置载玻片上，加水合氯醛封片，置显微镜下观察：石细胞成群或单个散在，淡黄色或鲜黄色，呈类圆形、长卵形、类方形、长方形或长条形，有的略分枝或一端稍尖突，直径15～54μm，壁厚8～20μm，孔沟细密而清晰，不规则分叉或数回分叉，有的胞腔内含黄色颗粒物（诃子）。花粉粒圆球形或椭圆形，直径约60μm，外壁有刺，有3个萌发孔（红花）。

（2）取本品粉末 2g，加 80% 丙酮 15ml，超声处理 10 分钟，滤过，滤液浓缩至 4ml，作为供试品溶液。另取红花对照药材 0.2g，同法制成对照药材溶液。再取缺红花的阴性样品 2g，同法制成阴性样品溶液。照薄层色谱法（通则 0502）试验，吸取上述供试品溶液及阴性溶液各 10μl，对照药材溶液 5μl，分别点于同一硅胶 G 薄层板上，以乙酸乙酯 – 甲酸 – 水（6:1:1）为展开剂，展开，取出，晾干。供试品色谱中，在与对照药材色谱相应的位置上，显相同颜色的斑点，而缺红花的阴性样品无干扰。

（3）取本品粉末 2g，加甲醇 15ml，加热回流 30 分钟，冷却，滤过，滤液浓缩至 5ml，作为供试品溶液。另取山矾叶对照药材 0.5g，同法制成对照药材溶液。再取缺山矾叶的阴性样品 2g，同法制成阴性样品溶液。照薄层色谱法（通则 0502）试验，吸取上述供试品溶液及阴性溶液 5～10μl，对照药材溶液 5μl，分别点于同一硅胶 G 薄层板上，以石油醚（60～90℃）– 甲酸乙酯 – 甲酸（15:5:1）的上层溶液为展开剂，展开，取出，晾干，喷以 5% 硫酸乙醇溶液，在 105℃ 加热至斑点显色清晰。供试品色谱中，在与对照药材色谱相应的位置上，显相同颜色的斑点，而缺山矾叶的阴性样品无干扰。

（4）取本品粉末 2g，加甲醇 10ml，超声处理 30 分钟，滤过，取上清液，作为供试品溶液。另取獐牙菜对照药材 0.5g，同法制成对照药材溶液。另取齐墩果酸对照品适量，加甲醇制成每 1ml 含 1mg 的溶液，作为对照品溶液。再取缺獐牙菜的阴性样品 2g，同供试品制备方法制成阴性样品溶液。照薄层色谱法（通则 0502）试验，吸取上述供试品溶液及阴性溶液 5～10μl，对照药材溶液 5μl，对照品溶液 3μl，分别点于同一硅胶 G 薄层板上，以环己烷 – 三氯甲烷 – 乙酸乙酯 – 甲酸（20:5:8:0.1）为展开剂，展开，取出，晾干，喷以 10% 硫酸乙醇溶液，在 105℃ 加热至斑点显色清晰。供试品色谱中，在与对照药材及对照品色谱相应的位置上，显相同的紫红色斑点，而缺獐牙菜的阴性样品无干扰。

（5）取本品粉末 2g，置锥形瓶中，加水 20ml，摇匀，再加三氯甲烷 25ml，加热回流 30 分钟，冷却，分取三氯甲烷液，蒸干，残渣加三氯甲烷 2ml 溶解，作为供试品溶液。另取藏茜草对照药材 0.5g，同法制成对照药材溶液。再取缺藏茜草的阴性样品 2g，同法制成阴性样品溶液。照薄层色谱法（通则 0502）试验，吸取上述供试品溶液及阴性溶液 5 ~ 10μl，对照药材溶液 5μl，分别点于同一硅胶 G 薄层板上，以正己烷 – 乙酸乙酯 – 甲酸（5∶4∶0.5）为展开剂，展开，取出，晾干，在紫外光（365nm）下检视。供试品色谱中，在与对照药材色谱相应的位置上，显相同的黄色荧光斑点，而缺藏茜草的阴性样品无干扰。

含量测定

（1）HPLC 法测定十味诃子丸中没食子酸的含量[1]

色谱条件与系统适用性试验　采用 C$_{18}$色谱柱（4.6mm ×250mm，5μm）；流动相为甲醇 – 水 – 磷酸（10∶90∶0.01）；检测波长为 273nm；进样量：5μl。

对照品溶液的制备　取没食子酸对照品适量，精密称定，加甲醇制成每 1ml 含 80μg 的溶液，即得。

供试品溶液的制备　取本品粉末 0.5g，精密称定，置具塞锥形瓶中，精密加入甲醇 50ml，密塞，称定重量，加热回流 30 分钟，放冷，再称定重量，用甲醇补足失重，摇匀，滤过，取续滤液（或适当稀释），即得。

没食子酸在 0.157 9 ~ 0.947 5μg 范围内呈良好的线性关系（r = 0.999 7）；平均加样回收率为 99.1%，RSD 为 1.6%（n = 6）。此方法可用于十味诃子丸中没食子酸的含量控制。

（2）HPLC 法测定十味诃子丸中羟基红花黄色素 A 的含量[2]

色谱条件与系统适用性试验　采用 C$_{18}$色谱柱（4.6mm ×250mm，5μm）；流动相为甲醇 –0.1% 磷酸（27∶73）；检测波长为 403nm；流速：1.0ml/min；进样量：10μl。

对照品溶液的制备　精密称取羟基红花黄色素 A 对照品 17.70mg，置 100ml 量瓶中，用 25% 甲醇溶解并稀释至刻度，制成每 1ml 中含羟基红花黄色素 A 0.177mg 的储备液，再精密量取 5ml，置 50ml 量瓶中，加 25% 甲醇定容至刻度，制成每 1ml 含羟基红花黄色素 A 17.7μg 的对照品溶液（含量为 91.8%，每 1ml 含羟基红花黄色素 A 16.25μg）。

供试品溶液的制备　取本品粉末 1g，精密称定，置具塞锥形瓶中，精密加入 25% 甲醇 50ml，密塞，称定重量，超声处理（功率 250W，频率 50kHz）40 分钟，放冷，再称定重量，用 25% 甲醇补足失重，摇匀，滤过，取续滤液，即得。

羟基红花黄色素 A 在 0.032 5 ~ 0.325μg 范围内呈良好的线性关系（$r = 0.999 8$）；平均加样回收率为97.72%，RSD 为1.1%（$n = 9$）。此方法可用于十味诃子丸中羟基红花黄色素 A 的含量控制。

参考文献

［1］张幸福，才毛，骆桂法. 藏药十味诃子丸的质量控制. 中国实验方剂学杂志，2014，20（9）：51 - 55.

［2］董海彦，王水潮. HPLC 测定藏成药十味诃子丸中羟基红花黄色素 A 的含量. 陕西中医，2013，33（12）：1664 - 1666.

十味消食散
Shiwei Xiaoshi San
赛曼久巴

【处方】诃　子　　5g　　石榴子　25g　　肉　桂　　15g

　　　　豆　蔻　　15g　　荜　茇　　15g　　胡　椒　　15g

　　　　光明盐　　10g　　山　奈　　5g　　寒水石（制）15g

　　　　渣驯膏　　15g

【制法】以上十味，粉碎成细粉，过筛，混匀，即得。

【性状】本品为浅棕褐色粉末；气微香，味苦，微咸。

【检查】应符合散剂项下有关的各项规定（通则0115）。

【功能与主治】健胃消食。用于消化不良，胃脘胀满，泛酸，吐泻。

【用法与用量】一次1g，一日2～3次。

【规格】每袋装10g。

【贮藏】密闭，防潮。

【方源】《中华人民共和国卫生部药品标准·藏药》（第一册）

【质量标准研究】

鉴别

（1）取本品1g，加乙醇5ml，超声处理20分钟，滤过，取上清液作为供试品溶液。另取诃子对照药材0.5g，加乙醇10ml，同法制成对照药材溶液。再取缺诃子的阴性样品1g，同法制成阴性样品溶液。照薄层色谱法（通则0502）试验，吸取上述三种溶液各5μl，分别点于同一硅胶G薄层板上，以三氯甲烷－乙酸乙酯－甲酸（8:5:1）为展开剂，展开，取出，晾干，在紫外光（254nm）下检视。供试品色谱中，在与对照药材色谱相应的位置上，显相同的紫色荧光斑点，而缺诃子的阴性样品无干扰[1]。

（2）取本品1g，加乙醇10ml，超声处理30分钟，滤过，取上清液作为供试品溶液。另取胡椒对照药材 1g，同法制成对照药材溶液。再取缺胡椒和荜茇的阴性样品 1g，同法制成阴性样品溶液。照薄层色谱法（通则 0502）试验，吸取上述三种溶液各 2μl，分别点于同一硅胶 G 薄层板上，以苯 - 乙酸乙酯 - 丙酮（7:2:1）为展开剂，展开，取出，晾干，喷以 10% 硫酸乙醇溶液，在 105℃ 加热至斑点显色清晰，在紫外光（254nm）下检视。供试品色谱中，在与对照药材色谱相应的位置上，显相同的红色斑点，而缺胡椒和荜茇的阴性样品无干扰[1]。

（3）取本品 1g，加乙醇 10ml，超声处理 30 分钟，滤过，取上清液作为供试品溶液。另取荜茇对照药材 1g，同法制成对照药材溶液。再取缺胡椒和荜茇的阴性样品 1g，同法制成阴性样品溶液。照薄层色谱法（通则 0502）试验，吸取上述三种溶液各 2μl，分别点于同一硅胶 G 薄层板上，以苯 - 乙酸乙酯 - 丙酮（5:1:0.5）为展开剂，展开，取出，晾干，喷以 10% 硫酸乙醇溶液，在 105℃ 加热至斑点显色清晰，在紫外光（365nm）下检视。供试品色谱中，在与对照药材色谱相应的位置上，显相同的黄色斑点，而缺胡椒和荜茇的阴性样品无干扰[1]。

（4）取本品 1g，加乙醇 10ml，超声处理 30 分钟，滤过，取上清液作为供试品溶液。另取缺山奈的阴性样品 1g，同法制成阴性样品溶液。再取山奈对照药材 1g，加乙醇 20ml，超声处理 10 分钟，滤过，取上清液作为对照药材溶液。照薄层色谱法（通则 0502）试验，吸取上述三种溶液各 5μl，分别点于同一硅胶 G 薄层板上，以正己烷 - 乙酸乙酯（15:1）为展开剂，展开，取出，晾干，在紫外光（254nm）下检视。供试品色谱中，在与对照药材色谱相应的位置上，显相同的褐色荧光斑点，而缺山奈的阴性样品无干扰[1]。

（5）取本品 1g，加乙醇 10ml，超声处理 30 分钟，滤过，取上清液作为供试品溶液。另取缺肉桂的阴性样品 1g，同法制成阴性样品溶液。再取肉桂对照药材 0.5g，加乙醇 10ml，超声处理 20 分钟，滤过，取上清液作为对照药材溶液。照薄层色谱法（通则 0502）试验，吸取上述三种溶液各 5μl，分别点于同一硅胶 G 薄层板上，以石油醚（60～90℃）- 乙酸乙酯（15:3）为展开剂，展开，取出，晾干，在紫外光（254nm）下检视。供试品色谱中，在与对照药材色谱相应的位置上，显相同的红色荧光斑点，而缺肉桂的

162

阴性样品无干扰[1]。

（6）取本品 1g，加乙醇 5ml，超声处理 30 分钟，取上清液作为供试品溶液。另取石榴子对照药材 0.5g，同法制成对照药材溶液。再取缺石榴子的阴性样品适量，同法制成阴性样品溶液。照薄层色谱法（通则 0502）试验，吸取上述供试品溶液及阴性溶液各 10μl，对照药材溶液 3μl，分别点于同一硅胶 GF$_{254}$ 薄层板上，以石油醚（60～90℃）－乙酸乙酯（9∶1）为展开剂，展开，取出，晾干，在紫外光（254nm）下检视。供试品色谱中，在与对照药材色谱相应的位置上，显相同的荧光斑点，而缺石榴子的阴性样品无干扰[2]。

含量测定

（1）HPLC 法测定十味消食散中桂皮醛和胡椒碱的含量[2]

色谱条件与系统适用性试验　采用 C$_{18}$ 色谱柱（4.6mm×250mm，5μm）；柱温：30℃；桂皮醛流动相为乙腈－水（37∶63）；检测波长为 290nm；进样量：10μl。胡椒碱流动相为甲醇－0.01%磷酸溶液（65∶35）；检测波长为 343nm；进样量：5μl。

对照品溶液的制备　取桂皮醛对照品适量，精密称定，加甲醇制成桂皮醛浓度为 30.09μg/ml 的对照品溶液；取胡椒碱对照品适量，精密称定，置棕色量瓶中，加无水乙醇制成胡椒碱浓度为 23.55μg/ml 的对照品溶液。

供试品溶液的制备　取本品约 0.5g，精密称定，置具塞锥形瓶中，精密加入 50%甲醇 50ml，密塞，称定重量，静置 30 分钟后，超声处理 30 分钟，放冷，再称定重量，用 50%甲醇补足失重，摇匀，滤过，取续滤液，即得测桂皮醛供试品溶液。取本品约 0.5g，精密称定，置 100ml 棕色量瓶中，加入无水乙醇 70ml，避光静置 30 分钟后，超声处理 30 分钟，加无水乙醇至刻度，摇匀，滤过，取续滤液，即得测胡椒碱供试品溶液。

桂皮醛在 0.06～0.37μg 范围内呈良好的线性关系（$r=0.9998$），平均加样回收率为 101.0%，RSD 为 2.2%（$n=6$）；胡椒碱在 0.047～0.330μg 范围内呈良好的线性关系（$r=1.0000$），平均加样回收率为 99.7%，RSD 为 0.6%（$n=6$）。此方法可用于十味消食散中桂皮醛和胡椒碱的含量控制。

（2）HPLC 法测定十味消食散中肉桂酸和没食子酸的含量[3]

色谱条件与系统适用性试验　采用 C$_{18}$ 色谱柱（4.6mm×250mm，5μm）；

柱温：室温；流速：1.0ml/min；进样量：10μl；肉桂酸流动相为乙腈 - 0.2%磷酸（30：70）；检测波长为277nm。没食子酸流动相为甲醇 - 0.01% 磷酸（10：90）；检测波长为273nm。

对照品溶液的制备 精密称取肉桂酸、没食子酸对照品17mg和8mg，各置50ml量瓶中，分别加50%甲醇和甲醇溶解并定容，得肉桂酸、没食子酸对照品贮备液。分别精密量取肉桂酸、没食子酸对照品贮备液1.5ml，各置100和25ml量瓶中，分别用50%甲醇和甲醇定容，摇匀，制得浓度为5.05和10.16μg/ml的肉桂酸、没食子酸对照品溶液。

供试品溶液的制备 取本品约1g，精密称定，置具塞锥形瓶中，精密加入50%甲醇50ml，密塞，称定重量，静置30分钟后，超声处理（功率200W，频率40kHz）30分钟，放冷，用50%甲醇补足失重，摇匀，过滤，取续滤液，即得供试品溶液。

肉桂酸在1.01～50.52μg/ml范围内呈良好的线性关系（r = 0.999 9），平均加样回收率为101.2%，RSD为2.18%（n = 6）；没食子酸在2.03～101.64μg/ml范围内呈良好的线性关系（r = 0.999 9），平均加样回收率为102.4%，RSD为1.25%（n = 6）。此方法可用于十味消食散中肉桂酸和没食子酸的含量控制。

参考文献

[1] 马玉花，洪媛. 薄层色谱法鉴别藏药十味消食散中的五味药材. 华西药学杂志，2009，24（4）：426 - 427.

[2] 陈鹏，刘媛慧，骆桂法，等. 藏药十味消食散中石榴子、诃子的TLC鉴别及桂皮醛、胡椒碱的HPLC测定. 世界科学技术 - 中医药现代化，2014，16（12）：2720 - 2724.

[3] 张幸福，刘媛慧，骆桂法，等. 十味消食散的TLC法定性及肉桂酸、没食子酸的HPLC法测定. 中国医药工业杂志，2014，45（6）：573 - 576.

十味黑冰片丸

Shiwei Heibingpian Wan

卡那久巴日布

【处方】 黑冰片　　150g　　　石榴子　　150g　　　肉　桂　　35g

　　　　豆　蔻　　20g　　　　荜　茇　　25g　　　　诃　子　　100g

　　　　光明盐　　20g　　　　波棱瓜子　25g　　　　止泻木子　20g

　　　　熊　胆　　1.5g

【制法】 以上十味，除熊胆另研细粉外，其余共研成细粉，过筛，加入熊胆细分，混匀，加适量水泛丸，干燥，即得。

【性状】 本品为棕黑色水丸；气微，味苦、辛辣。

【检查】 应符合丸剂项下有关的各项规定（通则0108）。

【功能与主治】 温胃消食，破积利胆。用于龙病，食积不化，恶心，培根痞瘤，胆囊炎，胆结石，寒性胆病及黄疸。

【用法与用量】 一次2~3丸，一日2次。

【规格】 每丸重1g。

【贮藏】 密闭，置阴凉干燥处。

【方源】 《中华人民共和国卫生部药品标准·藏药》（第一册）

【质量标准研究】

鉴别[1]

（1）取本品粉末3g，加乙醇10ml，超声处理30分钟，取上清液作为供试品溶液。另取缺诃子的阴性样品3g，同法制成阴性样品溶液。再取没食子酸对照品适量，加乙醇制成每1ml含0.5mg的溶液，作为对照品溶液。照薄层色谱法（通则0502）试验，吸取上述供试品溶液和阴性样品溶液各10μl，对照品溶液5μl，分别点于同一硅胶G薄层板上，以三氯甲烷－乙酸乙酯－甲酸（6:4:1）为展开剂，展开，取出，晾干，喷以2%三氯化铁乙醇溶液。供试品色谱中，在与对照品色谱相应的位置上，显相同颜色的斑点，而缺诃子的阴性样品无干扰。

（2）取本品粉末3g，加乙醇15ml，冷浸，时时振摇，滤过，滤液浓缩至1ml，作为供试品溶液。另取缺肉桂的阴性样品3g，同法制成阴性样品溶液。再取桂皮醛对照品适量，加乙醇制成每1ml含1mg的溶液，作为对照品溶液。照薄层色谱法（通则0502）试验，吸取上述供试品溶液和阴性样品溶液各15μl，对照品溶液5μl，分别点于同一硅胶G薄层板上，以石油醚（60～90℃）－乙酸乙酯（17:3）为展开剂，展开，取出，晾干，喷以二硝基苯肼乙醇试液，在105℃加热至斑点显色清晰。供试品色谱中，在与对照品色谱相应的位置上，显相同颜色的斑点，而缺肉桂的阴性样品无干扰。

（3）取本品粉末4g，加无水乙醇10ml，超声处理30分钟，滤过，滤液浓缩至1ml，作为供试品溶液。另取缺荜茇的阴性样品4g，同法制成阴性样品溶液。再取胡椒碱对照品适量，加无水乙醇制成每1ml含4mg的溶液，作为对照品溶液。照薄层色谱法（通则0502）试验，吸取上述供试品溶液和阴性样品溶液各10μl，对照品溶液5μl，分别点于同一硅胶G薄层板上，以苯－乙酸乙酯－丙酮（7:2:1）为展开剂，展开，取出，晾干，在紫外光（365nm）下检视。供试品色谱中，在与对照品色谱相应的位置上，显相同颜色的荧光斑点，而缺荜茇的阴性样品无干扰。

含量测定

（1）HPLC法测定十味黑冰片丸中桂皮醛的含量[2]

色谱条件与系统适用性试验　采用 C_{18} 色谱柱（4.6mm×250mm，5μm）；流动相为甲醇－水（64:32）；检测波长为343nm；柱温：30℃；流速：1.0ml/min；进样量：10μl。

对照品溶液的制备　精密称取胡椒碱对照品2.23mg，加入无水乙醇溶解，并稀释至100ml量瓶中，摇匀，作为对照品溶液（每1ml含胡椒碱22.3μg）。

供试品溶液的制备　取本品粉末0.3g，精密称定，置具塞锥形瓶中，加石油醚（60～90℃）50ml，密塞，超声处理20分钟，浸渍过夜，再次超声处理20分钟，滤过，滤渣及滤器用石油醚（60～90℃）适量分次洗涤，洗液并入滤液中，挥干，残渣加乙醇使溶解，转移至25ml量瓶中、加乙醇至刻度，摇匀，精密量取 1ml，置 10ml 量瓶中，加甲醇至刻度，摇匀，即得。

桂皮醛在 0.007 4 ~ 0.059μg 范围内呈良好的线性关系（$r = 0.999 5$），平均加样回收率为 94.8%，RSD 为 0.6%（$n = 9$）。此方法可用于十味黑冰片丸中桂皮醛的含量控制。

（2）HPLC 法测定十味黑冰片丸中胡椒碱的含量[1]

色谱条件与系统适用性试验　采用 C_{18} 色谱柱（4.6mm × 150mm，5μm）；流动相为乙腈 – 水 – 醋酸（45∶55∶0.2）；检测波长为 280nm；柱温：30℃；流速：0.8ml/min；进样量：10μl。

对照品溶液的制备　精密称取胡椒碱对照品适量，加甲醇制成每 1ml 含 1.487μg 的溶液，即得。

供试品溶液的制备　取本品粉末约 5g，精密称定，置 25ml 量瓶中，加入无水乙醇适量，超声处理（功率 250W，频率 50kHz）40 分钟，取出，放冷，加无水乙醇至刻度，摇匀，取上清液用 0.45μm 滤膜滤过，即得。

胡椒碱在 0.089 2 ~ 0.446 0μg 范围内呈良好的线性关系（$r = 0.999 9$），平均加样回收率为 97.9%，RSD 为 0.42%（$n = 6$）。此方法可用于十味黑冰片丸中胡椒碱的含量控制。

（3）HPLC 法测定十味黑冰片丸中没食子酸的含量[3]

色谱条件与系统适用性试验　采用 C_{18} 色谱柱（4.6mm × 150mm，5μm）；流动相为乙腈 – 4% 磷酸（5∶95）；检测波长为 272nm；柱温：25℃；流速：0.8ml/min；进样量：10μl。

对照品溶液的制备　取没食子酸对照品 10.30mg，精密称定，置 25ml 棕色量瓶中，加流动相至刻度，摇匀，制成浓度为 412μg/ml 的对照品溶液。

供试品溶液的制备　取本品粉末约 0.6g，精密称定，置 100ml 量瓶中，精密加入甲醇 80ml，超声处理 30 分钟，放冷，用甲醇溶解并稀释刻度，摇匀，滤过，即得。

没食子酸在 0.4 ~ 2.0μg 范围内呈良好的线性关系（$r = 0.999 3$），平均加样回收率为 99.64%，RSD 为 0.22%（$n = 6$）。此方法可用于十味黑冰片丸中没食子酸的含量控制。

【临床应用研究】

十味黑冰片丸、十一味诃子丸、破瘤月晶散三药均为藏医的传统方剂，三药合用具有清热化石、疏肝利胆、破痞瘤的作用，以治疗慢性胆囊炎、胆石症[4]。观察三药合用治疗经 B 超检查，确诊为慢性胆囊炎、肝内胆管或胆结石的患者 52 例。治疗方法为每日早晨 4 丸十味黑冰片丸开水空腹服用，中午饭前十一味诃子丸 4 丸开水服用，每日晚饭后 1 小时破瘤月晶胶囊 5 粒开水服用，疗程 1～3 个月。结果经每月进行 1 次 B 超检查，痊愈 23 例，好转 21 例，无效 7 例，总有效率为 84%。

观察藏医疗法治疗血赤性（热性）胃病 18 例[5]。治疗方法为仁青常觉或仁青芒觉 1g，将药物头天晚上浸泡，次日早上空腹用温开水送服；帕朱丸 2g，早饭后半小时口服；十味黑冰片丸 2g，中午饭后口服；十五味黑药丸 2g，晚上饭后半小时口服。结果治愈 7 例，显效 8 例，有效 2 例，总有效率为 94%。

参考文献

［1］仇朝红，张炜．藏药十味黑冰片丸的质量控制．中国医院药学杂志，2011，31（15）：1312－1313.

［2］冯尚红，刘海红，虎延龙．HPLC 法测定十味黑冰片丸中桂皮醛的含量．北方药学，2013，10（5）：12－13.

［3］张小青，张雪菊．HPLC 测定十味黑冰片丸中没食子酸含量．中国民族民间医药，2012，21（19）：37，39.

［4］牛万玛．藏医药治疗慢性胆囊炎胆石症 52 例临床观察．中国民族医药杂志，1999，5（2）：9.

［5］李毛才让，切军加．疏肝和胃理气解毒法治疗慢性胃炎 62 例．中国中医药现代远程教育，2009，11（7）：98－99.

七十味珍珠丸
Qishiwei Zhenzhu Wan

然纳三培

【处方】由珍珠、檀香、降香、九眼石、西红花、牛黄、麝香等药味加工制成的丸剂。

【性状】本品为黑色的水丸；气芳香，味甘、涩、苦。

【检查】应符合丸剂项下有关的各项规定（通则0108）。

【功能与主治】安神，镇静，通经活络，调和气血，醒脑开窍。用于"黑白脉病"、"龙血"不调；中风、瘫痪、半身不遂、癫痫、脑溢血、脑震荡、心脏病、高血压及神经性障碍。

【用法与用量】研碎后开水送服。重病人一日1g，每隔3～7日1g。

【注意】禁用陈旧、酸性食物。

【规格】（1）每30丸重1g（2）每丸重1g。

【贮藏】密封。

【方源】《中华人民共和国药典》2015年版一部

【药理活性研究】

观察七十味珍珠丸对老年痴呆模型大鼠学习记忆的影响并讨论作用机制[1]。将40只SD大鼠随机分为对照组、AD模型组、尼莫地平阳性对照组、七十味珍珠丸组。颈背部皮下注射D-半乳糖及侧脑室注射Aβ25-35制作老年痴呆大鼠模型，用七十味珍珠丸灌胃（1.65g/kg）治疗，通过Morris水迷宫测试各组大鼠的学习记忆能力，采用比色法测定大鼠血清中SOD活力、MDA含量。结果七十味珍珠丸能够显著增强AD模型大鼠的学习记忆能力，并能显著提高大鼠血清中SOD活力（$p < 0.01$）。研究提示七十味珍珠丸通过降低自由基水平发挥抗老年痴呆模型大鼠的新的药效学作用。

观察七十味珍珠丸抗实验性大鼠脑血栓形成的作用，并初步探讨其作用机制[2]。用结扎颈外动脉同时颈内动脉注射复合血栓诱导剂的方法建立实验性脑血栓形成大鼠模型。以阿司匹林作为阳性对照组，观察七十味珍珠丸对实验性脑血栓大鼠脑梗塞区伊文思蓝含量、脑水肿程度、血液流变学指标及血浆中血栓素 A_2（TXA_2）、前列环素（PGI_2）水平的影响。结果与模型组相比，七十味珍珠丸高剂量（300mg/kg）、中剂量（150mg/kg）、低剂量（75mg/kg）都不同程度的减轻了实验性模型大鼠脑血栓程度、脑水肿程度；降低了全血低切黏度、血浆黏度、红细胞聚集指数；同时抑制了模型大鼠血浆中 TXA_2 和 PGI_2 这对活性物质的失衡。研究提示七十味珍珠丸可抑制血栓诱导剂诱导的脑血栓形成；其机制可能与下调血液流变学指标和改善 TXA_2/PGI_2 系统失衡有关。

研究七十味珍珠丸对大鼠实验性心肌梗死的保护作用[3]。采用 SD 成年雄性大鼠，结扎冠状动脉左前降支造成急性心肌梗死模型；实验大鼠随机分为假手术组、缺血模型组、七十味珍珠丸组；从血清酶学、大鼠心肌微血管形态学变化探讨七十味珍珠丸抗心肌缺血作用。结果七十味珍珠丸可明显降低大鼠血清乳酸脱氢酶、肌酸磷酸激酶的释放（$p < 0.05$），并能提高心肌组织超氧化物歧化酶活性，降低丙二醛含有量（$p < 0.05$），促进心肌缺血后功能性侧支循环的建立。研究表明七十味珍珠丸对急性缺血心肌具有明显的保护作用，其机制可能与其对抗自由基损伤，增强体内抗氧化酶活性，促进心肌缺血后功能性侧支循环的建立有关。

观察七十味珍珠丸（RNSP）对轻中度阿尔茨海默病（AD）患者血清 β 淀粉样蛋白（Aβ）和炎性细胞因子的影响，探讨 RNSP 防治 AD 可能的机制[4]。100 例 AD 患者分为治疗组和对照组。采用随机、单盲、药物对照的试验设计方法。治疗组 RNSP 口服 1g/天。对照组吡拉西坦口服 2.4g/天。疗程均为 12 周。采用简易精神状态量表（MMSE）、阿尔茨海默病评估量表的认知分量表（ADAS - cog）和日常生活活动量表（ADL）问卷调查。受试患者血清（$A\beta_{40}$ 和 $A\beta_{42}$）采用酶标免疫吸附法（ELISA）进行测定。白介素（IL）-1β、IL -2、IL -6、IL -8 和肿瘤坏死因子（TNF - α）测定采用放射免疫法。结果 RNSP 治疗 AD 患者 4 周后，MMSE 总分、ADAS - cog 和 ADL 有改善，12 周时，MMSE 评分显著增高，ADAS - cog 评分进一

170

步降低，ADL 评分中生活自理能力和使用工具能力均有明显改善。而吡拉西坦组的各个项目评分无明显改善（$p > 0.05$）。RNSP 能够减少 AD 患者血清 TNF – α、IL – 1β、IL – 6 和 Aβ$_{42}$ 水平，尤其治疗 12 周后更加明显。Aβ$_{42}$/Aβ$_{40}$ 比值在治疗 12 周后有逐渐下降趋势（$p < 0.05$ 和 $p < 0.01$）。直线相关分析发现，血清中 Aβ$_{42}$ 水平与 TNF – α，IL – 1β 和 IL – 6 有相关性。RNSP 对 AD 患者血清 Aβ$_{40}$ 和 IL – 8 的表达无明显的影响。研究提示 RNSP 可能通过下调炎性细胞因子 TNF – α、IL – 1β 和 IL – 6 水平使 Aβ$_{42}$/Aβ$_{40}$ 比值下降，减缓了 AD 的进程，从而改善 AD 患者认知功能，提高了社会活动和日常生活的能力。

【临床应用研究】

观察尼莫地平注射液联合七十味珍珠丸治疗短暂性脑缺血发作的临床疗效，总结其临床价值[5]。将短暂性脑缺血发作患者 60 例，随机分为对照组和观察组两组，每组患者 30 例，对照组给予银杏注射液 20ml 静滴，每日 1 次、肠溶阿司匹林 100mg 口服，每日 1 次，共 10 天；观察组给予尼莫地平注射液 10mg 静滴，每日 1 次、七十味珍珠丸 1g，研碎后开水送服，每日 1 次，共 10 天。结果观察组总有效率为 90%，对照组总有效率为 83.3%。两组比较有显著性差异，具有统计学意义。经观察，尼莫地平注射液联合七十味珍珠丸治疗短暂性脑缺血发作具有较好的临床效果。

探讨七十味珍珠丸镇静安神的效果[6]。将 80 例失眠患者随机分为治疗组 40 例和对照组 40 例，治疗组给予七十味珍珠丸治疗，对照组给予谷维素治疗。疗程均为 14 天。根据 WTO 最新颁布的疗效标准，按公式：睡眠率 = 实验入睡时间/上床至起床总时间 ×100% 计算，用睡眠率检测法来评价失眠病疗效。观察两组临床疗效，结果治疗组疗效优于对照组（$p < 0.05$）。研究表明七十味珍珠丸具有较好的镇静安神的效果。

观察服用含有重金属的七十味珍珠丸对人体肝肾功能和血液系统指标的影响[7]。纳入 30 例病例，服药 15 天。采集服药前、服药期间（服药 15 天时）和停药后（停药 15 天时）的血样。检测血常规、肝肾功能和凝血四项，分析七十味珍珠丸对各项指标的影响。结果服药中血小板比服药前增加 6.74%，有显著性差异（$p < 0.05$）；与服药前相比，停药后嗜碱性粒细胞增加 35.90%，有极显著性差异（$p < 0.01$），血肌酐增加 7.91%，有显著性

差异（$p < 0.05$）；但所有差异性变化均在人体指标的正常范围内；其他检测指标服药前、中、后均没有显著性差异（$p > 0.05$）。通过七十味珍珠丸对人体肝肾功能和血液系统指标影响的研究，初步判断按藏医理论服用七十味珍珠丸对人体是安全的。

参考文献

［1］白振忠，靳国恩，芦殿香，等．藏药七十味珍珠丸对老年痴呆模型大鼠学习记忆和超氧化物歧化酶、丙二醛的影响．青海医学院学报，2011，32（1）：29－31，43.

［2］甄丽芳，黄福开，罗远带，等．七十味珍珠丸抗大鼠脑血栓形成作用及机制研究．中药药理与临床，2014，30（3）：116－118.

［3］吴穹，马祁生，刘永年．藏药七十味珍珠丸对实验性心肌缺血大鼠的保护作用．中成药，2012，34（1）：358－359.

［4］朱爱琴，褚以德，李国峰，等．藏药七十味珍珠丸对阿尔茨海默病患者血清 β 淀粉样蛋白和炎性细胞因子的影响．中华老年医学杂志，2011，30（2）：133－136.

［5］次旦平措，胡勇．尼莫地平注射液联合七十味珍珠丸治疗短暂性脑缺血发作的临床观察．西藏医药，2014，35（4）：131－32.

［6］孙美玲，邱进．七十味珍珠丸镇静安神作用临床观察．中国当代医药，2012，19（22）：110－111.

［7］于明杰，杨红霞，李林帅，等．七十味珍珠丸对人体肝肾功能和血液系统指标的影响．时珍国医国药，2014，25（12）：2848－2851.

七味红花殊胜丸
Qiwei Honghua Shusheng Wan
苦空确屯日布

【处方】红　花　112.5g　　天竺黄　75g　　獐牙菜　75g

　　　　诃　子　100g　　　麻　黄　75g　　木香马兜铃 75g

　　　　五脉绿绒蒿 75g

【制法】以上七味，粉碎成细粉，过筛，混匀，加适量水泛丸，干燥，即得。

【性状】本品为黄褐色水丸；气微香，味苦。

【检查】应符合丸剂项下有关的各项规定（通则0108）。

【功能与主治】清热消炎、保肝退黄。用于新旧肝病，劳伤引起的肝血增盛，肝肿大，巩膜黄染，食欲不振。

【用法与用量】一次4~6丸，一日2次，早晚服。

【规格】每丸重0.3g。

【贮藏】密闭，防潮。

【方源】《中华人民共和国卫生部药品标准·藏药》（第一册）

【质量标准研究】

鉴别[1]

（1）取本品粉末1g，加80％丙酮5ml，密塞，振摇15分钟，静置，取上清液作为供试品溶液。另取红花对照药材0.5g，同法制成对照药材溶液。再取缺红花的阴性样品适量，同法制成阴性样品溶液。照薄层色谱法（通则0502）试验，吸取上述供试品溶液和阴性样品溶液各10μl，对照药材溶液5μl，分别点于同一硅胶H薄层板上，以乙酸乙酯－甲酸－水－甲醇（7：2：3：0.4）为展开剂，展开，取出，晾干。供试品色谱中，在与对照药材色谱相应的位置上，显相同的红色斑点，而缺红花的阴性样品无干扰。

（2）取本品粉末 2g，加乙醇 30ml，超声处理 30 分钟，滤过，滤液蒸干，残渣加 2ml 乙酸乙酯使溶解，作为供试品溶液。另取诃子对照药材 1g，同法制成对照药材溶液；取没食子酸对照品适量，加乙酸乙酯制成 0.3mg/ml 的溶液，作为对照品溶液。再取缺诃子的阴性样品适量，同供试品制备方法制成阴性样品溶液。照薄层色谱法（通则 0502）试验，吸取上述四种溶液各 10μl，分别点于同一硅胶 G 薄层板上，以三氯甲烷 - 乙酸乙酯 - 甲酸（5：4：1）为展开剂，展开，取出，晾干，喷以 2% 三氯化铁乙醇溶液。供试品色谱中，在与对照品和对照药材色谱相应的位置上，显相同的蓝色斑点，而缺诃子的阴性样品无干扰。

（3）取本品粉末 4g，加浓氨试液 1ml，充分润湿，再加三氯甲烷 30ml，振摇 2 小时，滤过，滤液蒸干，残渣加甲醇 2ml 充分振摇，滤过，滤液作为供试品溶液。另取缺麻黄的阴性样品适量，同法制成阴性样品溶液。再取盐酸麻黄碱对照品适量，加甲醇制成 1mg/ml 的溶液，作为对照品溶液。照薄层色谱法（通则 0502）试验，吸取上述三种溶液各 10μl，分别点于同一硅胶 G 薄层板上，以三氯甲烷 - 甲醇 - 浓氨试液（20：5：0.5）为展开剂，展开，取出，晾干，喷以茚三酮试液，在 105℃ 加热至斑点显色清晰。供试品色谱中，在与对照品色谱相应的位置上，显相同的橘红色斑点，而缺麻黄的阴性样品无干扰。

含量测定

（1）HPLC 法测定七味红花殊胜丸中羟基红花黄色素 A 的含量[1]

色谱条件与系统适用性试验 采用 C_{18} 色谱柱（4.6mm ×250mm，5μm）；流动相为甲醇 - 乙腈 - 0.7% 磷酸溶液（26：2：27）；检测波长为 403nm；柱温：30℃。

对照品溶液的制备 精密称取羟基红花黄色素 A 对照品适量，加 25% 甲醇制成 25μg/ml 的对照品溶液。

供试品溶液的制备 取本品粉末 0.5g，精密称定，置具塞锥形瓶中，加入 50ml 25% 甲醇，密塞，称定重量，摇匀，超声处理（250W、50kHz）40 分钟，取出，放冷，再称定重量，用 25% 甲醇补足失重，摇匀，过滤，取续滤液，即得供试品溶液。

羟基红花黄色素 A 在 0.024 1 ~ 0.385 2μg 范围内呈良好的线性关系

（$r = 0.999\,9$），平均加样回收率为 98.76%，RSD 为 1.42%（$n = 6$）。此方法可用于七味红花殊胜丸中羟基红花黄色素 A 的含量控制。

（2）HPLC 法测定七味红花殊胜丸中没食子酸的含量[2]

色谱条件与系统适用性试验　采用 C_{18} 色谱柱（4.6mm ×250mm，5μm）；流动相为甲醇 – 0.04% 磷酸（5∶95）；检测波长为 274nm；柱温：35℃；流速：1.0ml/min；进样量：10μl。

对照品溶液的制备　精密称取没食子酸对照品适量，加甲醇制成每 1ml 含 100μg 的溶液，即得。

供试品溶液的制备　取本品粉末约 2.0g，精密称定，加入甲醇 15ml，超声处理 30 分钟，抽滤，以甲醇洗涤滤渣两次，1ml/次，滤渣重复上述操作，所得滤液与前一次滤液合并，浓缩后定容至 50ml，0.45μm 滤膜滤过，即得。

没食子酸在 0.010\,3 ~ 0.206μg 范围内呈良好的线性关系（$r = 0.999\,8$），平均加样回收率为 103.08%，RSD 为 1.88%（$n = 6$）。此方法可用于七味红花殊胜丸中没食子酸的含量控制。

（3）HPLC 法测定七味红花殊胜丸中马兜铃酸 A 的含量[3]

色谱条件与系统适用性试验　采用 C_{18} 色谱柱（4.6mm ×250mm，5μm）；流动相为乙腈 – 0.05% 磷酸（45∶55）；检测波长为 322nm；柱温：30℃；流速：1.0ml/min；进样量：10μl。

对照品溶液的制备　精密称取马兜铃酸 A 对照品 7.40mg，置 100ml 量瓶中，加甲醇溶解并稀释至刻度，摇匀，取 2ml 置 10ml 量瓶中，加甲醇至刻度摇匀，即得，马兜铃酸 A 对照品溶液浓度为 14.8μg/ml。

供试品溶液的制备　取本品粉末约 0.6g，精密称定，置具塞锥形瓶中，精密加入 70% 甲醇 25ml，摇匀，超声处理（功率 250W，频率 50kHz）40 分钟，取出，过滤，同时用少量 70% 甲醇冲洗药渣，并入滤液，滤液蒸干，残渣加 25ml 水使溶解，水液用 6mol/L 盐酸调 pH 值至 1，用三氯甲烷萃取 4 次（每次 20ml），合并三氯甲烷，蒸干，残渣用甲醇溶解并转移至 25ml 量瓶中，用甲醇定容至刻度，摇匀，滤过，取续滤液，即得。

马兜铃酸 A 在 0.014\,8 ~ 0.294μg 范围内呈良好的线性关系（$r = 0.999\,9$），平均加样回收率为 98.9%，RSD 为 1.0%（$n = 9$）。此方法可用于七味红花殊胜丸中马兜铃酸 A 的含量控制。

【药理活性研究】

研究七味红花殊胜丸对实验性肝损伤的保护作用[4]。结果表明，七味红花殊胜丸高、中剂量组能显著抑制四氯化碳所致慢性肝损伤大鼠血清谷丙转氨酶（ALT）和谷草转氨酶（AST）的升高，并提高血清总蛋白含量，减轻肝组织的病理损害程度；高、中剂量能显著抑制 D – 半乳糖胺盐酸盐所致急性损伤小鼠 ALT 及肝组织的病理损害程度；各剂量组对小鼠异硫氰酸苯酯（APIT）所致黄胆模型均有非常显著的降低血清总胆红素及 ALT 作用；高剂量组能明显提高小鼠网状内皮系统吞噬功能。研究提示七味红花殊胜丸对实验性肝损伤有保护作用，其降酶退黄作用明显。

考察七味红花殊胜丸的体外抑菌作用，为临床应用提供理论依据[5]。采用琼脂平板打孔法研究七味红花殊胜丸对 3 种标准菌株（金黄色葡萄球菌 ATCC25923、大肠杆菌 ATCC25922、沙门菌 CMCC50319）及 20 株临床分离菌株的抑菌作用；用二倍稀释法测定该药对敏感菌株的最小抑菌浓度（MIC）。结果七味红花殊胜丸对革兰阳性菌有明显的体外抑菌作用，但对革兰阴性菌作用较弱，对金黄色葡萄球菌、表皮葡萄球菌及人葡萄球菌的 MIC 为 6.25 ~ 12.5g/L。研究表明七味红花殊胜丸对革兰阳性临床菌株有显著的体外抑菌作用，具有较高的临床应用价值。

参考文献

[1] 郑永彪，魏玉海. 七味红花殊胜丸中药材的鉴定及羟基红花黄色素 A 的测定. 华西药学杂志，2011，26（4）：395 – 396.

[2] 郑虹. 高效液相色谱测定七味红花殊胜丸中没食子酸的含量. 时珍国医国药，2009，20（3）：667 – 668.

[3] 魏玉海，王慧春，刘亚蓉，等. 木香马兜铃与七味红花殊胜丸中马兜铃酸 A 测定研究. 中成药，2011，33（12）：2186 – 2188.

[4] 陈齐英，黄明，陈武. 七味红花殊胜丸对实验性肝损伤的保护作用. 四川生理科学杂志，2000，22（2）：23 – 25.

[5] 贺平，胡群英，刘航，等. 藏药七味红花殊胜丸体外抑菌作用研究. 现代中西医结合杂志，2013，22（24）：2708 – 2709.

七味槟榔散
Qiwei Binglang San
苦又屯觉

【处方】槟　榔　　300g　　硇　砂　　75g　　山　奈　　150g
　　　　石榴子　　150g　　肉　桂　　150g　　豆　蔻　　150g
　　　　荜　茇　　150g

【制法】以上七味，粉碎成细粉，过筛，混匀，即得。

【性状】本品为棕褐色粉末；气微香，味甘、涩。

【检查】应符合散剂项下有关的各项规定（通则0115）。

【功能与主治】温肾益肾。用于肾脏疾病。

【用法与用量】一次1g，一日2次。

【规格】每袋装10g。

【贮藏】密闭，置阴凉干燥处。

【方源】《中华人民共和国卫生部药品标准·藏药》（第一册）

【质量标准研究】

检查

重金属检查[1]

标准铅溶液的制备　精密量取在105℃下干燥至恒重的硝酸铅0.159 8g，置1 000ml的量瓶中，加硝酸5ml、水50ml溶解后，用水稀释至刻度，摇匀，作为储备液。临用前，精密量取储备液10ml，置100ml的量瓶中，加水稀释至刻度，摇匀，即得。

硫代乙酰胺试液的制备　取硫代乙酰胺4g，加水溶解成100ml，置冰箱中保存，临用前取混合液（由1mol/L氢氧化钠溶液15ml、水50ml及丙三醇20ml组成）5.0ml，加上述硫代乙酰胺溶液1.0ml，置水浴上加热20s，冷却，立即使用。

177

醋酸盐缓冲液的制备 取醋酸铵 25g，加水 25ml 溶解后，加 7mol/L 盐酸溶液 38ml，用 2mol/L 盐酸溶液调 pH 值至 3.5（精密 pH 试纸），用水稀释至 100ml，即得。

供试品溶液的制备 精密称定本品粉末 1.000g，置坩埚中，在电炉上缓缓加热至冒白烟，但不得起明火，放冷至室温，加硫酸 0.5ml 使湿润，低温加热使硫酸蒸气除尽后，再在马福炉中 500～600℃ 炽灼至完全灰化，移至干燥器内，放冷至室温，加硝酸 0.5ml 蒸干，至氧化氮蒸气除尽后，放冷，加盐酸 2ml，置水浴上蒸干后，加水 15ml，滴加氨试液至对酚酞指示液显中性，再加醋酸盐缓冲液 2ml，微热溶解后，完全移至钠氏比色管中，加水稀释成 25ml 即得。

对照品溶液的配制 取 0.5ml 硝酸置坩埚中蒸干后，加醋酸盐缓冲液 2ml 与水 15ml，微热溶解后，移至钠氏比色管中，加入标准铅溶液 2.5ml，再用水稀释成 25ml 即得。

在供试品试管及对照品试管中分别加入硫代乙酰胺试液各 2ml，摇匀，放置 2 分钟，同置白纸上，自上向下透视，比较供试品与对照品的颜色。实验结果显示，供试品的颜色浅于对照品的颜色，表明七味槟榔散中重金属没有超标，含量符合《中国药典》规定。

含量测定

HPLC 法测定七味槟榔散中桂皮醛的含量[2]

色谱条件与系统适用性试验 采用 C_{18} 色谱柱（4.6mm×250mm，5μm）；流动相为乙腈－水（26:2:27）；检测波长为 290nm；流速 1.0ml/min；进样量：10μl。

对照品溶液的制备 精密称取桂皮醛对照品适量，加甲醇制成每 1ml 含 10μg 的溶液，即得。

供试品溶液的制备 精密称取本品 0.2g，置 100ml 量瓶中，加甲醇适量超声处理 20 分钟，放冷，加甲醇定容至刻度，摇匀，用 0.45μm 微孔滤膜滤过，即得供试品溶液。

桂皮醛在 0.02～0.10μg 范围内呈良好的线性关系（r=1.000 0），平均加样回收率为 99.15%，RSD 为 0.12%（n=6）。此方法可用于七味槟榔散中桂皮醛的含量控制。

参考文献

［1］马玉花，常立德．七味槟榔散中重金属测定．青海科技，2009，（1）：31－32.

［2］何启香，王迪科，常立德．高效液相色谱法测定七味槟榔散中桂皮醛含量．中国药业，2014，23（18）：48－49.

[1] 旦正扎西，索南才让．上海传统藏药浴的临床应用[J]．青海科技，2009，(1)：31–32.

[2] 仲格嘉，王国柱．察合藏医经典著作《四部医典》中医药名录辨识[J]．中国藏医，2014，23 (8)：43.

七味铁屑丸

Qiwei Tiexie Wan

达 堆

【处方】铁屑（诃子制）　250g　　北寒水石（奶制）　300g

　　　　藏木香　　　　　150g　　木　香　　　　　100g

　　　　甘青青蓝　　　　150g　　红　花　　　　　150g

　　　　五灵脂膏　　　　80g

【制法】以上七味，除五灵脂膏外，其余铁屑等六味粉碎成细粉，过筛，混匀；取五灵脂膏与适量水泛丸，另用适量的铁屑浆（取诃子制铁屑1份，加水4份，混匀成浆）打光，干燥，即得。

【性状】本品为黑色的水丸；气香，味苦。

【检查】应符合丸剂项下有关的各项规定（通则0108）。

【功能与主治】行气活血，平肝清热止痛。用于肝区疼痛，肝脏肿大。

【用法与用量】口服。一次1g，一日2次。

【规格】每丸重1g。

【贮藏】密闭，防潮。

【方源】《中华人民共和国药典》2015年版一部

【质量标准研究】

含量测定

（1）HPLC法测定七味铁屑丸中木香烃内酯和去氢木香内酯的含量[1]

色谱条件与系统适用性试验　采用C_{18}色谱柱（4.6mm ×250mm，5μm）；流动相为甲醇－水（65∶35）；检测波长为225nm；流速1.0ml/min；柱温：30℃；进样量：10μl。

对照品溶液的制备　精密称取木香烃内酯对照品11.50mg和去氢木香内酯对照品11.90mg，置50ml量瓶中，加甲醇至刻度，摇匀，得每1ml含木香烃内酯 0.23mg、去氢木香内酯 0.238mg 的溶液,作为对照品贮备液;精密吸取 5ml 置 10ml 量瓶中,加甲醇至刻度,即得每 1ml 含木香烃内酯 115μg、去氢木香内酯 119μg 的对照品溶液。

供试品溶液的制备 精密称取本品粉末 1.5g,置具塞锥形瓶中,精密加入甲醇 25ml,密塞,称定重量,放置过夜,超声处理(功率 350W,频率 35kHz)30 分钟,放冷,用甲醇补足失重,摇匀,滤过,取续滤液作为供试品溶液。

木香烃内酯在 11.5~115μg/ml 范围内呈良好的线性关系($r = 0.999\ 9$),平均加样回收率为 100.96%,RSD 为 1.28%($n = 6$);去氢木香烃内酯在 11.9~119μg/ml 范围内呈良好的线性关系($r = 0.999\ 8$),平均加样回收率为 100.74%,RSD 为 1.04%($n = 6$)。此方法可用于七味铁屑丸中木香烃内酯和去氢木香内酯的含量控制。

(2)HPLC 法测定七味铁屑丸中腺苷的含量[2]

色谱条件与系统适用性试验 采用 C_{18} 色谱柱(4.6mm ×250mm,5μm);流动相为甲醇 - 磷酸盐缓冲溶液(0.01mol/L,pH 6.5)(5:95);检测波长为 260nm;流速 1.0ml/min;柱温:30℃;进样量:5μl。

对照品溶液的制备 精密称取腺苷对照品适量,加甲醇制成每 1ml 含 0.112mg 的溶液,摇匀,即得。

供试品溶液的制备 精密称取本品粉末 10.0g,加入 90% 甲醇水溶液 50ml,密塞,超声处理(功率 250W,频率 33kHz)40 分钟,静置过滤,滤渣重复提取 2 次,过滤,合并滤液,浓缩后置 10ml 量瓶中加 90% 甲醇水溶液定容,摇匀,0.45μm 微孔滤膜滤过,取续滤液,即得。

腺苷在 0.224~1.12μg 范围内呈良好的线性关系($r = 0.999\ 9$),平均加样回收率为 98.1%,RSD 为 1.7%($n = 6$)。此方法可用于七味铁屑丸中腺苷的含量控制。

(3)分光光度法测定七味铁屑丸中铁的含量[3]

七味铁屑丸通过浓硫酸消化处理后,加入盐酸羟胺将其中的铁(Ⅲ)还原为铁(Ⅱ),在 pH 为 4.5 的条件下,用联吡啶分光光度法,在波长为 526nm 处测定硫酸亚铁含量。

对照品溶液的制备 取硫酸亚铁对照品约 0.4g,精密称定,置 100ml

量瓶中，加硫酸（1→20）1ml 和水 80ml 使溶解，加水定容，摇匀，精密量取 2ml，置 100ml 量瓶中，加水定容，摇匀，即得（80μg/ml 硫酸亚铁）（临用配制）。

供试品溶液的制备 取本品粉末约 0.7g，精密称定，置干燥的烧瓶中，沿瓶壁缓缓加入 10ml 浓硫酸，稍摇匀后于瓶口放一小漏斗，将烧瓶置于电热套上，小火加热，待泡沸完全停止后，加强火力，并保持瓶内液体微沸，至液体呈黄色澄清透明后，继续加热 30 分钟，放冷，沿瓶壁缓缓加水稀释，振摇使混合，放冷后，用氢氧化钠溶液调节 pH 为 3～5，转移至 100ml 量瓶中，加水定容，摇匀，精密量取 2ml，置 100ml 量瓶中，加水定容，摇匀，即得。

硫酸亚铁在 1.6～16μg/ml 范围内呈良好的线性关系（$r = 0.9998$），平均回收率为 99.66%，RSD 为 0.94%（$n = 6$）。此方法可用于七味铁屑丸中铁含量的测定。

【药理活性研究】

观察七味铁屑丸对环磷酰胺致小鼠贫血模型的治疗作用[4]。采用环磷酰胺 100mg/kg 的剂量，以 0.2ml/10g 腹腔注射 5 天建立贫血小鼠模型，分别以生品、炮制品和七味铁屑丸不同浓度灌胃给药，观察小鼠的恢复情况，并检测各项血液指标。结果与模型组小鼠比较，生品组小鼠体质量持续下降，并有死亡现象；炮制品和七味铁屑丸组，小鼠体重呈上升趋势，血液生化指标有一定恢复趋势，七味铁屑丸组比炮制品组恢复情况好；与模型组比较，炮制品剂量为 0.11g/kg 和 0.15g/kg 时，血小板的检测结果有显著差异（$p < 0.05$），七味铁屑丸的剂量为 0.50g/kg 和 0.70g/kg 时，红细胞和血小板有极显著差异（$p < 0.01$）。研究提示与生铁屑相比，铁屑炮制品能明显增强机体对铁的吸收，从而促进贫血模型的恢复；而七味铁屑丸的作用比铁屑炮制品单独使用时的作用明显。

【临床应用研究】

观察藏药治疗肝硬化（庆查木布杰巴）的临床疗效[5]。对确诊肝硬化的 70 例病人，以七味铁屑丸为基础配伍其他藏成药，治疗不同类型的肝硬化患者，口服 45 天，观察其临床疗效。结果显效 17 例，占 24.29%；好转 47 例，占 67.14%；无效 6 例，占 8.57%；总有效率为 91.43%；三大常规和肾功治疗前后对比无显著性差异。经临床观察表明，藏医治疗肝硬化具有独特疗效，且无明显毒副作用。

观察藏医治疗急性黄疸型肝炎 16 例[6]。全部病例在抗感染、支持、综合的基础上加用藏药七味铁屑丸 2g、十味黑白丸 2g、十一味金色散 1.2g，早中晚饭后服，服用 3 周为 1 个疗程。结果 16 例中，治愈 14 例，占 87.5%；好转 2 例，占 12.5%，总有效率为 100%。

参考文献

[1] 冯欣，鲁晓光，罗布扎西，等．HPLC 法同时测定藏药七味铁屑丸中木香烃内酯和去氢木香内酯．中成药，2011，33（9）：1535 – 1538.

[2] 杨康，黄荣增．高效液相色谱法测定七味铁屑丸中腺苷的含量．湖北中医药大学学报，2013，15（4）：41 – 42.

[3] 杨康，黄荣增．分光光度法测定七味铁屑丸中铁的含量．光明中医，2014，29（6）：1168 – 1170.

[4] 杨红霞，杜玉枝，魏立新，等．藏药铁屑炮制前后和复方制剂对动物贫血的作用研究．中成药，2011，33（8）：1371 – 1375.

[5] 德庆白珍，白玛，白央，等．藏医治疗肝硬化（庆查木布杰巴）的临床疗效观察．世界科学技术 – 中医药现代化，2013，15（5）：1009 – 1014.

[6] 白玛．藏医治疗急性黄疸型肝炎 16 例．中国民族医药杂志，2002，8（1）：7 – 8.

七味螃蟹甲丸
Qiwei Pangxiejia Wan

露木敦巴日布

【处方】螃蟹甲　150g　　诃　子　100g　　石灰华　150g
　　　　甘　草　70g　　　丛　菔　150g　　檀　香　60g
　　　　丁　香　30g

【制法】以上七味粉碎成细粉，过筛，混匀，用水泛丸，干燥，即得。

【性状】本品为棕黄色水丸；气微，味甜、涩。

【检查】应符合丸剂项下有关的各项规定（通则0108）。

【功能与主治】清热解毒，消炎止咳。用于感冒咳嗽，气管炎，音哑。

【用法与用量】一次10丸，一日2次。

【规格】每10丸重2.5g。

【贮藏】密闭，置阴凉干燥处。

【方源】《中华人民共和国卫生部药品标准·藏药》（第一册）

【质量标准研究】[1]

鉴别

（1）取本品粉末3g，加乙醚30ml，超声处理10分钟，滤过，滤液蒸至2ml，作为供试品溶液。另取缺丁香的阴性样品适量，同法制成阴性样品溶液。再取丁香酚对照品适量，加乙醇制成每1ml含0.5mg的溶液，作为对照品溶液。照薄层色谱法（通则0502）试验，吸取上述三种溶液各10µl，分别点于同一硅胶G薄层板上，以甲苯－乙酸乙酯（19∶1）为展开剂，展开，取出，晾干，喷以5%香草醛硫酸溶液。供试品色谱中，在与对照品色谱相应的位置上，显相同颜色的斑点，而缺丁香的阴性样品无干扰。

（2）取本品粉末5g，加乙醚50ml，超声处理10分钟，滤过，滤液低温挥干，残渣加乙醚2ml使溶解，作为供试品溶液。另取缺檀香的阴性样品适

184

量，同供试品制备方法制成阴性样品溶液。再取檀香油对照品适量，加乙醚制成每 1ml 含 10μg 的溶液，作为对照品溶液。照薄层色谱法（通则 0502）试验，吸取上述三种溶液各 10μl，分别点于同一硅胶 G 薄层板上，以石油醚（60~90℃）－乙酸乙酯（85:15）为展开剂，展开，取出，晾干，喷以对二甲氨基苯甲醛溶液，在 80~90℃加热至斑点显色清晰。供试品色谱中，在与对照品色谱相应的位置上，显相同的蓝色斑点，而缺檀香的阴性样品无干扰。

含量测定

（1）HPLC 法测定七味螃蟹甲丸中没食子酸的含量

色谱条件与系统适用性试验　采用 C_{18} 色谱柱（4.6mm ×150mm，5μm）；流动相为甲醇－1% 冰醋酸（5:95）；检测波长为 273nm；流速 1.0ml/min；柱温：25℃；进样量：10μl。

对照品溶液的制备　精密称取没食子酸对照品适量，加甲醇制成每 1ml 含 0.124mg 的溶液，作为对照品贮备液；再精密量取上述贮备液 5ml，置 20ml 量瓶中，用 50% 甲醇稀释至刻度，摇匀，作为对照品溶液（每 1ml 含没食子酸 31μg）。

供试品溶液的制备　精密称取本品粉末 2g，置具塞锥形瓶中，精密加入 50% 甲醇 50ml，密塞，称定重量，放置过夜，超声处理 30 分钟，放冷，用 50% 甲醇补足失重，摇匀，用微孔滤膜（0.45μm）滤过，取续滤液作为供试品溶液。

没食子酸在 0.061~0.610μg 范围内呈良好的线性关系（$r = 0.9998$），平均加样回收率为 98.9%，RSD 为 2.1%（$n = 9$）。此方法可用于七味螃蟹甲丸中没食子酸的含量控制。

（2）HPLC 法测定七味螃蟹甲丸中甘草酸的含量

色谱条件与系统适用性试验　采用 C_{18} 色谱柱（4.6mm ×150mm，5μm）；流动相为乙腈－2% 冰醋酸（60:40）；检测波长为 250nm；进样量：10μl。

对照品溶液的制备　精密称取甘草酸单铵盐对照品约 13.2mg，置 50ml 量瓶中，用流动相溶解并稀释到刻度，摇匀，作为对照品贮备液（每 1ml 含甘草酸单铵盐对照品 0.264mg），精密量取贮备液 1.0ml，置 10ml 量瓶中，用流动相稀释至刻度，摇匀，作为对照品溶液（每 1ml 含甘草酸单铵盐

26.4μg，折合甘草酸为25.86μg）。

供试品溶液的制备　精密称取本品粉末0.5g，置100ml具塞锥形瓶中，精密加入流动相50ml，称定重量，超声处理45分钟，放冷，用流动相补足失重，摇匀，滤过，取续滤液，作为供试品溶液。

甘草酸单铵盐在0.0464～0.232μg/ml范围内呈良好的线性关系（$r = 0.9999$），平均加样回收率为97.7%，RSD为1.5%（$n=9$）。此方法可用于七味螃蟹甲丸中甘草酸的含量控制。

（3）GC法测定七味螃蟹甲丸中丁香酚的含量

色谱条件与系统适用性试验　采用PEG－20M柱（320μm ×30.0 m，25μm），FID检测器，载气为N_2，体积流量为1.5ml/min；进样口温度210℃，柱温190℃，检测温度240℃。

对照品溶液的制备　取丁香酚对照品约11.7mg，精密称定，置于50ml量瓶中，加正己烷使溶解并稀释至刻度，摇匀，再精密量取1.0ml，置5ml量瓶中，加流动相稀释至刻度，摇匀，作为对照品溶液（每1ml含丁香酚46.8μg）。

供试品溶液的制备　取本品粉末约1.5g，精密称定，置100ml具塞锥形瓶中，精密加正己烷50ml，称定重量，超声处理20分钟，放冷，用正己烷补足失重，摇匀，滤过，取续滤液，即得。

丁香酚在11.7～234.0ng/μl范围内线性关系良好（$r=0.9998$），平均加样回收率为98.3%（$n=9$），RSD为1.9%。此方法可用于七味螃蟹甲丸中丁香酚的含量控制。

参考文献

[1] 董海彦. 七味螃蟹甲丸质量标准研究. 中成药，2012，34（6）：1100－1105.

八味安宁散
Bawei Anning San
代切杰巴

【处方】寒水石（制）　　400g　　褐铁矿（制）　　100g

　　　　白芥子　　　　　350g　　甘青青兰　　　　10g

　　　　铁棒锤　　　　　10g　　　诃　子　　　　　10g

　　　　毛诃子　　　　　10g　　　余甘子　　　　　10g

【制法】以上八味，粉碎成细粉，过筛，混匀，即得。

【性状】本品为棕红色粉末；气淡，味苦、辛。

【检查】应符合散剂项下有关的各项规定（通则0115）。

【功能与主治】消食，止血行瘀。用于经血过多，崩漏，消化不良，胃胀满，腰肾疼痛。

【用法与用量】一次1g，一日2～3次。

【规格】每袋装10g。

【贮藏】密闭，防潮。

【方源】《中华人民共和国卫生部药品标准·藏药》（第一册）

【质量标准研究】[1]

鉴别

（1）显微鉴别　取本品适量，研细，取少许置载玻片上，滴加水合氯醛，在酒精灯上加热透化，盖上盖玻片，置显微镜下观察。非腺毛众多，呈锥形，由1至多个细胞组成，具角质线纹和疣状突起（甘青青兰）；栅状细胞内壁及侧壁增厚，外壁菲薄（白芥子）；不规则块片状结晶有玻璃样光泽，边缘具明显的平直纹理（寒水石）。

（2）取本品粉末3g，加甲醇25ml，超声处理1小时，滤过，滤液蒸干，残渣加甲醇2ml使溶解，作为供试品溶液。另取缺白芥子的阴性样品适量，同法制成阴性样品溶液。再取芥子碱硫氰酸盐对照品 3g，加甲醇制成每 1ml 含 1mg 的溶液，作为对照品溶液。照薄层色谱法（通则 0502）试验，吸取上述三种溶液各 5μl，分别点于同一硅胶 G 薄层板上，以乙酸乙酯 - 丙酮 - 甲酸 - 水（3.5∶5∶1∶0.5）为展开剂，展开，取出，晾干，在紫外光（365nm）下检视。供试品色谱中，在与对照品色谱相应的位置上，显相同的蓝色荧光斑点，而缺白芥子的阴性样品无干扰。

检查 乌头碱限量

取本品 20g，研细，置具塞锥形瓶中，加氨试液 10ml，拌匀，放置 2 小时，加乙醚 200ml，振摇 1 小时，放置过夜，滤过，滤液蒸干，残渣用无水乙醇 2ml 使溶解，作为供试品溶液。另取乌头碱对照品，加无水乙醇制成每 1ml 含 1mg 的溶液，作为对照品溶液。照薄层色谱法（通则 0502）试验，吸取上述供试品溶液 10μl，对照品溶液 5μl，分别点于同一硅胶 G 薄层板上，以苯 - 乙酸乙酯 - 二乙胺（5∶2∶1）为展开剂，展开，取出，晾干，喷以稀碘化铋钾试液。供试品色谱中，在与对照品色谱相应的位置上，未出现斑点。

参考文献

［1］拥宗卓玛．藏药八味安宁散质量标准的研究．中国现代药物应用，2015，9（4）：244 - 245.

八味沉香散

Bawei Chenxiang San

阿嘎杰巴

【处方】沉　香　　200g　　肉豆蔻　　100g　　广　枣　　100g
　　　　石灰华　　100g　　乳　香　　100g　　木　香　　100g
　　　　诃子（煨）100g　　木棉花　　100g

【制法】以上八味，粉碎成细粉，过筛，混匀，即得。

【性状】本品为黄褐色的粉末；气芳香，味咸、涩、微苦。

【检查】应符合散剂项下有关的各项规定（通则0115）。

【功能与主治】清心热，养心，安神，开窍。用于热病攻心，神昏谵语；冠心病，心绞痛。

【用法与用量】口服。一次 0.9 ~ 1.5g，一日 2 ~ 3 次。

【贮藏】密闭，防潮。

【方源】《中华人民共和国药典》2015 年版一部

【质量标准研究】

含量测定

HPLC 法同时测定八味沉香散中的 6 种成分[1]

色谱条件与系统适用性试验　采用 C_{18} 色谱柱（4.6mm ×250mm，5μm）；流动相为甲醇 – 乙腈（50∶50，A）和甲醇 – 0.1% 冰醋酸（10∶90，B），梯度洗脱：0 ~ 6.0min，100% B；6.0 ~ 9.0min，100% → 80% B；9.0 ~ 17.0min，80%→60% B；17.0 ~ 35.0min，60%→45% B；35.0 ~ 40.0min，100% B；分段变波长测定：0 ~8.0min 为 274nm（检测没食子酸和去氢二异丁香酚），8.0 ~17.0min 为 254nm（检测原儿茶酸和 11 – 羰基 – β – 乙酰乳香酸），17.0 ~40.0min 为 225nm（检测木香烃内酯和去氢木香内酯）；流速 0.8ml/min；柱温：35℃；进样量：10μl。

对照品溶液的制备 取没食子酸、原儿茶酸、木香烃内酯、去氢木香内酯、去氢二异丁香酚、11 - 羰基 - β - 乙酰乳香酸对照品适量，精密称定，用 50% 乙醇配制成含没食子酸 75μg/ml、原儿茶酸 50.0μg/ml、木香烃内酯 100μg/ml、去氢木香内酯 100μg/ml、去氢二异丁香酚 10μg/ml、11 - 羰基 - β - 乙酰乳香酸 175μg/ml 的混合对照品溶液，即得。

供试品溶液的制备 取本品粉末 2g，精密称定，置具塞锥形瓶中，精密加入 50% 乙醇 20ml，密塞，摇匀，称定重量，超声处理（功率 250W，频率 45kHz）30 分钟，放冷，称定重量，用 50% 乙醇补足失重，摇匀，用微孔滤膜（0.22μm）滤过，取续滤液作为供试品溶液。

没食子酸在 1.5 ~ 30.0μg/ml 范围内呈良好的线性关系（$r = 0.999\ 0$），平均加样回收率为 101.19%，RSD 为 1.56%（$n = 6$）；原儿茶酸在 1.0 ~ 20.0μg/ml 范围内呈良好的线性关系（$r = 0.999\ 2$），平均加样回收率为 100.12%，RSD 为 1.22%（$n = 6$）；木香烃内酯在 2.0 ~ 40.0μg/ml 范围内呈良好的线性关系（$r = 0.999\ 1$），平均加样回收率为 101.55%，RSD 为 1.08%（$n = 6$）；去氢木香内酯在 2.0 ~ 40.0μg/ml 范围内呈良好的线性关系（$r = 0.999\ 3$），平均加样回收率为 100.31%，RSD 为 1.73%（$n = 6$）；去氢二异丁香酚在 0.2 ~ 4.0μg/ml 范围内呈良好的线性关系（$r = 0.999\ 4$），平均加样回收率为 99.25%，RSD 为 1.49%（$n = 6$）；11 - 羰基 - β - 乙酰乳香酸在 3.5 ~ 70.0μg/ml 范围内呈良好的线性关系（$r = 0.999\ 1$），平均加样回收率为 98.49%，RSD 为 1.52%（$n = 6$）。此方法可用于八味沉香散中 6 种成分的含量控制。

【药理活性研究】

研究八味沉香散对急性缺氧大鼠脑缺血再灌注损伤的保护作用[2]。Wistar 大鼠随机分 5 组，为常氧对照组、低氧组和八味沉香散高、中、低剂量组，将低氧组和八味沉香散高、中、低剂量组放入模拟海拔 5 500m 的低氧低压舱内，发现八味沉香散不同剂量组可显著降低内皮素 - 1 的含量（$p < 0.05$）。另研究将低氧组和八味沉香散组大鼠放入模拟海拔 4 500m 的低压氧舱内[3]，发现八味沉香散组大鼠海马神经元的凋亡率、Caspase - 3 免疫组化阳性细胞数显著低于低氧组，证明八味沉香散在低氧环境下对脑缺血再灌注损伤具有保护作用。

190

探讨八味沉香散对大鼠心肌缺血/再灌注损伤后心肌细胞凋亡相关基因表达的影响[4]。采用左冠状动脉穿线结扎法制备心肌缺血/再灌注模型。SD大鼠40只随机分成4组：假手术组，缺血/再灌注损伤模型组，缺血/再灌注损伤模型＋生理盐水对照组，八味沉香散组。心电图记录肢体Ⅱ导联ST段的变化。利用RT－qPCR检测心肌Bcl－2、Bax基因的mRNA表达情况。结果缺血/再灌注损伤模型组与假手术组比较，Bcl－2下降，Bax增高，Bcl－2/Bax下降（$p < 0.05$）；缺血/再灌注损伤模型＋生理盐水对照组各项指标与缺血/再灌注损伤模型组比较均无显著性差异；八味沉香散组的各项指标较缺血/再灌注损伤模型组明显改善，Bcl－2升高，Bax下降，Bcl－2/Bax升高。研究提示八味沉香散可能通过上调Bcl－2、下调Bax来抑制缺血/再灌注后心肌细胞凋亡，从而对缺血/再灌注心肌损伤发挥保护作用。

参考文献

[1] 吴剑涓，李文明，李腾飞. HPLC－DAD法同时测定八味沉香散中的6种成分. 中草药，2014，45（24）：3569－3572.

[2] 朱艳媚，王丽华，王建新，等. 藏药八味沉香散对急性低氧大鼠脑缺血再灌注损伤的保护作用. 中国老年学杂志，2011，31（5）：1564－1566.

[3] 杨春燕，朱艳媚，王丽华，等. 八味沉香散对脑缺血再灌注损伤大鼠海马CA1区神经元凋亡的影响. 青海医学院学报，2011，32（4）：243－246.

[4] 韵海霞，穆志龙，杨应忠，等. 八味沉香散对大鼠心肌缺血/再灌注损伤后Bcl－2、Bax表达的影响. 青海医学院学报，2013，34（4）：255－258.

八味秦皮丸

Bawei Qinpi Wan

打布森杰贝日布

【处方】秦　皮　　　　200g　　针铁矿　　　　160g

草　莓　　　　160g　　多刺绿绒蒿　　200g

寒水石（制）　80g　　美丽风毛菊　　100g

朱　砂　　　　100g　　麝　香　　　　4g

【制法】以上八味，除麝香外，其余粉碎成细粉，过筛，加入麝香细粉，混匀，用水泛丸，干燥，即得。

【性状】本品为棕黄色水丸；气微香，味苦，微涩。

【检查】应符合丸剂项下有关的各项规定（通则0108）。

【功能与主治】接骨，消炎，止痛。用于骨折，骨髓炎。

【用法与用量】一次1~2g，一日1次。

【规格】每10丸重2.5g。

【贮藏】密闭，防潮。

【方源】《中华人民共和国卫生部药品标准·藏药》（第一册）

【质量标准研究】[1]

含量测定

（1）HPLC法测定八味秦皮丸中秦皮甲素和秦皮乙素的含量

色谱条件与系统适用性试验　采用C_{18}色谱柱（4.6mm×250mm，5μm）；流动相为甲醇–0.1%磷酸（27：73）；检测波长为344.4nm；流速：1.0ml/min;柱温：室温；进样量：10μl。

对照品溶液的制备　精密称取秦皮甲素对照品10.01mg、秦皮乙素对照品10.02mg，置50ml量瓶中，分别加甲醇溶解并稀释至刻度，摇匀，即得对照品贮备液。精密量取秦皮甲素贮备液5ml、秦皮乙素贮备液3ml，置

192

10ml 量瓶中，加甲醇至刻度，摇匀，即得秦皮甲素和秦皮乙素的混合对照品溶液（含秦皮甲素 100.1μg/ml，秦皮乙素 60.1μg/ml）。

供试品溶液的制备 精密称取本品粉末 1.25g，置 50ml 蒸馏瓶中，精密加入甲醇 25ml，密塞，称定重量，水浴上加热回流 30 分钟，放冷，称定重量，用甲醇补足失重，摇匀，滤过，取续滤液，作为供试品溶液。

秦皮甲素在 0.200～2.502μg 范围内呈良好的线性关系（$r=0.9999$），平均加样回收率为 100.71%，RSD 为 0.65%（$n=6$）；秦皮乙素在 15.20～152.0μg 范围内呈良好的线性关系（$r=0.9999$），平均加样回收率为 100.38%，RSD 为 0.87%（$n=6$）。此方法可用于八味秦皮丸中秦皮甲素和秦皮乙素的含量控制。

（2）GC 法测定八味秦皮丸中麝香酮的含量

色谱条件与系统适用性试验 采用 HP－5 毛细管柱（250μm ×30.0m，25μm），载气为 N_2，检测器温度为 250℃；进样口温度为 220℃；分流比为 40:1；程序升温 150℃开始以 10℃/min 速度升温至 170℃保持 4min，然后以 15℃/min 速度升温至 230℃保持 5min。

对照品溶液的制备 精密称取麝香酮对照品 15.20mg 置于 100ml 量瓶中，加无水乙醇溶解并稀释至刻度，摇匀，即得麝香酮对照品溶液（0.1520mg/ml）。

供试品溶液的制备 取本品粉末 5.04g，精密称定，加无水乙醇 15ml，密塞，振摇，放置 1 小时，取续滤液，即得。

麝香酮在 15.20～152.0μg 范围内线性关系良好（$r=0.9999$），平均加样回收率为 99.27%（$n=6$），RSD 为 0.74%。此方法可用于八味秦皮丸中麝香酮的含量控制。

【临床应用研究】

通过观察陈旧性骨折患者（以迟缓愈合和不愈合患者为主）服用八味秦皮丸后的临床变化，以评价八味秦皮丸对陈旧性骨折的治疗效果[2]。各种外伤陈旧性骨折患者 110 例，男 68 例，女 42 例，平均骨折时间为 4.5 周，分别给予外科固定并休息（观察组）和外科固定、休息同时口服八味秦皮丸（治疗组）治疗 2 个月，以疼痛、肿胀程度和 X 射线下骨甲生长连接情况对比观察治疗效果。结果对照组总有效率为 75%，治疗组总有效率为 90%。研究表明八味秦皮丸对促进陈旧性骨折的临床愈合有明显效果。

观察八味秦皮丸联合闭合复位空心钉治疗股骨颈骨折的临床疗效[3]。采取回顾性随访方法分析 100 例股骨颈骨折患者的疗效，其中治疗组 50 例采用八味秦皮丸联合闭合复位空心钉治疗；对照组单纯采用闭合复位空心钉治疗，随访患者术后髋关节活动情况、X 线等检查，评价两组骨折愈合率、股骨头坏死率及髋关节活动情况。结果对照组骨折不愈合率（28.0%）明显高于治疗组（8.0%）；对照组股骨头坏死率（34.0%）高于治疗骨折组（16.0%），髋关节活动改善优良率对照组（62.0%）低于治疗组（80.0%），两组比较，差异均有统计学意义（$p < 0.05$）。临床观察表明，八味秦皮丸联合闭合复位空心钉治疗股骨颈骨折有利于骨折愈合，可降低股骨头坏死率，提高髋关节活动率，临床疗效较好。

观察藏西医结合治疗腰椎骨质增生 45 例疗效[4]。治疗方法为二十五味珍珠丸 1 粒与晶剑鹏鸟丸 1 粒交替空腹服用，清晨如意珍宝丸 2g、中午八味秦皮丸 2g、晚间十味诃子 2g 加五鹏丸 5 粒；10% 葡萄糖注射液 200ml、红花注射液 20ml，10% 葡萄糖注射液 200ml、胞磷胆碱注射液 0.5g，静脉滴注。药物治疗同时结合艾灸疗法。结果痊愈 25 例，显效 12 例，有效 6 例，无效 2 例，总有效率 96%。治疗 2 个疗程痊愈 6 人，占 13%，4 个疗程痊愈 14 人，占 31%，4 个疗程以上痊愈 5 人，占 11%。

参考文献

[1] 张苏阳，陈佳正，李晓英，等. 藏药八味秦皮丸中秦皮甲素、秦皮乙素和麝香酮的定量测定. 中成药，2011，33（6）：984 - 988.

[2] 仁青卓玛. "八味秦皮丸"对陈旧性骨折疗效的临床研究. 中国实用医药，2014，9（18）：168 - 169.

[3] 冯志永，何磊，王照平，等. 八味秦皮丸联合闭合复位空心钉固定治疗股骨颈骨折 50 例临床观察. 中医药导报，2015，21（12）：59 - 61.

[4] 南智周本. 藏西医结合治疗腰椎骨质增生 45 例疗效观察. 中国民族医药杂志，2013，19（6）：33.

八味檀香丸
Bawei Tanxiang Wan

赞旦杰巴日布

【处方】 檀 香 50g 天竺黄 100g 红 花 60g

丁 香 25g 葡 萄 35g 甘 草 50g

力嘎都 75g 丛 菔 100g

【制法】 以上八味，粉碎成细粉，过筛，混匀，加适量水泛丸，干燥，即得。

【性状】 本品为浅黄色水丸；气微香，味甜、甘。

【检查】 应符合丸剂项下有关的各项规定（通则0108）。

【功能与主治】 清肺热，化脓血。用于肺热、肺脓肿，咯血，肺结核。

【用法与用量】 一次 2～3 丸，一日 2 次。

【规格】 每丸重 0.5g。

【贮藏】 密闭，置阴凉干燥处。

【方源】 《中华人民共和国卫生部药品标准·藏药》（第一册）

【质量标准研究】[1]

含量测定

GC 法测定八味檀香丸中丁香酚的含量

色谱条件与系统适用性试验 采用 SE－54 石英毛细管柱（250μm × 25.0m，0.25μm）；检测器 FID；柱升温程序：初始温度170℃保持3min，以2℃/min升至180℃保持5min；载气：N_2（纯度 >99.999 9%）；柱前压50KPa；采用分流进样；分流比50:1；进样量2μl。

对照品溶液的制备 取丁香酚对照品适量，精密称定，加甲醇溶解并稀释成每1ml含10mg的溶液，作为丁香酚对照品储备液。

供试品溶液的制备 取本品粉末1g，精密称定，置25ml量瓶中，加甲醇 20ml，超声处理 10 分钟，放冷，加甲醇至刻度，摇匀放置，取上清液用微孔滤膜（0.45μm）滤过，即得。

丁香酚在 0.25 ~ 8μg 范围内线性关系良好（$r = 0.999\ 3$），平均加样回收率为 96.5%（$n = 5$），RSD 为 2.4%。此方法可用于八味檀香丸中丁香酚的含量控制。

参考文献

[1] 田薇，陈朝晖，柳春辉，等. 毛细管气相色谱法测定八味檀香丸中丁香酚的含量. 中成药，2004，26（8）：624 – 626.

八味小檗皮散

Bawei Xiaobopi San

杰星杰巴

【处方】小檗皮　　150g　　荜　茇　20g　　余甘子　　125g
　　　　甘　草　　50g　　　红　花　75g　　熊　胆　　6g
　　　　麝　香　　6g　　　京　墨　12g

【制法】以上八味，除熊胆、麝香另研细粉外，其余共研成细粉，过筛，加入熊胆、麝香，混匀，即得。

【性状】本品为棕黄色粉末；具麝香的特异香气，味辛。

【检查】应符合散剂项下有关的各项规定（通则0115）。

【功能与主治】消炎止痛，固精止血。用于尿道感染、尿频，白浊，血尿，滑精等。

【用法与用量】一次1g，一日2次。

【规格】每袋装10g。

【贮藏】密闭，置阴凉干燥处。

【方源】《中华人民共和国卫生部药品标准·藏药》（第一册）

【质量标准研究】[1]

鉴别

（1）取本品5.0g，加乙醇30ml，加热回流1小时，放冷，滤过，滤液蒸干，残渣加氨试液15ml使溶解，再用三氯甲烷10ml萃取，分取三氯甲烷液，挥干，残渣加乙醇1ml使溶解，作为供试品溶液。另取小檗皮对照药材0.5g，加20ml乙醇，加热回流1小时，放冷，滤过，滤液作为对照药材溶液；取盐酸小檗碱对照品适量，加乙醇制成200μg/ml的对照品溶液。再取缺小檗皮的阴性样品适量，同供试品制备方法制成阴性样品溶液。照薄层色谱法（通则0502）试验，吸取上述四种溶液各2μl，分别点于同一硅胶G

薄层板上，以正丁醇－36%醋酸－水（6:2:0.25）为展开剂，展开，取出，晾干，在紫外光（365nm）下检视。供试品色谱中，在与对照品和对照药材色谱相应的位置上，显相同的黄色荧光斑点，而缺小檗皮的阴性样品无干扰。

（2）取本品2.0g，加70%乙醇20ml，超声处理15分钟，滤过，滤液蒸干，残渣加乙醇1ml使溶解，作为供试品溶液。另取余甘子对照药材0.5g，同法制成对照药材溶液。再取缺余甘子的阴性样品适量，同法制成阴性样品溶液。照薄层色谱法（通则0502）试验，吸取上述三种溶液各2μl，分别点于同一硅胶G薄层板上，以甲苯－乙酸乙酯－甲酸（5:4:1）为展开剂，展开，取出，晾干，喷以1%三氯化铁乙醇溶液，在105℃加热至斑点显色清晰。供试品色谱中，在与对照药材色谱相应的位置上，显相同的蓝色斑点，而缺余甘子的阴性样品无干扰。

（3）取本品3.0g，加浓氨溶液0.5ml使润湿，再加乙酸乙酯20ml，超声处理30分钟，滤过，滤液蒸干，残渣加乙酸乙酯1ml使溶解，作为供试品溶液。另取甘草对照药材0.5g，同法制成对照药材溶液。再取缺甘草的阴性样品适量，同法制成阴性样品溶液。照薄层色谱法（通则0502）试验，吸取上述三种溶液各5μl，分别点于同一硅胶G薄层板上，以石油醚（30～60℃）－丙酮－浓氨溶液（5:4:0.2）为展开剂，展开，取出，晾干，喷以5%香草醛硫酸溶液。供试品色谱中，在与对照药材色谱相应的位置上，显相同的红色斑点，而缺甘草的阴性样品无干扰。

（4）取本品3.0g，加80%丙酮8ml，振摇提取30分钟，放置，取上清液作为供试品溶液。另取红花对照药材0.5g，同法制成对照药材溶液。再取缺红花的阴性样品适量，同法制成阴性样品溶液。照薄层色谱法（通则0502）试验，吸取上述三种溶液各10μl，分别点于同一硅胶G薄层板上，以乙酸乙酯－甲酸－水（8:2:2）为展开剂，展开，取出，晾干，在日光下检视。供试品色谱中，在与对照药材色谱相应的位置上，显相同的红色斑点，而缺红花的阴性样品无干扰。

含量测定

（1）HPLC法测定八味小檗皮散中小檗碱的含量[1]

色谱条件与系统适用性试验　采用C_{18}色谱柱（4.6mm×150mm，5μm）；流动相为乙腈－水－磷酸二氢钾－十二烷基硫酸钠（500ml:500ml:3.4g:

1.7g）；检测波长为346nm。

对照品溶液的制备 精密称取盐酸小檗碱对照品9.4mg，置100ml量瓶中，加甲醇溶解定容，摇匀，即得对照品贮备液。

供试品溶液的制备 取本品1.25g，精密称定，置25ml量瓶中，加入甲醇－盐酸（100：1）约20ml，超声处理（250W，40kHz）40分钟，放冷，以甲醇－盐酸（100：1）稀释至刻度，摇匀，高速离心，取上清液，即得。

盐酸小檗碱在0.094～0.752μg范围内呈良好的线性关系（$r=0.999\ 8$），平均加样回收率为98.8％，RSD为1.13％（$n=9$）。此方法可用于八味小檗皮散中小檗碱的含量控制。

（2）HPLC法测定八味小檗皮散中没食子酸的含量[2]

色谱条件与系统适用性试验 采用C_{18}色谱柱（4.6mm×250mm，5μm）；流动相为甲醇－水－磷酸（5：95：0.05）；检测波长为280nm；流速1.0ml/min；柱温：30℃；进样量：5μl。

对照品溶液的制备 精密称取没食子酸对照品9.64mg，置于25ml量瓶中，加30％甲醇使溶解，定容至刻度，摇匀，制成浓度为0.385 6mg/ml的溶液，作为对照品储备液。精密吸取没食子酸对照品储备液1.25ml稀释至10ml，制得浓度为48.2μg/ml的对照品溶液。

供试品溶液的制备 取本品约0.1g，精密称定，置具塞锥形瓶中，精密加入30％甲醇25ml，称定重量，超声处理（功率200W，频率40kHz）30分钟，冷却后称重，用30％甲醇补足失重，摇匀，静置，取适量溶液以12 000r/min高速离心15分钟，取上清液，即得供试品溶液。

没食子酸在24.1～144.6μg/ml范围内呈良好的线性关系（$r=0.999\ 8$），平均加样回收率为98.56％，RSD为2.24％（$n=9$）。此方法可用于八味小檗皮散中没食子酸的含量控制。

参考文献

[1] 杨文献，张琦，董林．藏成药八味小檗皮散的药材鉴别和小檗碱的测定．华西药学杂志，2007，22（5）：572－574.

[2] 张力力，杨晓燕，张琦．HPLC法测定藏成药八味小檗皮散中没食子酸含量．西南民族大学学报（自然科学版），2012，38（5）：780－784.

八味獐牙菜丸

Bawei Zhangyacai Wan

蒂达杰巴日布

【处方】獐牙菜　　300g　　兔耳草　　200g　　波棱瓜子　　80g

　　　　　角茴香　　200g　　榜　嘎　　200g　　小檗皮　　160g

　　　　　岩　参　　240g　　木　香　　200g

【制法】以上八味，粉碎成细粉，过筛，混匀，用水泛丸即得。

【性状】本品为深褐色水丸，具木香特异香气，味苦。

【检查】应符合丸剂项下有关的各项规定（通则0108）。

【功能与主治】清热，消炎。用于胆囊炎，初期黄疸型肝炎。

【用法与用量】一次4~5丸，一日2~3次。

【规格】每10丸重2.4g。

【贮藏】密闭，防潮。

【方源】《中华人民共和国卫生部药品标准·藏药》（第一册）

【质量标准研究】

鉴别[1]

取本品粉末2g，加乙醇30ml，超声处理15分钟，滤过，滤液蒸干，残渣加甲醇2ml使溶解，作为供试品溶液。另取兔耳草对照药材0.5g，同法制成对照药材溶液。再取缺兔耳草的阴性样品适量，同法制成阴性样品溶液。照薄层色谱法（通则0502）试验，吸取上述三种溶液各10μl，分别点于同一硅胶G薄层板上，以环己烷－乙酸乙酯－甲酸（5:2:0.1）为展开剂，展开，取出，晾干，在紫外光（254nm）下检视。供试品色谱中，在与对照药材色谱相应的位置上，显相同颜色的荧光斑点，而缺兔耳草的阴性样品无干扰。

含量测定

（1）HPLC 法测定八味獐牙菜丸中獐牙菜苦苷和龙胆苦苷的含量[2]

色谱条件与系统适用性试验 采用 C_{18} 色谱柱（4.6mm ×250mm，5μm）；流动相为甲醇 – 0.05% 磷酸溶液（梯度洗脱：0 ~ 25min，甲醇为10%→30%；25 ~ 40min，甲醇为 30%→45%；40 ~ 50min，甲醇为 45% →60%）；检测波长为 237nm；流速 0.8ml/min；柱温：30℃；进样量：10μl。

对照品溶液的制备 分别精密称取獐牙菜苦苷和龙胆苦苷对照品适量，加甲醇溶解，并分别稀释为 300μg/ml 和 100μg/ml 的对照品溶液。

供试品溶液的制备 取本品粉末约 0.5g，精密称定，置 150ml 具塞锥形瓶中，精密加甲醇 50ml，称定重量，超声处理（功率 250W，频率33kHz）30 分钟，放冷，再称定重量，用甲醇补足失重，摇匀，用 0.45μm滤膜滤过，取续滤液，即得。

獐牙菜苦苷在 120 ~ 600μg/ml 范围内呈良好的线性关系（$r = 0.9999$），平均加样回收率为 96.27%，RSD 为 1.52%（$n = 9$）；龙胆苦苷在 20 ~200μg/ml 范围内呈良好的线性关系（$r = 0.9999$），平均加样回收率为96.24%，RSD 为 1.53%（$n = 9$）。此方法可用于八味獐牙菜丸中獐牙菜苦苷和龙胆苦苷的含量控制。

（2）HPLC 法测定八味獐牙菜丸中芒果苷的含量[3]

色谱条件与系统适用性试验 采用 C_{18} 色谱柱（4.6mm ×150mm，5μm）；流动相为甲醇 – 0.1% 冰醋酸（21∶79）；检测波长为 260nm；流速1.0ml/min；柱温：25℃；进样量：10μl。

对照品溶液的制备 精密称取芒果苷对照品适量，加甲醇制成每 1ml 含54.0μg 的芒果苷对照品溶液。

供试品溶液的制备 精密称取本品粉末约 1.001 2g，置具塞锥形瓶中，精密加入甲醇 20ml，称定重量，超声处理（功率 250W，频率 50kHz）30 分钟，冷却后称重，用甲醇补足失重，摇匀，即得供试品溶液。

芒果苷在 0.016 2 ~ 0.540 0μg 范围内呈良好的线性关系（$r = 0.9997$），平均加样回收率为 99.15%，RSD 为 1.88%（$n = 6$）。此方法可用于八味獐牙菜丸中芒果苷的含量控制。

（3）HPLC 法测定八味獐牙菜丸中盐酸小檗碱的含量[4]

色谱条件与系统适用性试验　采用 C_{18} 色谱柱（4.6mm ×250mm，5μm）；流动相为乙腈 - 0.033mol/L 磷酸二氢钾溶液（25∶75）；检测波长为 265nm；流速 1.0ml/min；进样量：10μl。

对照品溶液的制备　精密称取 8.28mg 盐酸小檗碱对照品，加无水甲醇超声使溶解，并稀释至刻度，摇匀，即得，盐酸小檗碱对照品溶液浓度为 331.2μg/ml。

供试品溶液的制备　取本品粉末 1.0g，精密称定，置具塞锥形瓶中，精密加入盐酸 - 无水甲醇（1∶100）25ml，称定重量，超声处理（功率 250W，频率 50kHz）30 分钟，冷却后称重，用盐酸 - 无水甲醇（1∶100）补足失重，摇匀，滤过，取续滤液，即得。

盐酸小檗碱在 0.1656 ~ 2.3184μg/ml 范围内呈良好的线性关系（r =0.9995），平均加样回收率为 97.30%，RSD 为 1.57%（n =6）。此方法可用于八味獐牙菜丸中盐酸小檗碱的含量控制。

【临床应用研究】

观察八味獐牙菜丸治疗新生儿高胆红素血症临床效果[5]。将患儿随机分成两组，观察组 54 例，其中男 31 例，女 23 例；治疗组 75 例，男 43 例，女 32 例。经统计学处理，两组日龄、病情无明显差异（p >0.05）。两组均给予积极治疗基础疾病，治疗组给予八味獐牙菜丸，服法为患儿母服 3 次/日，每次 2 丸，服前先用 10ml 水浸泡药丸，服前取 1ml 喂患儿，也可将浸泡液涂抹于母乳头上喂患儿。7 天为 1 疗程。观察结果表明，无论轻重程度，新生儿黄疸疗效及临床症状、体征消失天数和住院天数，均有显著差异，治疗组明显优于对照组。

采用中西医结合治疗慢性胆囊炎，结果取得理想临床疗效[6]。方法为将患者随机分成治疗组和对照组，每组 45 例。对照组静脉滴注左氧氟沙星 200mg 每天 1 次，并予以消炎利胆片治疗，每次 6 片，3 次/天，饭后服用。治疗组在对照组治疗的基础上加用二十五味松石丸 1 粒，早上口服，八味獐牙菜丸 5 粒，中午口服，十味黑药丸 5 粒，下午口服，均为每日一次。一个月为 1 疗程。结果治疗组显效 28 例，好转 15 例，总有效率 95.6%；对照组显效 11 例，好转 21 例，总有效率 75.6%，两组比较有显著性差异（p <0.05）。

参考文献

［1］逯雯洁，林鹏程．藏药八味獐牙菜丸的质量标准研究．北方药学，2014，11（9）：2-4.

［2］王立锐，王景，吴丽萍，等．HPLC 法测定八味獐牙菜丸中獐牙菜苦苷及龙胆苦苷的含量．北方药学，2013，10（5）：7-8.

［3］逯雯洁，王慧春，刘亚蓉，等．藏药八味獐牙菜丸中芒果苷的含量测定．中国医院药学杂志，2013，33（18）：1551-1552.

［4］逯雯洁，林鹏程．HPLC 法测定藏药八味獐牙菜丸中盐酸小檗碱的含量．安徽农业科学，2014，42（1）：50-51.

［5］何英，宝乐尔．藏药八味獐牙菜丸治疗新生儿高胆红素血症 75 例临床观察．中国民族医药杂志，2013，19（6）：22.

［6］张青，安加华，张成玉．中西医结合治疗慢性胆囊炎 45 例．世界最新医学信息文摘，2015，15（4）：137.

九味牛黄丸
Jiuwei Niuhuang Wan

格旺古贝日布

【处方】红　花　　150g　　巴夏嘎　　100g　　木香马兜铃　　120g
　　　　牛　黄　　1g　　　渣驯膏　　50g　　　波棱瓜子　　40g
　　　　獐牙菜　　150g　　绿绒蒿　　150g　　木　香　　100g

【制法】以上九味，除渣驯膏、牛黄外，其余药粉碎成细粉，过筛，加入牛黄细粉，混匀，用渣驯膏加适量水泛丸，干燥即得。

【性状】本品为棕褐色水丸，微香，味苦。

【检查】应符合丸剂项下有关的各项规定（通则0108）。

【功能与主治】清肝热。用于肝大，肝区疼痛，恶心，目赤，各种肝炎，培根，木布病。

【用法与用量】一次4~5丸，一日三次。

【规格】每10丸重5g。

【贮藏】密闭，置阴凉干燥处。

【方源】《中华人民共和国卫生部药品标准·藏药》（第一册）

【质量标准研究】

鉴别[1]

（1）取本品粉末4g，加80%丙酮10ml，超声处理30分钟，滤过，滤液作为供试品溶液。另取红花对照药材0.5g，同法制成对照药材溶液。再取缺红花的阴性样品4g，同法制成阴性样品溶液。照薄层色谱法（通则0502）试验，吸取上述三种溶液各10μl，分别点于同一硅胶H薄层板上，以乙酸乙酯－甲醇－甲酸－水（7:0.4:2:3）为展开剂，展开，取出，晾干，在日光下检视。供试品色谱中，在与对照药材色谱相应的位置上，显相同颜色的斑点，而缺红花的阴性样品无干扰。

（2）取本品粉末 3g，加三氯甲烷 15ml，超声处理 30 分钟，滤过，滤液作为供试品溶液。另取木香对照药材 0.5g，同法制成对照药材溶液。再取缺木香的阴性样品 3g，同法制成阴性样品溶液。照薄层色谱法（通则 0502）试验，吸取上述三种溶液各 10μl，分别点于同一硅胶 G 薄层板上，以三氯甲烷－环己烷（5∶1）为展开剂，展开，取出，晾干，喷以 1% 香草醛硫酸溶液，在 105℃ 加热至斑点显色清晰。供试品色谱中，在与对照药材色谱相应的位置上，显相同颜色的斑点，而缺木香的阴性样品无干扰。

检查[1]

马兜铃酸限量

取本品 20 丸，研细，精密称取 6.0g，加乙醇 50ml，加热回流 1 小时，滤过，滤液蒸干，残渣加乙醇 3ml 使溶解，作为供试品溶液。另取马兜铃酸 A 对照品适量，加乙醇制成 0.5mg/ml 的马兜铃酸 A 对照品溶液。再取缺木香马兜铃的阴性样品适量，同供试品制备方法制成阴性样品溶液。照薄层色谱法（通则 0502）试验，吸取上述三种溶液各 5μl，分别点于同一硅胶 G 薄层板上，以甲苯－乙酸乙酯－水－甲酸（20∶10∶1∶1）为展开剂，展开，取出，晾干，在日光下检视。供试品色谱中，在与对照品色谱相应的位置上，不应出现斑点，或出现的斑点应浅于对照品的斑点，即样品中马兜铃酸的检出量在 2.5μg 以下，阴性样品无干扰。

含量测定

（1）HPLC 法测定九味牛黄丸中羟基红花黄色素 A 和胆红素的含量[2]

色谱条件与系统适用性试验　采用 C_{18} 色谱柱（4.6mm ×250mm，5μm）；流动相为甲醇－乙腈－7mol/L 磷酸溶液（26∶4∶70）；检测波长为 410nm；流速 1.0ml/min；柱温：25℃；进样量：10μl。

对照品溶液的制备　取羟基红花黄色素 A 对照品及胆红素对照品适量，置同一量瓶中，加三氯甲烷溶解制得含羟基红花黄色素 A132.5μg/ml、含胆红素 50.2μg/ml 的对照品溶液。

供试品溶液的制备　精密称取本品粉末 0.5g，置棕色具塞锥形瓶中，精密加入三氯甲烷－甲醇－水－盐酸（90∶10∶0.3∶0.03）50ml，称定重量，超声（功率 250W，频率 40kHz）处理 30 分钟，取出放至室温，加三氯甲烷补足失重，摇匀，以 0.45μm 微孔滤膜滤过，即得。

羟基红花黄色素 A 在 26.50 ～ 132.50μg/ml 范围内呈良好的线性关系（$r = 0.9991$），平均加样回收率为 96.6%，RSD 为 0.9%（$n = 5$）；胆红素在 10.04 ～ 50.20μg/ml 范围内呈良好的线性关系（$r = 0.9994$），平均加样回收率为 95.6%，RSD 为 1.3%（$n = 5$）。此方法可用于九味牛黄丸中羟基红花黄色素 A 和胆红素的含量控制。

（2）HPLC 法测定九味牛黄丸中木香烃内酯和去氢木香内酯的含量[1]

色谱条件与系统适用性试验 采用 C_{18} 色谱柱（4.6mm ×250mm，5μm）；流动相为甲醇 – 水（65 : 35）；检测波长为 225nm；柱温：室温；进样量：10μl。

对照品溶液的制备 取木香烃内酯和去氢木香内酯对照品适量，精密称定，加甲醇制成每 1ml 含木香烃内酯和去氢木香内酯各 50μg 的溶液，即得。

供试品溶液的制备 取本品粉末 4.0g，精密称定，置具塞锥形瓶中，精密加入甲醇 50ml，称定重量，超声处理 30 分钟，放冷，再称定重量，用甲醇补足失重，摇匀，经 0.45μm 微孔滤膜滤过，即得。

木香烃内酯在 0.26 ～ 1.3μg 范围内呈良好的线性关系（$r = 0.9998$），平均加样回收率为 99.8%，RSD 为 1.1%（$n = 6$）；去氢木香内酯在 0.258 ～ 1.29μg 范围内呈良好的线性关系（$r = 0.9999$），平均加样回收率为 98.2%，RSD 为 1.7%（$n = 6$）。此方法可用于九味牛黄丸中木香烃内酯和去氢木香内酯的含量控制。

【临床应用研究】

探讨藏医结合西医治疗病毒性脑炎的临床疗效[3]，分析 34 例符合诊断标准的病毒性脑炎患者资料，其中治疗组 16 例，对照组 18 例。两组均采用常规的西医方法治疗，而治疗组辅助使用藏医藏药方法治疗，包括九味牛黄丸胃管内注入退热治疗，五味麝香丸胃管内注入消炎解毒治疗，七十味珍珠丸胃管内注入营养神经治疗。然后对比分析两组患者临床症状恢复的时间及病情预后情况。结果与对照组比较，治疗组体温恢复正常时间、颅高压缓解时间、意识障碍恢复正常时间、病理征消失时间均明显缩短（$p < 0.01$）；治疗组的病情预后也明显改善（$p < 0.05$）。此项研究提示藏西医结合治疗病毒性脑炎可以明显改善临床症状及病情预后。

观察九味牛黄丸对乙型病毒性肝炎的临床疗效[4]。筛选乙型病毒性肝炎患者 40 例，口服九味牛黄丸，1 次 3 粒（0.33g），1 日 3 次，以 1 个月为 1 疗程，共治疗 3~6 个疗程。结果有效 34 例，无效 6 例，总有效率 85%。通过长期临床观察该疗法能明显改善患者症状、体征、恢复肝功能，尤其对降低乙型病毒性肝炎指标水平有较好的疗效。半年后随访疗效基本稳定。

研究藏西医结合方法治疗肝硬化 34 例[5]。患者凌晨交替口服常觉丸与九味牛黄丸，早晨服七味铁屑丸，中午服二十五味毛瓣绿绒蒿、晚服七味红花丸。结果 34 例中，显效 18 例，好转 11 例，无效 5 例，显效、好转占 85.29%。临床观察表明，运用藏西结合方法治疗肝硬化能够取长补短，治标与治本相结合，提高疗效，且无任何副作用。

参考文献

［1］袁发荣，杜连平，韩成芳，等．藏成药九味牛黄丸质量标准研究．中国药房，2008，19（36）：2836-2838.

［2］陈珏蓓．HPLC 法测定九味牛黄丸中羟基红花黄色素 A 和胆红素的含量．西北药学杂志，2013，28（2）：136-138.

［3］范家珊，安荣泽，小布琼，等．藏西医结合治疗病毒性脑炎的疗效分析．青海医药杂志，2010，40（12）：60-61.

［4］俄见，太巴．藏药九味牛黄丸对乙型病毒性肝炎的临床观察．中国民族医药杂志，2014，20（7）：46.

［5］白玛．藏西医结合治疗肝硬化 34 例．中国民族医药杂志，2001，7（1）：10.

九味石灰华散
Jiuwei Shihuihua San

【处方】石灰华　　100g　　红　花　　80g　　牛　黄　　4g

　　　　红景天　　80g　　榜　嘎　　100g　　甘草（去皮）80g

　　　　高山辣根菜　80g　　檀　香　　100g　　洪　连　　100g

【制法】以上九味，除牛黄外，其余石灰华等八味粉碎成细粉。将牛黄研细，与上述粉末配研，过筛，混匀，即得。

【性状】本品为淡黄色的粉末；气香，味甘、微苦。

【检查】应符合散剂项下有关的各项规定（通则0115）。

【功能与主治】清热，解毒，止咳，安神。用于小儿肺炎，高热烦躁，咳嗽。

【用法与用量】口服。一次0.6~0.9g，一日2次；三岁以下小儿酌减。

【贮藏】密闭，防潮。

【方源】《中华人民共和国药典》2015年版一部

【质量标准研究】

含量测定

HPLC法测定九味石灰华散中羟基红花黄色素A和红景天苷的含量[1]

色谱条件与系统适用性试验　采用C_{18}色谱柱（4.6mm×250mm，5μm）；流动相为乙腈-0.1%磷酸（12:88）；检测波长为403nm（羟基红花黄色素A）和275nm（红景天苷）；流速1.0ml/min；柱温：室温；进样量：10μl。

对照品溶液的制备　精密称取羟基红花黄色素A对照品1.8mg和红景天苷对照品6.0mg置于10ml和5ml量瓶中，用50%甲醇溶解并稀释至刻度，摇匀，分别作为羟基红花黄色素A和红景天苷对照品贮备液。

供试品溶液的制备　取本品约0.5g，精密称定，加50%甲醇25ml，超声处理（功率120W，频率40kHz）2次，每次30分钟，提取液合并滤过，

208

滤液浓缩至干，残渣用50%甲醇溶解并定容至10ml，摇匀，即得。

羟基红花黄色素 A 在 0.288 ~ 180μg/ml 范围内呈良好的线性关系（r = 0.999 8），平均加样回收率为 96.8%，RSD 为 1.1%（n = 5）；红景天苷在 4.8 ~ 1200μg/ml 范围内呈良好的线性关系（r = 0.999 9），平均加样回收率为 96.7%，RSD 为 1.6%（n = 5）。此方法可用于九味石灰华散中羟基红花黄色素 A 和红景天苷的含量控制。

参考文献

[1] 张凤琴，彭辰. 高效液相色谱法测定九味石灰华散中羟基红花黄色素 A 和红景天苷的含量. 分析测试技术与仪器，2008，14（1）：54 - 58.

九味青鹏散
Jiuwei Qingpeng San

琼思格巴

【处方】
铁棒锤（幼苗）	50g	诃子（去核）	50g
藏木香	50g	安息香	27.5g
翼首草	10g	力嘎都	47.5g
兔耳草	47.5g	丛 菔	47.5g
镰形棘豆	50g		

【制法】以上九味，粉碎成细粉，过筛，混匀，即得。

【性状】本品为浅黄色粉末；有特异臭气，味苦、涩、微麻。

【检查】应符合散剂项下有关的各项规定（通则0115）。

【功能与主治】清热止痛，制疠。用于瘟疠疾病，流感引起的发烧、肺部疼痛、肺炎、嗓子肿痛等。

【用法与用量】一次1g，一日2次。

【规格】每袋装10g。

【贮藏】密闭，防潮。

【方源】《中华人民共和国卫生部药品标准·藏药》（第一册）

【质量标准研究】

鉴别[1]

（1）取本品，置显微镜下观察，表皮细胞红棕色，表面观呈多角形或类长方形（力嘎都）。非腺毛单细胞，壁较光滑，有的壁上有细小的疣状突起（翼首草）。花粉粒偶见，类圆形。色素块散在，黄棕色或红棕色，大小不一。

（2）取本品5g，置具塞锥形瓶中，浓氨试液润湿后，加乙醚10ml，密塞，振摇，放置12小时，滤过，滤液挥至1ml，即得供试品溶液。另取土木香对照药材0.5g，同法制成对照药材溶液。再取缺土木香的阴性样品适量，同法制成阴性样品溶液。照薄层色谱法（通则0502）试验，吸取上述三种溶液各10μl，分别点于同一硅胶薄层板上，以环己烷－乙酸乙酯(3:1)为展开剂，展开，取出，晾干，喷以稀碘化铋钾试液。供试品色谱中，在与对照药材色谱相应的位置上，显相同的橙红色斑点，而缺土木香的阴性样品无干扰。

（3）取本品4g，加乙醚20ml，振摇，滤过，滤液浓缩至2ml，即得供试品溶液。另取诃子对照药材1g，同法制成对照药材溶液。再取缺诃子的阴性样品适量，同法制成阴性样品溶液。照薄层色谱法（通则0502）试验，吸取上述三种溶液各10μl，分别点于同一硅胶G薄层板上，以三氯甲烷－甲酸－甲醇（8:1:1）为展开剂，展开，取出，晾干，喷以2%三氯化铁乙醇溶液，在105℃加热至斑点显色清晰。供试品色谱中，在与对照药材色谱相应的位置上，显相同的蓝色斑点，而缺诃子的阴性样品无干扰。

含量测定

HPLC法测定九味青鹏散中没食子酸的含量[2]

色谱条件与系统适用性试验　采用C_{18}色谱柱（4.6mm×250mm，5μm）；流动相为甲醇－0.02%磷酸（5:95）；检测波长为274nm；流速1.0ml/min；柱温：30℃；进样量：10μl。

对照品溶液的制备　精密称取没食子酸对照品适量，加甲醇溶解制成每1ml含20.6μg的溶液作为对照品溶液。

供试品溶液的制备　取本品约0.76g，精密称定，置具塞锥形瓶中，精密加入50%甲醇100ml，摇匀，称定重量，超声处理30分钟，放冷，称定重量，用50%甲醇补足失重，摇匀，用微孔滤膜（0.45μm）滤过，即得。

没食子酸在0.0618~0.3090μg范围内呈良好的线性关系（$r=0.9998$），平均加样回收率为98.33%，RSD为0.69%（$n=9$）。此方法可用于九味青鹏散中没食子酸的含量控制。

参考文献

［1］巴桑央宗，次仁旺姆．九味青鹏散的质量标准研究．西藏科技，2012，(7)：46－47.

［2］潘国庆，冯学梅，华青措．HPLC测定藏成药九味青鹏散中没食子酸的含量．中成药，2006，28（9）：1391－1393.

九味渣驯丸
Jiuwei Zhaxun Wan

渣驯古巴日布

【处方】渣驯膏 315g 麝香 0.5g
红花 315g 豆蔻 315g
熊胆 1g 榜嘎 315g
异叶青兰 315g 诃子（去核）315g
力嘎都 315g

【制法】以上九味，除渣驯膏、麝香、熊胆另研细粉外，其余共研成细粉，过筛，加入麝香、熊胆细粉，混匀，用渣驯膏加适量水泛丸，阴干，即得。

【性状】本品为黄褐色水丸，气微香，味苦、辛。

【检查】应符合丸剂项下有关的各项规定（通则0108）。

【功能与主治】清热解毒，活血凉血。用于胃中血热，胆热症，胃炎，胃出血，赤巴引起的热症。

【用法与用量】一次4~5丸，一日3次。

【规格】每丸重0.5g。

【贮藏】密闭，置阴凉干燥处。

【方源】《中华人民共和国卫生部药品标准·藏药》（第一册）

【质量标准研究】

含量测定

HPLC法测定九味渣驯丸中羟基红花黄色素A的含量[1]

色谱条件与系统适用性试验 采用C_{18}色谱柱（4.6mm×250mm，5μm）；流动相为甲醇－乙腈－0.7%磷酸（26:2:72）；检测波长为403nm；柱温：30℃；进样量：10μl。

212

对照品溶液的制备　精密称取羟基红花黄色素 A（含量按 91.8% 计）对照品 13.13mg，置 50ml 量瓶中，加 25% 甲醇溶解并稀释至刻度，摇匀，再精密量取 25ml 置 250ml 量瓶，用 25% 甲醇稀释至刻度，摇匀即得浓度为 24.10μg/ml 的羟基红花黄色素 A 对照品溶液。

供试品溶液的制备　取本品粉末约 3g，精密称定，置具塞锥形瓶中，精密加入 25% 甲醇 50ml，称定重量，超声处理（功率 200W，频率 40kHz）40 分钟，放冷，再称定重量，补足失重，摇匀，滤过，取续滤液，即得。

羟基红花黄色素 A 在 2.41~24.1μg/ml 范围内呈良好的线性关系（$r = 0.9999$），平均加样回收率为 98.61%，RSD 为 1.16%（$n = 9$）。此方法可用于九味渣驯丸中羟基红花黄色素 A 的含量控制。

参考文献

[1] 靳占军. HPLC 法测定九味渣驯丸中的羟基红花黄色素 A 的含量. 青海医药杂志，2012，42（1）：67-69.

三十五味沉香丸
Sanshiwuwei Chenxiang Wan

阿嘎索阿日布

【处方】

沉　香	50g	香　樟	40g
白沉香	30g	檀　香	35g
降　香	60g	天竺黄	50g
红　花	50g	丁　香	20g
肉豆蔻	17.5g	豆　蔻	15g
草　果	15g	诃子（去核）	50g
毛诃子（去核）	40g	余甘子（去核）	50g
木　香	50g	广　枣	35g
藏木香	40g	悬钩木	75g
宽筋藤	50g	山　奈	25gp
木棉花	30g	马钱子	25g
乳　香	25g	安息香	20g
巴夏嘎	40g	小伞虎耳草	40g
兔耳草	40g	多刺绿绒蒿	50g
打箭菊	50g	矮垂头菊	75g
丛　菔	75g	石榴子	50g
铁棒锤	30g	野牛心	15g
麝　香	0.5g		

【制法】以上三十五味，除麝香另研细粉外，其余共研成细粉，过筛，加入麝香细粉，混匀，水泛丸，阴干，即得。

【性状】本品为红棕色水丸，气芳香，味甘、苦。

【检查】应符合丸剂项下有关的各项规定（通则0108）。

214

【功能与主治】清瘟热，祛风，益肺，利痹。用于疠、热、隆相搏引起的疾病，热病初起，肺痼疾，肺铁布症，咳嗽气逆，痹症，心隆症，疑难的气血上壅等。

【用法与用量】一次 3~4 丸，一日 2 次。

【规格】每丸重 1g。

【贮藏】密闭，置阴凉干燥处。

【方源】《中华人民共和国卫生部药品标准·藏药》（第一册）

【质量标准研究】

鉴别

取本品粉末少许于载玻片上，加水合氯醛封片后，置显微镜下观察。显微观察可见圆形、椭圆形或橄榄形花粉粒，具 3 个萌发孔，外壁有齿状突起（红花）。

含量测定

HPLC 法测定三十五味沉香丸中羟基红花黄色素 A 的含量[2]

色谱条件与系统适用性试验　采用 C_{18} 色谱柱（4.6mm ×250mm，5μm）；流动相为甲醇 – 水 – 磷酸（27:73:0.05）；检测波长为 403nm；流速：1.0ml/min；柱温：室温；进样量：10μl。

对照品溶液的制备　精密称取羟基红花黄色素 A 对照品 6.25mg，置 250ml 量瓶中，加 25% 甲醇制成含羟基红花黄色素 A 25μg/ml 的对照品溶液。

供试品溶液的制备　取本品粉末约 3g，精密称定，置具塞锥形瓶中，精密加入 25% 甲醇 50ml，称定重量，超声处理 40 分钟，放冷，再称定重量，用 25% 甲醇补足失重，摇匀，滤过，取续滤液，即得。

羟基红花黄色素 A 在 0.15 ~ 0.35μg 范围内呈良好的线性关系（r = 0.999 9），平均加样回收率为 99.20%，RSD 为 0.43%（n = 9）。此方法可用于三十五味沉香丸中羟基红花黄色素 A 的含量控制。

【药理活性研究】

探讨三十五味沉香丸对小鼠的镇痛、抗炎作用[3]。将小鼠随机分为 5 组，即生理盐水对照组、三十五味沉香丸高、中、低（1.0g/kg、0.75g/kg、0.5g/kg）剂量组，西药（氨基比林、氢化可的松）组，灌胃给药，观察对小鼠的镇痛、抗炎作用。结果三十五味沉香丸能明显提高小鼠的痛阈值，减少小鼠的自主活动次数。研究结果提示三十五味沉香丸具有明显的镇痛、抗炎作用。

【临床应用研究】

对三十五味沉香丸治疗慢性肺源性心脏病心力衰竭进行临床观察[4]。85 例患者根据随机抽样的原则分为治疗组 40 例，对照组 45 例。对照组采用低流量持续吸氧、抗感染、改善通气功能、利尿、强心、纠正电解质酸碱平衡紊乱等常规治疗。治疗组在上述综合性治疗基础上，加用三十五味沉香丸。用法为 2 丸/次，饭后温开水化服，10 天为 1 疗程。结果治疗组总有效率为 95%，对照组总有效率为 64%。经统计检验，治疗组与对照组之间疗效差异有显著性（$p < 0.05$）。

观察藏医治疗更年期综合征疗效，按照藏医理论将更年期综合征分为"赤巴"型、"隆"型、"培根"型和综合型[5]。筛选 4 种更年期综合征患者各 100 人，共 400 例。其中应用三十五味沉香丸配合其他藏药，可用于治疗"隆"型及综合型更年期综合征。结果"隆"型患者治愈 72 例，好转 20 例，总有效率为 92%；综合型患者治愈 63 例，好转 27 例，总有效率为 90%。

参考文献

［1］魏文芝，林鹏程，卢永昌. 三十五味沉香丸质量标准分析. 湖北农业科学，2013，52（12）：2911 - 2913.

［2］王水潮. HPLC 测定三十五味沉香丸中羟基红花黄色素 A 的含量. 中国药科大学学报，2008，39（6）：582 - 583.

［3］宋和勇，薛婷，祁青云. 三十五味沉香丸抗炎镇痛实验研究. 青海医药杂志，2011，41（8）：80 - 81.

［4］泽登加，洛泽和. 藏药三十五味沉香丸治疗肺心病心力衰竭. 中国民族医药杂志，2007，13（5）：56.

［5］措吉. 藏医治疗更年期综合征疗效观察. 中国民族医药杂志，2013，19（7）：5 - 6.

三臣散

Sanchen San

伦保松觉

【处方】天竺黄 225g 红花 75g 牛黄 0.5g

【制法】以上三味，分别粉碎成细粉，过筛，混匀，即得。

【性状】本品为浅棕红色粉末；气微香，味苦、涩。

【检查】应符合散剂项下有关的各项规定（通则0115）。

【功能与主治】清热。用于小儿肺热及一切热病。

【用法与用量】一次1.5g，一日2次。

【规格】每袋装15g。

【贮藏】密闭，置阴凉干燥处。

【方源】《中华人民共和国卫生部药品标准·藏药》（第一册）

【质量标准研究】

鉴别[1]

（1）取本品3g，加80%丙酮10ml，超声处理10分钟，滤过，滤液浓缩至1ml，即得供试品溶液。另取红花对照药材0.5g，同法制成对照药材溶液。再取缺红花的阴性样品3g，同法制成阴性样品溶液。照薄层色谱法（通则0502）试验，吸取上述三种溶液各5μl，分别点于同一硅胶H薄层板上，以乙酸乙酯－甲酸－水－甲醇（7:2:3:0.4）为展开剂，展开，取出，晾干。供试品色谱中，在与对照药材色谱相应的位置上，显相同的橙红色斑点，而缺红花的阴性样品无干扰。

（2）取本品4g，加丙酮20ml，超声处理30分钟，滤过，滤液浓缩至2ml，即得供试品溶液。另取胆酸、猪去氧胆酸对照品适量，加丙酮制成每ml各含0.2mg的混合对照品溶液。再取缺牛黄的阴性样品4g，同供试品制备方法制成阴性样品溶液。照薄层色谱法（通则0502）试验，吸取上述三种溶液各 5μl，分别点于同一硅胶 G 薄层板上，以三氯甲烷 – 乙醚 – 冰醋酸（2：2：1）为展开剂，展开，取出，晾干，喷以 10% 硫酸乙醇溶液，在 105℃ 加热至斑点显色清晰，在紫外光（365nm）下检视。供试品色谱中，在与对照品色谱相应的位置上，显相同的黄色和淡蓝色荧光斑点，而缺牛黄的阴性样品无干扰。

【临床应用研究】

观察藏西医结合治疗小儿支气管肺炎的临床疗效[2]。采集 50 例小儿支气管肺炎患者予以西医抗感染、纠正酸碱平衡紊乱、维持体液平衡治疗，需要时吸氧，同时服用藏药三臣散、肺热普清散，频咳者加"七味葡萄散"，均 3 次/天，0.5g/次口服单方或组方连服 1 周为 1 个疗程，2 个疗程后观察疗效，与此同时依照藏医理论嘱患儿注意饮食起居。结果痊愈 45 例，显效 3 例，有效 1 例，无效 1 例，总有效率 98%。研究提示运用藏西医结合治疗小儿支气管肺炎疗效显著。

参考文献

［1］陈晓明，甘青梅. 藏药三臣散的鉴别. 时珍国医国药，2007，18（11）：2810 – 2811.

［2］贡保吉. 藏西医结合治疗小儿支气管肺炎 50 例疗效观察. 西部中医药，2013，26（10）：65 – 66.

三果汤散

Sanguo Tangsan

哲布松汤

【处方】诃子（去核）　　　300g　　　毛诃子（去核）　　　200g

　　　　余甘子（去核）　　　240g

【制法】以上三味，粉碎成粗粉，过筛，混匀，即得。

【性状】本品为浅黄色粗粉；气微，味涩、微酸。

【检查】应符合散剂项下有关的各项规定（通则0115）。

【功能与主治】清热，调和气血。用于瘟疫热症初期与后期，劳累过度等症。

【用法与用量】一次3~4g，一日2次，水煎服。

【规格】每袋装40g。

【贮藏】密闭，置阴凉干燥处。

【方源】《中华人民共和国卫生部药品标准·藏药》（第一册）

【质量标准研究】

含量测定

HPLC法测定三果汤散中没食子酸和鞣花酸的含量[1]

色谱条件与系统适用性试验　采用C_{18}色谱柱（4.6mm×250mm，5μm）；流动相为乙腈（A）－0.25%甲酸（B）梯度洗脱，洗脱程序为0~6min，3%→5%A；6~15min，5%→8%A；15~17min，8%→15%A；17~25min，15%→18%A；25~33min，18%→22%A；33~35min，22%→25%A；35~40min，25%→50%A；40~45min，50%→100%A。检测波长为260nm；流速：0.85ml/min；柱温：25℃；进样量：10μl。

对照品溶液的制备　精密称取没食子酸对照品10.003 1mg、鞣花酸对照品10.201 5mg，置于100ml量瓶中，50%甲醇溶解定容，制成浓度分别为

$100\mu g/ml$、$102\mu g/ml$ 的对照品溶液。

供试品溶液的制备 取本品粉末约 0.1g，精密称定，置具塞锥形瓶中，精密加入 50% 甲醇 50ml，密塞称定重量，超声处理（功率 150W，频率 40kHz）30 分钟，取出，放冷，再称定重量，用 50% 甲醇补足失重，摇匀，滤过，取续滤液，0.45μm 微孔滤膜滤过，即得。

没食子酸在 0.050～0.700μg 范围内呈良好的线性关系（$r=0.9999$），平均加样回收率为 100.57%，RSD 为 0.84%（$n=6$）；鞣花酸在 0.050～0.714μg 范围内呈良好的线性关系（$r=0.9999$），平均加样回收率为 98.71%，RSD 为 1.16%（$n=6$）。此方法可用于三果汤散中没食子酸和鞣花酸的含量控制。

指纹图谱研究[2]

色谱条件与系统适用性试验 采用 C_{18} 色谱柱（4.6mm ×250mm，5μm）；流动相为乙腈（A）－0.25% 甲酸（B）梯度洗脱，洗脱程序为 0～6min，1%→4%A；6～25min，4%→5%A；25～65min，5%→18%A；65～85min，18%→18%A；85～90min，18%→19%A。检测波长为 280nm；流速：0.85ml/min；柱温：30℃。

对照品溶液的制备 分别称取没食子酸、没食子酸乙酯及鞣花酸对照品适量，加甲醇配制成浓度分别为 105μg/ml，72μg/ml，132μg/ml 的混合对照品溶液。

供试品溶液的制备 取本品粉末约 0.1g，精密称定，置具塞锥形瓶中，精密加入 20% 乙腈 50ml，称定重量，超声处理（功率 150W，频率 33kHz）30 分钟，取出，放冷，再称定重量，用 20% 乙腈补足失重，摇匀，滤过，取续滤液，即得。

共选择反映三果汤散色谱情况的 19 个色谱峰为共有峰，所选共有峰之和超过总峰面积的 90%。采用《中药色谱指纹图谱相似度评价系统 2004A 版》对 6 批次三果汤散进行相似度评价，以西藏自治区藏药厂指纹图谱为参照谱，根据相关系数法计算三果汤散图谱相似度，结果显示各批次三果汤散相似度均在 0.90 以上，说明该方剂品质较为稳定，差异不大。见表 5。

表 5　6 批次三果汤散指纹图谱相似度分析

	拉萨藏药材专营户	山南藏医院	西藏藏医学院	西藏藏医学院标本馆	西藏藏医学院藏药厂	西藏自治区藏药厂	对照指纹图谱
拉萨藏药材专营户	1	0.963	0.964	0.916	0.969	0.951	0.988
山南藏医院	0.963	1	0.989	0.899	0.96	0.922	0.987
西藏藏医学院	0.964	0.989	1	0.883	0.968	0.915	0.985
西藏藏医学院标本馆	0.916	0.899	0.883	1	0.855	0.928	0.935
西藏藏医学院藏药厂	0.969	0.96	0.968	0.855	1	0.901	0.974
西藏自治区藏药厂	0.951	0.922	0.915	0.928	0.901	1	0.959
对照指纹图谱	0.988	0.987	0.985	0.935	0.974	0.959	1

【药理活性研究】

研究藏药大三果药剂三果汤含片及配伍三种成分毛诃子、诃子、余甘子清除超氧阴离子自由基（·O^{-2}）、羟基自由基（·OH）的能力[3]。结果表明，三者清除·O^{-2}能力大小依次为：毛诃子 > 余甘子 > 诃子，清除·OH能力大小依次为：毛诃子 > 诃子 > 余甘子。此外，分析毛诃子、诃子、余甘子及三果汤含片中活性成分没食子酸的含量发现，三果汤含片的抗氧化性能主要与三种配伍成分中没食子酸的含量有一定关系。

利用 GC–MS 代谢组学技术研究低压缺氧环境对大鼠机体代谢的影响，同时评价三果汤散的干预作用[4]。将 25 只大鼠随机分为平原对照组、高原模型组、红景天胶囊（诺迪康胶囊）组、三果汤散高剂量组及三果汤散低剂量组，每组 5 只，适应 1 周后，将模型组和给药组置于 5 000m 高原环境模拟舱中，缺氧 40 天（22h/天），第 40 天后，测定大鼠的血常规指标和肺干湿重比，并取大鼠血浆 ECF 衍生后，进行 GC–MS 分析，采用主成分分析法研究模型组与正常组之间的代谢物差异，评价藏药三果汤散的干预作用。结果血常规指标和肺干湿重比均有差异；代谢组学研究结果表明，高原模型组和三果汤散高剂量组、三果汤散低剂量组、红景天胶囊组之间可显著区分，三果汤散干预 HAPC 大鼠内源性主要标志物为 9 – 已基 – 十七烷、甘氨酸、N – 甲基 – N – 甲氧基羰基 – 乙酯及 2，4 – 二叔丁基苯酚。结果提示三果汤散对高原红细胞增多症具有干预作用。

【临床应用研究】

三果汤散为藏医施行放血疗法之前必服方剂，作为放血疗法四步中鼓脉法的主要内容，其作用是促热症成型、病血成熟，使血流旺盛，用于使病血液与正常血液分离。对 30 例脉管炎患者，服用三果汤散的同时，应用藏医外治放血治疗[5]。结果在 30 例病人中，痊愈 15 例，好转 10 例，无效 5 例，总有效率83.3%。可见该治疗方法效率较高，提高治愈率，方法简便。

参考文献

［1］张海伟，张艺，杨继家，等．HPLC 测定不同批次藏药三果汤中没食子酸和鞣花酸的含量．中国实验方剂学杂志，2013，19（10）：95 – 97．

［2］德洛，姚喆，冀静，等．藏药三果汤散抗氧化有效成分的薄层色谱 – 生物自显影及 HPLC 指纹图谱．中国实验方剂学杂志，2012，18（12）：98 – 102．

［3］项朋志，余洪，刘琼，等．藏药大三果抗氧化活性研究．化学与生物工程，2013，30（11）：27 – 30．

［4］邝婷婷，张海伟，陈一龙，等．藏药三果汤散干预高原红细胞增多症模型大鼠的代谢组学研究．世界科学技术 – 中医药现代化，2014，16（1）：171 – 176．

［5］多吉才旦．藏医静脉放血治疗脉管炎 30 例疗效观察．中国民族医药杂志，2014，20（10）：26．

三味甘露散

Sanwei Ganlu San

堆孜松觉

【处方】藏木香　　　150g　　　寒水石（水煮）　　　300g
　　　　异叶青兰　　200g

【制法】以上三味，粉碎成细粉，过筛，混匀，分装，即得。

【性状】本品为灰白色粉末；气芳香，味苦。

【检查】应符合散剂项下有关的各项规定（通则0115）。

【功能与主治】制酸，接骨。用于骨折及"培根木布"引起的胃酸过多等。

【用法与用量】饭前开水送服，一次4g，一日3次。

【规格】每袋装40g。

【贮藏】密闭，置阴凉干燥处。

【方源】《中华人民共和国卫生部药品标准·藏药》（第一册）

【质量标准研究】

含量测定

HPLC法测定三味甘露散中土木香内酯和异土木香内酯的含量[1]

色谱条件与系统适用性试验　采用C_{18}色谱柱（4.6mm ×250mm，5μm）；流动相为乙腈 −0.4%磷酸（58：42）；检测波长为225nm；流速：1.0ml/min；柱温：30℃；进样量：10μl。

对照品溶液的制备　取土木香内酯对照品、异土木香内酯对照品适量，精密称定，加甲醇制成混合对照品溶液（土木香内酯20.68μg/ml，异土木香内酯26.88μg/ml），即得。

供试品溶液的制备　取本品约2g，精密称定，置具塞锥形瓶中，精密加入甲醇25ml，密塞，称定重量，超声处理（功率300W，频率40kHz）30

分钟，取出，放冷，再称定重量，用甲醇补足失重，摇匀，滤过，取续滤液，即得。

土木香内酯在 0.083 ~ 0.517μg 范围内呈良好的线性关系（$r = 0.999\ 9$），平均加样回收率为 97.95%，RSD 为 1.31%（$n = 6$）；异土木香内酯在 0.108 ~ 0.672μg 范围内呈良好的线性关系（$r = 0.999\ 9$），平均加样回收率为 97.69%，RSD 为 1.24%（$n = 6$）。此方法可用于三味甘露散中土木香内酯和异土木香内酯的含量控制。

【药理活性研究】

探讨传统藏药三味甘露对酒精性肝损伤的治疗作用，并探讨作用机理[2]。采用白酒灌胃造成酒精性肝损伤动物模型基础上，进一步阐明对动物体内乙醇吸收以及代谢途径的影响；对肝脏脂质代谢紊乱的影响。结果藏药三味甘露可以降低 ALT、AST 的含量，与模型组比较具有显著差异（$p < 0.01$）。研究表明藏药三味甘露可以降低 ALT、AST，对酒精性肝损伤具有治疗作用。

参考文献

［1］张秀娟，丁永辉，倪琳，等. HPLC 同时测定三味甘露散中土木香内酯和异土木香内酯含量. 中国中医药信息杂志，2014，21（11）：85 - 87.

［2］切羊让忠，李先加，增太加，等. 藏药三味甘露对酒精性肝损伤作用机制研究概况. 中国民族医药杂志，2015，21（1）：33 - 34.

三味龙胆花丸
Sanwei Longdanhua Wan
榜间松贝日布

【处方】白花龙胆　　100g　　甘　草　　50g　　蜂蜜干膏　　50g

【制法】以上三味，除蜂蜜干膏外，其余二味粉碎成细粉，过筛，混匀。用蜂蜜干膏加适量水泛丸，干燥，即得。

【性状】本品为黑褐色的水蜜丸；气微香，味甜。

【检查】应符合丸剂项下有关的各项规定（通则0108）。

【功能与主治】清热，润肺。用于肺热气喘和咽喉炎。

【用法与用量】一次2丸，一日3~4次。

【规格】每丸重1.5g。

【贮藏】密闭，防潮。

【方源】《中华人民共和国卫生部药品标准·藏药》（第一册）

【质量标准研究】

含量测定

HPLC法测定三味龙胆花丸中龙胆苦苷的含量[1]

色谱条件与系统适用性试验　采用C_{18}色谱柱（4.6mm×250mm，5μm）；流动相为甲醇－水（26:74）；检测波长为270nm；流速：1.0ml/min；柱温：25℃；进样量：10μl。

对照品溶液的制备　精密称取龙胆苦苷对照品11.6mg，置100ml量瓶中，加甲醇稀释至刻度，摇匀，即得116μg/ml的对照品溶液。

供试品溶液的制备　取本品粉末约1g，精密称定，置具塞锥形瓶中，精密加入甲醇50ml，密塞，称定重量，放置过夜，超声处理25分钟，取出，放冷，再称定重量，用甲醇补足失重，摇匀，滤过，取续滤液，即得。

龙胆苦苷在0.232~1.856μg范围内呈良好的线性关系（r=0.999 9），

平均加样回收率为 97.7%，RSD 为 1.5%（$n=6$）。此方法可用于三味龙胆花丸中龙胆苦苷的含量控制。

【临床应用研究】

评价三味龙胆花片治疗急性咽炎的临床疗效与安全性[2]。将 94 例急性咽炎患者随机分为治疗组（47 例）和对照组（47 例）。治疗组口服三味龙胆花片联合雾化吸入布地奈德混悬液，对照组仅予以雾化吸入布地奈德混悬液，疗程 5 天。观察比较两组患者的症状及体征评分，分析疗效差异。结果治疗组总有效率 89.36%，对照组为 76.59%（$p < 0.05$）。比较两组的症状及体征评分，组间差异具有显著性统计学意义（$p < 0.05$）。研究提示三味龙胆花片联合布地奈德混悬液雾化吸入治疗急性咽炎临床疗效确切而且安全。

参考文献

[1] 张巍云. 高效液相色谱法测定藏药三味龙胆花丸中龙胆苦苷含量. 青海医学院学报, 2009, 30（1）：61 - 63.

[2] 谢艳, 蒋路云, 刘洋, 等. 三味龙胆花片联合雾化吸入治疗急性咽炎 94 例临床观察. 中国中西医结合耳鼻咽喉科杂志, 2015, 23（2）：118 - 121, 127.

三味蔷薇散

Sanwei Qiangwei San

赤列南杰日布

【处方】蔷薇花　　150g　　波棱瓜子　　75g　　诃　子　　100g

【制法】以上三味，粉碎成细粉，过筛，混匀，即得。

【性状】本品为淡黄色粉末；气香，味苦。

【检查】应符合散剂项下有关的各项规定（通则0115）。

【功能与主治】解毒利胆，清热。用于"赤巴病"及胆囊疾病。

【用法与用量】一次1g，一日2次。

【规格】每袋装10g。

【贮藏】密闭，防潮。

【方源】《中华人民共和国卫生部药品标准·藏药》（第一册）

【质量标准研究】

含量测定

HPLC法测定三味蔷薇胶囊中没食子酸的含量[1]

色谱条件与系统适用性试验　采用C_{18}色谱柱（3.9mm×150mm，5μm）；流动相为乙腈－0.2%磷酸（2:98）；检测波长为270nm；流速：0.8ml/min；柱温：35℃；进样量：10μl。

对照品溶液的制备　精密称取没食子酸对照品适量，加甲醇配制成30μg/ml的对照品溶液。

供试品溶液的制备　取本品内容物约0.5g，精密称定，置具塞锥形瓶中，精密加入甲醇50ml，密塞，称定重量，超声处理60分钟，取出，放冷，再称定重量，用甲醇补足失重，摇匀，滤过，取续滤液，即得。

没食子酸在3.306～66.120μg/ml范围内呈良好的线性关系（$r=0.9996$），平均加样回收率为98.38%，RSD为1.41%（$n=9$）。此方法可用于三味蔷

227

薇胶囊中没食子酸的含量控制。

参考文献

［1］熊茉君，毛兴荣，李峰，等．HPLC 测定三味蔷薇胶囊中的没食子酸．华西药学杂志，2010，25（5）：597 – 598.

三味檀香汤散

Sanwei Tanxiang Tangsan

赞旦松汤

【处方】檀 香　　100g　肉豆蔻　　100g　广 枣　　100g

【制法】以上三味，粉碎成粗粉，过筛，混匀，即得。

【性状】本品为棕红色粗粉；气微香，味辣、涩。

【检查】应符合散剂项下有关的各项规定（通则0115）。

【功能与主治】清热。用于清心热。

【用法与用量】一次3~4g，一日2~3次，煎汤待冷后服用。

【规格】每袋装40g。

【贮藏】密闭，防潮。

【方源】《中华人民共和国卫生部药品标准·藏药》（第一册）

【药理活性研究】

研究藏药三味檀香散预处理对大鼠离体心脏缺血－再灌注血流动力学的影响[1]。采用Langendorff离体心脏灌流的方法，将大鼠随机分为正常对照组、缺血－再灌组（I/R）组、三味檀香散大、中、小剂量组，除正常对照组以K-H液平衡灌流90分钟外，其余各组均平衡灌流30分钟、停灌30分钟、再灌注30分钟，模拟心肌缺血－再灌注损伤；观察不同时间点各组大鼠血流动力学的指标：心率（HR）、左心室收缩压（LVSP）、左心室压力上升和下降最大变化速率（$\pm dp/dt$ max）、冠脉流量（CF）。结果与正常对照组相比，离体大鼠的心脏停灌30分钟、再灌注30分钟，可引起明显的心功能抑制。三味檀香散预处理有明显的正性变力作用，大、中、小剂量组的LVSP、$\pm dp/dt$ max明显高于I/R组（$p < 0.05$ 或 $p < 0.01$），各组间的HR和CF无差异（$p > 0.05$）。研究提示三味檀香散预处理能有效改善左室的顺应性，增强缺血－再灌注大鼠离体心脏的收缩和舒张功能，对缺血－再

229

灌注损伤大鼠的离体心脏有保护作用。

探讨三味檀香散水提液对离体大鼠肺动脉血管环的舒张作用[2]，采用大鼠离体肺动脉血管环张力记录法，观察水提液对去甲肾上腺素（NE）、氯化钾（KCl）引起的肺动脉血管环收缩作用的影响，结果显示水提液能使NE和KCl引起的收缩血管平滑肌的最大收缩反应量效曲线分别下降，对收缩达峰值的离体肺动脉环有舒张作用，表明三味檀香散水提液的作用类似于维拉帕米，具有舒张肺动脉血管平滑肌的作用，其机制可能与拮抗钙离子有关。

研究藏药三味檀香散对大鼠的长期毒性[3]。将大鼠随机分为对照组和高（15g/kg）、中（9g/kg）、低（1.5g/kg）剂量组，日剂量分别为临床成人用量（按0.1g/kg）的150、90、15倍，连续给药90天，观察大鼠的一般情况、饮食、体重。于实验第45天和第90天，分别剖杀一半大鼠，取血测定血常规及血清生化指标，取主要脏器（心、肝、脾、肺、肾、脑）计算脏器指数，并进行肉眼观察和组织病理学观察。结果连续给药后，各组大鼠的饮食、体重均正常。和对照组比较，三味檀香散高、中、低剂量组除碱性磷酸酶有明显升高（45天）和降低（90天）外，其余血液及血清生化指标的变化差异均无统计学意义；主要脏器均未见异常、病变或损伤。结果表明连续服用藏药三味檀香散较安全。

【临床应用研究】

探讨三味檀香颗粒治疗冠心病的临床疗效[4]。将150例冠心病患者随机分为治疗组100例和对照组50例，对照组给与复方丹参片治疗；治疗组服用藏药三味檀香颗粒进行治疗。两组均以4周为1疗程，1个疗程后观察两组患者的总有效率。治疗结束后，两组心电图改善总有效率比较差异无统计学意义（$p > 0.05$）。治疗组对心绞痛疗效优于对照组，差异有统计学意义（$p < 0.05$）。治疗组对心悸、胸闷、气短三大主要症状的有效率分别为87.64%、86.25%、88.24%，而对照组分别为67.5%、71.0%、61.7%，两组三大症状相比均有显著性差异（$p < 0.05$）。研究提示三味檀香颗粒治疗冠心病的临床疗效确切，患者无明显不良反应。

研究藏药三味檀香散治疗心力衰竭的临床疗效[5]。心力衰竭患者76例分为治疗组及对照组。治疗组在常规药物治疗基础上加三味檀香散，对照组采用常规药物治疗，通过纽约心脏病协会心功能分级及 N 末端 B 型脑钠肽前体（NT – proBNP）变化比较两组治疗效果。纽约心脏病协会心功能分级结果：治疗组总有效率为 94.74%，对照组总有效率为 76.32%，治疗组效果显著高于对照组（$p < 0.05$）。NT – proBNP 结果：两组治疗后 NT – proBNP 均有明显下降（$p < 0.05$），但治疗组下降更明显（$p < 0.05$）。结果说明三味檀香散治疗心力衰竭安全有效。

参考文献

［1］杨梅，陈宏，常荣，等．三味檀香散预处理对大鼠离体心脏缺血 – 再灌注血流动力学的影响．华西药学杂志，2015，30（1）：24 – 26.

［2］曹学峰，马爽，马兰，等．藏药三味檀香散水提液对离体大鼠肺动脉血管环的作用．华西药学杂志，2011，32（4）：247 – 249，259.

［3］杨梅，李永芳，寇毅英，等．三味檀香散对大鼠的长期毒性实验．华西药学杂志，2012，27（2）：224 – 225.

［4］杜连平，陈海莲，先巴，等．藏药三味檀香颗粒治疗冠心病 150 例临床观察．中国民族医药杂志，2013，19（7）：1 – 3.

［5］王春梅，郝淑梦．藏药三味檀香散治疗心力衰竭 76 例观察．中西医结合心脑血管病杂志，2014，12（9）：1037 – 1038.

五味渣驯丸
Wuwei Zhaxun Wan

渣驯阿巴日布

【处方】渣驯膏　15g　　红花　　15g　　木香马兜铃　15g
　　　　诃　子　17g　　甘青青兰　25g

【制法】以上五味，除渣驯膏另研细粉外，其余共研成细粉，过筛，混匀，用渣驯膏加适量水泛丸，阴干，即得。

【性状】本品为红棕色水丸，气微香，味苦。

【检查】应符合丸剂项下有关的各项规定（通则0108）。

【功能与主治】清肝热。用于肝炎、肝肿大等。

【用法与用量】一次4~6丸，一日2~3次。

【规格】每丸重0.5g。

【贮藏】密闭，防潮。

【方源】《中华人民共和国卫生部药品标准·藏药》（第一册）

【质量标准研究】

鉴别[1]

（1）取本品粉末6g，加甲醇25ml，加热回流30分钟，放冷，滤过，滤液作为供试品溶液。另取红花香对照药材1g，同法制成对照药材溶液。再取缺红花的阴性样品6g，同法制成阴性样品溶液。照薄层色谱法（通则0502）试验，吸取上述三种溶液各5μl，分别点于同一硅胶H薄层板上，以乙酸乙酯－甲醇－甲酸－水（7:0.4:2:3）为展开剂，展开，取出，晾干。供试品色谱中，在与对照药材色谱相应的位置上，显相同颜色的斑点，而缺红花的阴性样品无干扰。

（2）取本品粉末10g，加乙醇40ml，超声处理30分钟，滤过，滤液浓缩至5ml，即得供试品溶液。另取诃子对照药材1g，同法制成对照药材溶液。再取缺诃子的阴性样品 10g，同法制成阴性样品溶液。照薄层色谱法（通则 0502）试验，吸取上述三种溶液各 5μl，分别点于同一硅胶 G 薄层板上，以三氯甲烷－乙酸乙酯－甲酸（6∶4∶1）为展开剂，展开，取出，晾干。供试品色谱中，在与对照药材色谱相应的位置上，显相同颜色的斑点，而缺诃子的阴性样品无干扰。

含量测定[2]

（1）HPLC 法测定五味渣驯丸中羟基红花黄色素 A 的含量

色谱条件与系统适用性试验 采用 C_{18} 色谱柱（4.6mm ×250mm，5μm）；流动相为甲醇－0.4% 磷酸（30∶70）；检测波长为 403nm；流速：1.0ml/min；柱温：30℃；进样量：10μl。

对照品溶液的制备 取羟基红花黄色素 A 对照品适量，精密称定，加25% 甲醇制成每 1ml 含 116μg 的溶液，即得。

供试品溶液的制备 取本品粉末约 5g，精密称定，置具塞锥形瓶中，精密加入 25% 甲醇 50ml，称定重量，超声处理（功率 300W，频率 40kHz）30 分钟，取出，放冷，再称定重量，用 25% 甲醇补足失重，摇匀，滤过，取续滤液，即得。

羟基红花黄色素 A 在 0.116 ～ 1.740μg 范围内呈良好的线性关系（r = 0.999 97），平均加样回收率为 98.62%，RSD 为 2.15%（n =6）。此方法可用于五味渣驯丸中羟基红花黄色素 A 的含量控制。

（2）HPLC 法测定五味渣驯丸中没食子酸的含量

色谱条件与系统适用性试验 采用 C_{18} 色谱柱（4.6mm ×250mm，5μm）；流动相为甲醇－0.2% 磷酸（7∶93）；检测波长为 273nm；流速：1.0ml/min；柱温：30℃；进样量：10μl。

对照品溶液的制备 精密称取没食子酸对照品适量，加 50% 甲醇配制成 67.3μg/ml 的对照品溶液。

供试品溶液的制备 取本品粉末约 1g，精密称定，置具塞锥形瓶中，精密加入 50% 甲醇 50ml，密塞，称定重量，超声处理（功率 300W，频率40kHz）40 分钟，取出，放冷，再称定重量，用 50% 甲醇补足失重，摇匀，滤过，取续滤液，即得。

没食子酸在 0.067 ～ 0.673μg 范围内呈良好的线性关系（r = 0.999 95），

平均加样回收率为 100.01%，RSD 为 2.03%（$n=6$）。此方法可用于五味渣驯丸中没食子酸的含量控制。

（3）HPLC 法测定五味渣驯丸中马兜铃酸 A 的含量

色谱条件与系统适用性试验　采用 C_{18} 色谱柱（4.6mm ×250mm，5μm）；流动相为甲醇 – 0.05% 冰醋酸（79∶21）；检测波长为 390nm；流速：1.0ml/min；柱温：30℃；进样量：10μl。

对照品溶液的制备　精密称取马兜铃酸 A 对照品适量，加甲醇配制成 23.62μg/ml 的对照品溶液。

供试品溶液的制备　取本品粉末约 2g，精密称定，置具塞锥形瓶中，精密加入甲醇 25ml，密塞，称定重量，超声处理（功率 300W，频率 40kHz）30 分钟，取出，放冷，再称定重量，用甲醇补足失重，摇匀，滤过，取续滤液，即得。

马兜铃酸 A 在 0.024 ~ 0.247μg 范围内呈良好的线性关系（$r=0.99999$），平均加样回收率为 96.83%，RSD 为 1.74%（$n=6$）。此方法可用于五味渣驯丸中马兜铃酸 A 的含量控制。

参考文献

[1] 田喜莲，牟学文. 藏药五味渣驯丸质量标准研究. 中国药事，2012，26（9）：1000 – 1002，1013.

[2] 倪琳，杨锡. HPLC 测定五味渣驯丸中羟基红花黄色素 A、没食子酸和马兜铃酸 A 的含量. 中国实验方剂学杂志，2012，18（18）：109 – 112.

五味黄连丸
Wuwei Huanglian Wan

娘寨阿贝日布

【处方】 黄 连　　300g　　红 花　　160g　　诃 子　　200g
渣驯膏　　80g　　麝 香　　1g

【制法】 以上五味，除麝香、渣驯膏外，其余粉碎成细粉，再与麝香配研，过筛，混匀，用渣驯膏加适量水泛丸，干燥，即得。

【性状】 本品为红褐色水丸，气微香，味苦。

【检查】 应符合丸剂项下有关的各项规定（通则0108）。

【功能与主治】 消炎，止泻，止痛。用于胃肠炎，久泻腹痛，胆偏盛引起的厌食等。

【用法与用量】 一次1～2g，一日2～3次。

【规格】 每60丸重1g。

【贮藏】 密闭，置阴凉干燥处。

【方源】《中华人民共和国卫生部药品标准·藏药》（第一册）

【质量标准研究】

含量测定

（1）HPLC法测定五味黄连丸中表小檗碱、黄连碱、巴马汀和小檗碱的含量[1]

色谱条件与系统适用性试验　采用C$_{18}$色谱柱（4.6mm×250mm，5μm）；流动相为乙腈－0.1%磷酸（50:50，每100ml加十二烷基磺酸钠0.1g）；检测波长为345nm；流速：1.0ml/min；柱温：室温；进样量：10μl。

对照品溶液的制备　精密称定表小檗碱、黄连碱、盐酸巴马汀和盐酸小檗碱4种对照品约12、25、25、50mg，分别置100ml量瓶中加流动相溶解并定容，分别制成含表小檗碱122.2μg/ml、黄连碱248.0μg/ml、盐酸巴马汀 253.6μg/ml 和盐酸小檗碱 504.2μg/ml 的对照品储备液。精密吸取各对照储备液 1ml 置 10ml 量瓶中混合加流动相至刻度即制成混合对照品溶液（含表小檗碱、黄连碱、盐酸巴马汀和盐酸小檗碱 12.22、24.80、25.36、50.42μg/ml）。

供试品溶液的制备 取本品粉末约 0.25g，精密称定，置 100ml 量瓶中，加入流动相 80ml，超声处理（功率 250W，频率 40kHz）30 分钟，放冷，加流动相稀释至刻度，摇匀，用微孔滤膜（0.45μm）滤过，取续滤液即得。

表小檗碱在 0.489 ~ 11.73μg/ml 范围内呈良好的线性关系（$r = 0.9998$），平均加样回收率为 100.1%，RSD 为 1.3%（$n = 9$）；黄连碱在 0.992 ~ 23.81μg/ml 范围内呈良好的线性关系（$r = 0.9999$），平均加样回收率为 98.3%，RSD 为 1.7%（$n = 9$）；盐酸巴马汀在 1.014 ~ 24.35μg/ml 范围内呈良好的线性关系（$r = 0.9998$），平均加样回收率为 99.4%，RSD 为 1.3%（$n = 9$）；盐酸小檗碱在 2.017 ~ 48.40μg/ml 范围内呈良好的线性关系（$r = 0.9999$），平均加样回收率为 99.4%，RSD 为 2.8%（$n = 9$）。此方法可用于五味黄连丸中表小檗碱、黄连碱、巴马汀和小檗碱的含量控制。

（2）HPLC 法测定五味黄连丸中羟基红花黄色素 A 的含量[2]

色谱条件与系统适用性试验 采用 C_{18} 色谱柱（4.6mm × 150mm，5μm）；流动相为甲醇 – 乙腈 – 0.7% 磷酸（26:2:72）；检测波长为 403nm；流速：1.2ml/min；柱温：40℃；进样量：10μl。

对照品溶液的制备 取羟基红花黄色素 A 对照品适量，精密称定，加甲醇制成 147.6μg/ml 的对照品溶液，即得。

供试品溶液的制备 取本品粉末约 2g，精密称定，置具塞锥形瓶中，精密加入 25% 甲醇 50ml，称定重量，超声处理（功率 300W，频率 50kHz）40 分钟，取出，放冷，再称定重量，用 25% 甲醇补足失重，摇匀，滤过，取续滤液，即得。

羟基红花黄色素 A 在 0.738 ~ 5.904mg 范围内呈良好的线性关系（$r = 0.9999$），平均加样回收率为 98.29%，RSD 为 0.4%（$n = 9$）。此方法可用于五味黄连丸中羟基红花黄色素 A 的含量控制。

【临床应用研究】

分析五味黄连丸治疗久泻的临床疗效[3]。采用随机分组将380例久泻患者分两组，年龄30～60之间。1个月为1个疗程，共为3个疗程，随访1年。患者主要诊断依据为藏医诊断胃肠疾病中"久泻"疾病的标准，其症状为腹泻日久，泻时无明显疼痛，但食后便下泻不止，特别是食用肉类或饮酒后即可下泻。服用周期依患者病情不同周期有所不同。结果380例患者中，痊愈并未复发者245例，治愈率为64.5%；显著有效125例，显著有效率为32.9%；有效者10例，有效率占2.6%；无效者0例。总有效率100%。临床观察结果表明，五味黄连丸对各种病因引起的久泻患者有很好的疗效。

参考文献

[1] 熊巨良．高效液相色谱法测定五味黄连丸中表小檗碱、黄连碱、巴马汀和小檗碱的含量．湖南中医杂志，2014，30（9）：152－154.

[2] 冯尚红，靳占军，伊国雄．HPLC测定五味黄连丸中盐酸小檗碱、羟基红花黄色素A含量．青海医药杂志，2013，43（10）：48－50.

[3] 胡燕芹．藏药五味黄连丸治疗久泻疾病的疗效分析．中国民族医药杂志，2012，18（6）：11－12.

五味麝香丸
Wuwei Shexiang Wan

琼 阿

【处方】麝　　香　　10g　　诃子（去核）　　300g　　黑草乌　300g
　　　　木　　香　　100g　　藏菖蒲　　　　60g

【制法】以上五味，除麝香外，其余诃子等四味粉碎成细粉。将麝香研细，再与上述粉末配研，过筛，混匀，用安息香的饱和水溶液泛丸，低温干燥，即得。

【性状】本品为棕褐色的水丸；具麝香特异的香气，味微苦、涩、麻。

【检查】乌头碱限量；应符合丸剂项下有关的各项规定（通则0108）。

【功能与主治】消炎，止痛，祛风。用于扁桃体炎，咽峡炎，流行性感冒，炭疽病，风湿性关节炎，神经痛，胃痛，牙痛。

【用法与用量】睡前服或含化。一次2~3丸，一日1次；极量5丸。

【注意】本品有毒，慎用；孕妇忌服。

【规格】每10丸重0.3g。

【贮藏】密封。

【方源】《中华人民共和国药典》2015年版一部

【质量标准研究】

鉴别[1]

取本品粉末8g，加乙醚15ml，充分振摇后超声处理（水浴温度20℃）15分钟，静置（室温条件下约4小时）分层，取上清液，挥去乙醚至约2ml，即得供试品溶液。另取缺麝香的阴性样品适量，同法制成阴性样品溶液。再取麝香酮对照品10mg，制成每1ml含麝香酮1mg的乙醚溶液，作为对照品溶液。照薄层色谱法（通则0502）试验，吸取上述三种溶液各5μl，分别点于同一硅胶G薄层板上，以甲苯为展开剂，展开，取出，晾干，喷以 2，4 – 二硝基苯肼试液（1.5%）。供试品色谱中，在与对照品色谱相应的位置上，显相同的黄色斑点，而缺麝香的阴性样品无干扰。

含量测定

（1）HPLC 法测定五味麝香丸中麝香酮的含量[1]

色谱条件与系统适用性试验　采用 C$_{18}$ 色谱柱（4.6mm ×250mm，5μm）；流动相为 95% 乙腈；检测波长为 254nm；流速：1.0ml/min；柱温：30℃；进样量：10μl。

衍生物的制备　取 2，4 – 二硝基苯肼 1.0g，加无水乙醇 15ml、乙酸乙酯 15ml、浓盐酸 1ml，加热至澄清，得 2，4 – 二硝基苯肼盐酸溶液，备用。另取麝香酮对照品 100mg，加入上述 2，4 – 二硝基苯肼盐酸溶液 30ml，于 60℃ 加热 30 分钟，抽去溶剂，以无水乙醇重结晶 2 次，得 2，4 – 二硝基苯肼衍生物麝香酮腙对照品（麝香酮腙为针状和片状 2 种黄色结晶：针状晶型熔点为 108 ～110℃；片状晶型溶点为 86 ～87℃，样品元素分析误差均 <0.1%）。

对照品溶液的制备　精密称取麝香酮腙对照品 10.00mg，置于 25ml 量瓶中，加乙腈制成 400μg/ml 的对照品溶液。

供试品溶液的制备　取本品粉末约 8g，精密称定，置索氏提取器中，加乙醚适量，回流提取 8 小时，加入 2，4 – 二硝基苯肼盐酸溶液 0.20ml（估计过量度 10%），水浴（60 ～80℃）30 分钟，抽干溶剂，将残渣溶于 50ml 乙腈中，用 0.45μm 微孔滤膜滤过，取续滤液，即得。

麝香酮在 0.08 ～1.28μg/ml 范围内呈良好的线性关系（r = 0.999 8），平均加样回收率为 98.7%，RSD 为 1.8%（n =6）。此方法可用于五味麝香丸中麝香酮的含量控制。

（2）HPLC 法测定五味麝香丸中乌头类生物碱的含量[2]

色谱条件与系统适用性试验　采用 C$_{18}$ 色谱柱（4.6mm ×250mm，5μm）；流动相为甲醇 – 水 – 三氯甲烷 – 三乙胺（100：50：3：0.10）；检测波长为 235nm；流速：1.0ml/min；柱温：30℃；进样量：20μl。

对照品溶液的制备　精密称取对照品乌头碱 8.2mg、次乌头碱 8.0mg 和新乌头碱 8.0mg，置 25ml 量瓶中，用二氯甲烷稀释至刻度，摇匀，即得对照品溶液。分别精密吸取对照品溶液 0.10、0.25、0.50、1.00、2.50ml，置 10ml 量瓶中，二氯甲烷稀释至刻度，摇匀，即得对照品溶液。

供试品溶液的制备 取本品粉末约1.0g，精密称定，用少量水溶解，置具塞锥形瓶中，精密加入石油醚20ml，密塞，超声处理（功率350W，频率35kHz）30分钟，共脱脂2次，放冷，弃去石油醚层。续滤液加浓氨水调节pH值至10.0，用乙醚振摇提取3次，每次50ml，合并乙醚液，挥干乙醚，残渣用二氯甲烷溶解，并定容至5ml，摇匀，即得供试品溶液。

乌头碱在3.28~82.0μg/ml范围内呈良好的线性关系（$r=0.9998$），平均加样回收率为99.2%，RSD为0.58%（$n=9$）；次乌头碱在3.2~0.0μg/ml范围内呈良好的线性关系（$r=0.9999$），平均加样回收率为101.1%，RSD为0.89%（$n=9$）；新乌头碱在3.2~80.0μg/ml范围内呈良好的线性关系（$r=0.9999$），平均加样回收率为99.6%，RSD为0.35%（$n=9$）。此方法可用于五味麝香丸中乌头类生物碱的含量控制。

（3）HPLC法测定五味麝香丸中木香烃内酯和去氢木香内酯的含量[3]

色谱条件与系统适用性试验 采用C_{18}色谱柱（4.6mm×250mm，5μm）；流动相为甲醇–水（65∶35）；检测波长为225nm；流速：1.0ml/min；柱温：30℃；进样量：10μl。

对照品溶液的制备 精密称取木香烃内酯对照品11.50mg和去氢木香内酯对照品11.90mg，置50ml量瓶中，加甲醇至刻度，摇匀，得每1ml含木香烃内酯0.23mg、去氢木香内酯0.238mg的溶液，作为对照品贮备液；精密吸取5ml置10ml量瓶中，加甲醇至刻度，摇匀，即得每1ml含木香烃内酯115μg、去氢木香内酯119μg的对照品溶液。

供试品溶液的制备 取本品粉末约1.5g，精密称定，置具塞锥形瓶中，精密加入三氯甲烷25ml，密塞，称定重量，放置过夜，超声处理（功率350W，频率35kHz）30分钟，放冷，用三氯甲烷补足失重，摇匀，滤过，精密吸取续滤液5ml置蒸发皿中，挥干，残渣用甲醇使溶解，转移至5ml量瓶中，取续滤液作为供试品溶液。

木香烃内酯在11.5~115.0μg/ml范围内呈良好的线性关系（$r=0.9999$），平均加样回收率为99.00%，RSD为0.09%（$n=6$）；去氢木香内酯在11.9~119.0μg/ml范围内呈良好的线性关系（$r=0.9998$），平均加样回收率为99.23%，RSD为1.02%（$n=6$）。此方法可用于五味麝香丸中木香烃内酯和去氢木香内酯的含量控制。

【药理活性研究】

观察五味麝香丸对模型动物的抗炎镇痛作用[4]。制造大鼠、小鼠炎症模型和疼痛模型，观察五味麝香丸的抗炎镇痛作用。结果五味麝香丸0.021g/kg 和 0.010g/kg 两个剂量对组织胺所致大鼠足趾肿胀有明显抑制作用，与对照组相比差异有统计学意义（$p<0.05$）；五味麝香丸 0.030g/kg 和 0.015g/kg 两个剂量组对二甲苯所致小鼠耳壳肿胀和冰醋酸所致小鼠腹腔毛细血管通透性增加有明显抑制作用，与对照组相比差异有统计学意义（$p<0.05$）。五味麝香丸 0.030g/kg 和 0.015g/kg 两个剂量组对冰醋酸所致小鼠扭体反应有明显抑制作用，与对照组相比差异有统计学意义（$p<0.01$）；五味麝香丸 0.030g/kg 剂量组对小鼠热板痛阈值有明显提高作用，其作用在给药后 60 分钟和 90 分钟时较明显，与对照组相比差异有统计学意义（$p<0.05$）。研究提示五味麝香丸具有明显的抗炎和镇痛作用。

研究五味麝香丸长期给药毒性反应[5]。分别以 0.030、0.075、0.225g/kg 3 个剂量连续 21 天给大鼠灌胃给药，对大鼠进行一般状况、血液学指标、血液生化指标和主要脏器病理组织学观察和检查。结果给药期间各组动物外观体征、一般活动等未见异常情况，体质量变化和饲料消耗量与对照组比较无统计意义；给药组动物血液学指标、血液生化学指标与对照组比较无统计意义；给药组动物心、肝、脾、肺、肾等主要脏器组织病理学检查未见药物引起的异常改变。结果表明在该试验条件下未见五味麝香丸对大鼠的明显毒性反应。

【临床应用研究】

观察五味麝香丸治疗咽喉炎的疗效[6]。选取咽喉炎患者 116 例，随机分为两组。治疗组给予五味麝香丸，对照组给予抗生素。结果治疗组治愈率为63.79%，对照组治愈率为 62.07%。治疗组总有效率为 96.54%，对照组总有效率为 93.10%。两组疗效比较差异无统计学意义（$p>0.05$）。治疗组不良反应发生率为 1.72%，对照组为 10.34%，两组不良反应率比较差异有统计学意义（$p<0.05$）。临床观察表明，五味麝香丸对咽喉炎的治愈率高、疗效可靠，与抗生素相比较具有安全且无不良毒副作用的特点，是理想的用药选择。

以五味麝香丸及二十五味鬼臼丸为主药，对 60 例慢性盆腔炎病人进行治疗和观察[7]。60 例中，治愈 39 例，有效 19 例，无效 2 例，总有效率 96.7%。认为慢性盆腔炎之病变核心为"瘀热"，治疗以清热消瘀为主法，应用清热消瘀之药物治疗，疗效确切，毒副作用小。

统计五味麝香丸急性中毒临床报告 103 例[8]。中毒者均为藏族，男性 19 例，女性 84 例，年龄为 16－54 岁，平均年龄为 43.6 岁，从服用到发病最短为数分钟，最长为 34 小时，大多在服用后 30 分钟到 4 小时之间发病，中毒途径均为口服，其中误服者 2 例，因自杀而超量服用者为 15 例，其余 86 例均为以治疗为目的的服用者。

参考文献

[1] 范维强，余永贵，廖瑜. 藏成药五味麝香丸中麝香的质量标准研究. 中国药房，2007，18（12）：952－954.

[2] 朱俏军，王彬辉，陈苹苹，等. HPLC 测定五味麝香丸中乌头类生物碱的含量. 中华中医药学刊，2012，30（7）：1673－1675.

[3] 鲁晓光，冯欣. HPLC 测定五味麝香丸中木香烃内酯和去氢木香内酯的含量. 中国药师，2011，14（6）：807－809.

[4] 贡布东智，阿召，何强，等. 藏药"五味麝香丸"药效学实验研究. 西部中医药，2013，26（8）：55－57.

[5] 任远，贡布东智，马俊，等. 五味麝香丸长期毒性试验研究. 甘肃中医学院学报，2007，24（4）：14－17.

[6] 赵东玲，王粉安，张艳红，等. 五味麝香丸治疗咽喉炎疗效观察. 中国当代医药，2012，19（14）：106－107.

[7] 蔡秀清. 藏药治疗慢性盆腔炎 60 例临床观察. 中国农村卫生事业管理，2007，27（2）：152－153.

[8] 孙红娟. 五味麝香丸急性中毒 103 例报告. 西藏医药杂志，2002，（4）：26－27.

仁青芒觉

Renqing Mangjue

【处方】由毛诃子、蒲桃、西红花、牛黄、麝香、朱砂、马钱子等药味加工制成的丸剂。

【性状】本品为黑褐色的水丸;气香,味苦、甘、涩。

【检查】应符合丸剂项下有关的各项规定(通则0108)。

【功能与主治】清热解毒,益肝养胃,明目醒神,愈疮,滋补强身。用于自然毒、食物毒、配制毒等各种中毒症;"培根木布",消化道溃疡,急慢性胃肠炎,萎缩性胃炎,腹水,麻风病等。

【用法与用量】研碎开水送服。一次1丸,一日1次。

【注意】服药期禁用酸腐、生冷食物;防止受凉。

【规格】每丸重1~1.5g。

【贮藏】密封。

【方源】《中华人民共和国药典》2015年版一部

【质量标准研究】

鉴别[1]

取本品粉末10g,加无水乙醇50ml,超声处理40分钟,滤过,滤液浓缩至25ml,加在中性氧化铝柱(100~120目,3g,内径为1cm)上,收集流出液,浓缩至5ml,即得供试品溶液。另取缺冰片的阴性样品适量,同法制成阴性样品溶液。再取冰片对照品适量,加乙酸乙酯制成每1ml含冰片0.5mg的溶液,作为对照品溶液。照薄层色谱法(通则0502)试验,吸取上述供试品溶液和阴性样品溶液各15μl,对照品溶液2μl,分别点于同一硅胶G薄层板上,以甲苯-乙酸乙酯-甲酸(38:2:0.1)为展开剂,展开,取出,晾干,喷以2%香草醛硫酸溶液,在105℃加热至斑点显色清晰。供试品色谱中,在与对照品色谱相应的位置上,显相同颜色的斑点,而缺冰片的阴性样品无干扰。

检查 乌头碱限量[2]

取本品粉末5g，置锥形瓶中，加乙醚25ml，氨试液3ml，密塞，摇匀，放置过夜，滤过，药渣加乙醚50ml，连续振摇1小时，滤过，药渣再用乙醚洗涤3次，每次15ml，滤过，滤液与洗液合并，低温蒸干，残渣加三氯甲烷10ml溶解转入分液漏斗中，用三氯甲烷10ml分次洗涤容器，洗液并入分液漏斗中，用0.05mol/L硫酸溶液提取4次（20、10、10、10ml）合并酸液，加氨试液调节pH值至9，再用三氯甲烷提取3次（20、15、15ml），合并三氯甲烷液，低温蒸干，残渣加无水乙醇1ml使溶解，作为供试品溶液。另取阴性样品5g，同法制成阴性样品溶液。再取乌头碱对照品适量，加无水乙醇制成每1ml含1mg的溶液，作为对照品溶液。吸取上述供试品溶液和阴性样品各10μl，对照品溶液2μl，分别点于同一硅胶G薄层板上，以苯－乙酸乙酯－二乙胺（14:4:1）为展开剂，展开，取出，晾干，喷以稀碘化铋钾试液。供试品色谱中，在与对照品色谱相应的位置上，出现的斑点小于对照品的斑点，而阴性样品无干扰。

含量测定

（1）HPLC法测定仁青芒觉中马钱子碱的含量[1]

色谱条件与系统适用性试验 采用C_{18}色谱柱（4.6mm×250mm，5μm）；流动相为甲醇－0.01mol/L磷酸二氢钾溶液（10%磷酸调pH值2.5）（25:75）；检测波长为260nm；流速：1.0ml/min；柱温：30℃；进样量：10μl。

对照品溶液的制备 取马钱子碱对照品适量，精密称定，加甲醇制成4.8564μg/ml的对照品溶液。

供试品溶液的制备 取本品粉末约0.9g，精密称定，置具塞锥形瓶中，精密加入三氯甲烷50ml与浓氨试液2ml，密塞，轻轻振摇，称定重量，放置24小时，再称定重量，用三氯甲烷补足失重，充分振摇，滤过，精密量取续滤液20ml置分液漏斗中，用硫酸溶液（3→100）振摇提取5次，每次20ml，合并硫酸提取液，用浓氨试液调pH值至9～10，用三氯甲烷振摇提取5次，每次20ml，合并三氯甲烷提取液，减压回收溶剂至干，残渣用流动相溶解，转移至10ml量瓶中，并稀释至刻度，摇匀，滤过。取续滤液，即得。

马钱子碱在 0.012 1 ~ 0.072 8μg 范围内呈良好的线性关系（$r=0.999$ 1），平均加样回收率为 97.27%，RSD 为 1.20%（$n=9$）。此方法可用于仁青芒觉中马钱子碱的含量控制。

（2）HPLC 法测定仁青芒觉中没食子酸的含量[3]

色谱条件与系统适用性试验 采用 C_{18} 色谱柱（4.6mm ×250mm，10μm）；流动相为甲醇 – 四氢呋喃 – 冰醋酸 – 水（0.08∶0.64∶2.00∶97.28）；检测波长为 273nm；流速：1.0ml/min；进样量：10μl。

对照品溶液的制备 精密称取没食子酸对照品 12.5mg，置 50ml 量瓶中，加甲醇稀释至刻度，摇匀，即得浓度为 250μg/ml 的对照品溶液。

供试品溶液的制备 取本品粉末约 3g，精密称定，加乙醚 30ml，振摇，静置 2 小时，超声处理 40 分钟，滤过，残渣加少量乙酸乙酯分次洗涤，合并滤液，置水浴上蒸干，残渣加甲醇定容至 25ml 量瓶中，即为供试品溶液。

没食子酸在 50 ~ 300μg/ml 范围内呈良好的线性关系（$r=0.999$ 5），平均加样回收率为 95.8%，RSD 为 2.1%（$n=6$）。此方法可用于仁青芒觉中没食子酸的含量控制。

（3）火焰原子吸收光谱法测定仁青芒觉中微量元素的含量[4]

原子吸收光谱仪工作条件见表 6。参照有关标准配置铜、锌、铁、锰、钴、镉的标准溶液。称取仁青芒觉 0.5g，剪碎，置于 50ml 高型烧杯中，加入 V（68% 硝酸）＋V（37% 盐酸）＝1＋2 混合酸 5 – 10ml，摇匀浸泡，放置于通风橱过夜。次日，置于电热板上加热消解至试液变清，再加 1ml 硝酸和 0.5ml 70% 高氯酸，加热至冒白烟，用数毫升超纯水冲洗杯壁，加热至白烟冒尽。再加几毫升超纯水，加热以除去多余的硝酸。最后移至 50ml 量瓶中，用超纯水定容。同时，取与消解样品相同量的混合酸消解液，按上述操作做试剂空白试验测定。采用空气 – 乙炔火焰原子吸收光谱法对试样进行分析测定，最后应用校准曲线法比较定量。各元素线性范围、相关系数及检出限见表 7。

表 6 运行参数

光源	参数					燃烧器	火焰类型
	灯电流 mA	特征波长 nm	光谱带宽 mm	燃气流量 L/min	测量时间 s		
Cu	15	324.8	0.5	1.2	4.0		
Zn	15	213.9	0.5	1.2	4.0		
Fe	20	248.3	0.2	0.9	4.0	普通型	乙炔/空气
Mn	12	279.5	0.2	1.0	4.0		
Cd	10	240.7	0.5	1.2	4.0		
Pb	20	283.3	0.2	1.2	4.0		

表 7 线性范围和相关系数

微量元素	线性范围（μg/g）	相关系数	检出限（mg/L）
Cu	$y = 0.045\,14x + 0.003\,4$	0.998 0	0.026 9
Zn	$y = 0.058\,56x - 0.006\,3$	0.996 1	0.027 6
Fe	$y = 0.055\,84x + 0.000\,8$	0.999 9	0.016 2
Mn	$y = 0.075\,36x + 0.000\,8$	0.999 9	0.017 4
Pb	$y = 0.009\,1x + 0.000\,7$	0.999 1	0.001 2
Cd	$y = 0.062\,86x - 0.003\,6$	0.999 6	0.019 3

结果表明，仁青芒觉中铜、锌、铁、锰、铅等微量元素含量正常，重金属锡含量达到 0.464 0mg/kg，超过国家相关标准。

【药理活性研究】

在对仁青芒觉丸进行急性毒性试验、长期毒性试验等安全性评价的基础上，探索药物中有毒成分马钱子生物碱的体内代谢动力学以及铅、铜、汞等重金属元素在主要组织器官中的分布情况，阐明有毒成分的代谢转归和可能的蓄积危害，为临床安全合理用药提供科学依据[5]。急性毒性试验中，仁青芒觉丸以最大给药量给予昆明种小鼠灌胃一次，观察小鼠出现的毒性反应及死亡情况。长期毒性试验采用 SD 大鼠和 Beagle 犬两种动物进行，观察大鼠和 Beagle 犬因连续用药而产生毒性反应和严重程度，以及停药后的发展和恢复情况。重金属铜、铅和汞的组织分布研究，采用原子分光光度法，分别测定 SD 大鼠和 Beagle 犬长期毒性试验中动物大脑、心脏、肝脏、脾脏、肺脏、肾脏、胃—十二指肠、结肠以及全血中铅、铜、汞三种元素的含量。马钱子生物碱毒代动力学及组织分布考察，采用 LC－MS/MS 法分析 SD 大鼠和 Beagle 犬长期毒性试验生物样品中士的宁和马钱子碱的含量，考察仁青芒觉丸单次给药或多次给药后士的宁和马钱子碱的毒代动力学以及组织分布情况。实验结果表明，仁青芒觉丸经口给予急性毒性和长期毒性较低，士的宁在 Beagle 犬体内代谢过程符合线性药物动力学特征，同时士的宁和马钱子碱在动物体内药量的蓄积程度低，提示在临床推荐剂量下本品相对较为安全。但长期大量服用，汞在肾脏中有一定蓄积。

探讨仁青芒觉的耐缺氧及抗心律失常作用[6]。sc 异丙肾上腺素＋密闭造成常压缺氧状态，观察小鼠存活时间。用三氯甲烷和乌头碱造成小鼠和大鼠心律失常，观察药物对心律失常的影响。结果仁青芒觉能延长小鼠缺氧存活时间，大剂量能明显延长大鼠心律失常出现时间，缩短心律失常持续时间。对三氯甲烷所致小鼠室颤无对抗作用。研究提示仁青芒觉有抗缺氧作用，并能对抗乌头碱所致心律失常，对三氯甲烷所致心律失常无明显保护作用。

【临床应用研究】

观察仁青芒觉丸联合七味酸藤果散治疗痔疮的临床效果[7]。选取 33 例痔疮患者，对内痔患者给予仁青芒觉丸治疗，每次 1 丸，1 次/日，隔 3 日后，按上述方法服用；混合痔患者给予仁青芒觉丸联合七味酸藤果散治疗。内痔患者口服仁青芒觉丸 2 剂（2 天），疼痛明显减轻，痔核缩小，服用 4 剂（4 天）症状完全消失的 16 例；混合痔另加外用药七味酸藤果散，外用 2 天后症状明显改善，服用 4 天后，痔核缩小，症状完全消失 9 例，经不同方法治疗后患者痊愈 25 例，好转 6 例，无效 2 例，总有效率 93.93%。结果表明仁青芒觉丸联合七味酸藤果散治疗痔疮疗效确切。

对藏医辨证治疗培根木布病（消化性溃疡）进行临床观察[8]。选择 136 例消化性溃疡，藏医辨证木布嚓坚型（热性）用仁青芒觉组和木布章坚型（寒性）用坐珠达西组为治疗组；对照组为口服奥美拉唑胶囊＋胶体果胶铋胶囊＋克拉霉素组进行疗效观察。结果藏医治疗组临床症状改善并以胃镜、病历等变化为指标，临床总有效率为 94.1%、对照组总有效率为 73.5%。结果表明，藏医仁青芒觉组和坐珠达西组治疗组疗效明显优于对照组。

参考文献

[1] 马宁，朱旭江，杨锡，等．仁青芒觉胶囊质量标准研究．中国中医药信息杂志，2014，21（6）：72 - 75．

[2] 田薇，陈朝晖，李永民，等．薄层色谱法检查仁青芒觉胶囊中乌头碱、士的宁的限量．甘肃省化学会成立六十周年学术报告会暨二十三届年会论文集，2003：419 - 421．

[3] 岳秀文，滕宝霞，张伯崇．反相高效液相色谱法测定仁青芒觉胶囊中没食子酸的含量．西北地区第三届色谱学术报告会暨甘肃省第八届色谱年会论文集，2004：171 - 173．

[4] 房少新，赵利平．藏药仁青芒觉中微量元素的测定．光谱实验室，2013，30（2）：916 - 919．

[5] 陈乐．仁青芒觉丸安全性评价以及相伴毒代动力学研究．成都：成都中医药大学学位论文，2011．

[6] 程体娟，杨军英，朱玲，等．仁青芒觉胶囊的耐缺氧及抗心律失常作用．中药药理与临床，2003，19（2）：40 - 41．

[7] 切羊本．藏药治疗痔疮 33 例临床体会．中国民族民间医药，2014，23（19）：7．

[8] 尕藏久美，旦增，金学英．慈智木教授治疗培根木布病（消化性溃疡）临床观察．中国民族医药杂志，2014，20（3）：1 - 2．

仁青常觉

Renqing Changjue

【处方】本品系藏族验方。由珍珠、朱砂、檀香、降香、沉香、诃子、牛黄、人工麝香、西红花等药味加工制成的水丸。

【性状】本品为黑色的水丸；气微香、味甘、微苦、涩。

【检查】除溶散时限不检查外，其他应符合丸剂项下有关的各项规定（通则0108）。

【功能与主治】清热解毒，调和滋补。用于"龙、赤巴、培根"各病，陈旧性胃肠炎，溃疡，"木布"病，萎缩性胃炎，各种中毒症；梅毒，麻风，陈旧热病，炭疽，疖痛，干黄水，化脓等。

【用法与用量】口服。重病一日1g；一般隔三天至七天或十天服1g；开水或酒泡，黎明空腹服用。

【注意】服用前后三天忌食各类肉、酸性食物；服药期间，禁用酸、腐、生冷食物；防止受凉；禁止房事。

【规格】（1）每4丸重1g（2）每丸重1g。

【贮藏】密封。

【方源】《中华人民共和国药典》2015年版一部

【质量标准研究】

鉴别[1]

取本品粉末2g，加甲醇30ml，超声处理20分钟，滤过，滤液蒸干，残渣加硫酸液（2→500）20ml超声溶解，转移至分液漏斗中，用乙酸乙酯提取2次，每次15ml，合并乙酸乙酯，蒸干，残渣加甲醇1ml使溶解，即得供试品溶液。另取缺乳香的阴性样品适量，同法制成阴性样品溶液。再取乳香对照药材0.2g，加甲醇5ml，超声处理10分钟，静置，上清液作为对照药材溶液。照薄层色谱法（通则0502）试验，吸取上述供试品溶液和阴性样品溶液各 10µl，对照药材溶液 5µl，分别点于同一硅胶 G 薄层板上，以三氯甲烷 – 乙酸乙酯 – 甲酸（6∶4∶0.5）为展开剂，展开，取出，晾干，喷以 1% 香草醛无水乙醇溶液（1→9），在 105℃ 加热至斑点显色清晰。供试品色谱中，在与对照药材色谱相应的位置上，显相同的蓝色斑点，而缺乳香的阴性样品无干扰。

含量测定

（1）HPLC 法测定仁青常觉中蛇床子素的含量[2]

色谱条件与系统适用性试验 采用 C_{18} 色谱柱（4.6mm ×250mm，5µm）；流动相为乙腈 – 水（65∶35）；检测波长为 322nm；流速：1.0ml/min；柱温：室温；进样量：10µl。

对照品溶液的制备 取蛇床子素对照品适量，精密称定，加无水乙醇制成 10µg/ml 的对照品溶液。

供试品溶液的制备 取本品粉末约 10g，精密称定，置具塞锥形瓶中，精密加入甲醇 25ml，密塞，称定重量，放置 2 小时，超声处理 30 分钟，放冷，再称定重量，用甲醇补足失重，充分振摇，滤过，精密量取续滤液 5ml，置 10ml 量瓶中用甲醇稀释至刻度，摇匀，经 0.45µm 微孔滤膜滤过，即得。

蛇床子素在 0.038 9～0.194 6µg 范围内呈良好的线性关系（r = 0.999 9），平均加样回收率为 98.6%，RSD 为 1.6%（n = 6）。此方法可用于仁青常觉中蛇床子素的含量控制。

（2）HPLC 法测定仁青常觉中士的宁的含量[3]

色谱条件与系统适用性试验 采用 C_{18} 色谱柱（4.6mm ×200mm，5µm）；流动相为甲醇 – 0.01mol/L 磷酸二氢钾溶液（10% 磷酸调 pH 值 2.5）（25∶75）；检测波长为 254nm；流速：0.8ml/min；柱温：35℃。

对照品溶液的制备 精密称取士的宁对照品 4.74mg，置 25ml 量瓶中，用甲醇溶解并稀释至刻度，摇匀，精密量取 1.0ml，置 10ml 量瓶中，用流动相稀释至刻度，摇匀，即得。

供试品溶液的制备 取本品粉末约 1g，精密称定，置具塞锥形瓶中，精密加三氯甲烷 50ml 与浓氨试液 2ml，密塞，轻轻振摇，称定重量，放置 24 小时，再称定重量，用三氯甲烷补足失重，充分振摇，滤过，精密量取滤液 20ml，置分液漏斗中，用硫酸溶液（3→10）提取 5 次，每次 20ml，合并硫酸液，加浓氨试液调 pH 至 9~10，用三氯甲烷提取 5 次，每次 20ml，合并三氯甲烷液，减压蒸干，残渣用流动相溶解，转移至 10ml 量瓶中，并稀释至刻度，摇匀，过滤，取续滤液，即得。

士的宁在 0.037 92~0.189 60μg 范围内呈良好的线性关系（r = 0.999 9），平均加样回收率为 97.02%，RSD 为 1.26%（n = 6）。此方法可用于仁青常觉中士的宁的含量控制。

（3）火焰原子吸收光谱法测定仁青常觉中微量元素的含量[4]

原子吸收光谱仪工作条件见表 8。参照有关标准配置铜、锌、铁、锰、钴、镉的标准溶液。称取仁青常觉 0.5g，剪碎，置于 50ml 高型烧杯中，加入 V（硝酸）+ V（盐酸）= 1 + 2 混合酸 5 - 10ml，摇匀浸泡，放置于通风橱过夜。次日，置于电热板上加热消解至试液变清，再加 1ml 硝酸和 0.5ml 高氯酸，加热至冒白烟，用数毫升超纯水冲洗杯壁，加热至白烟冒尽。再加几毫升超纯水，加热以除去多余的硝酸。最后移至 50ml 量瓶中，用超纯水定容。同时，取与消化样品相同量的混合酸消解液，按上述操作做试剂空白试验测定。采用空气 - 乙炔火焰原子吸收光谱法对试样进行分析测定，最后应用校准曲线法比较定量。各元素线性范围、相关系数及检出限见表 9。

表 8　运行参数

| 光源 | 参数 | | | | | 燃烧器 | 火焰类型 |
	灯电流 mA	特征波长 nm	光谱带宽 mm	燃气流量 L/min	测量时间 s		
Cu	15	324.8	0.5	1.2	4.0		
Zn	15	213.9	0.5	1.2	4.0		
Fe	20	248.3	0.2	0.9	4.0	普通型	乙炔/空气
Mn	12	279.5	0.2	1.0	4.0		
Cd	10	240.7	0.5	1.2	4.0		
Pb	20	283.3	0.2	1.2	4.0		

表9　线性范围和相关系数

微量元素	线性范围（μg/g）	相关系数	特征质量浓度（μg/ml）	检出限（mg/L）
Cu	$y = 0.045\ 14x + 0.003\ 4$	0.998 0	0.083 5	0.026 9
Zn	$y = 0.058\ 56x - 0.006\ 3$	0.996 1	0.007 1	0.027 6
Fe	$y = 0.055\ 84x + 0.000\ 8$	0.999 9	0.070 5	0.016 2
Mn	$y = 0.075\ 36x + 0.000\ 8$	0.999 9	0.038 7	0.017 4
Pb	$y = 0.009\ 1x + 0.000\ 7$	0.999 1	0.044 7	0.001 2
Cd	$y = 0.062\ 86x - 0.003\ 6$	0.999 6	0.056 8	0.019 3

结果发现，仁青常觉中含有丰富的微量元素，其中 $Zn > Pb > Cu > Cd > Mn > Fe$，重金属 Cd 的平均含量达 0.409 0μg/g，超过国家标准 1.36 倍。

【药理活性研究】

观察仁青常觉对抗肿瘤化疗所致的免疫抑制[5]。通过仁青常觉联合环磷酰胺治疗 L_{615} 白血病小鼠、P_{388} 白血病小鼠的药效学实验研究，比较各实验组 IL-2、IL-6、IFN-γ、NKC 等细胞因子的变化。结果表明仁青常觉可以调节 T 细胞亚群比例及促进 IL-2、IL-6、IFN-γ、NKC 等细胞因子的分泌，且呈浓度依赖性。由实验结果可知，仁青常觉与化疗药物同用，能提高机体免疫，有助于化疗的完成。

研究仁青常觉对小鼠镇痛、抗疲劳、免疫能力的作用[6]。通过热板实验观察仁青常觉镇痛作用，通过负重游泳实验观察仁青常觉抗疲劳作用，通过墨汁吞噬实验观察仁青常觉对小鼠的免疫能力的影响。结果仁青常觉 0.15g/kg 灌胃给药能显著升高小鼠的痛阈值；0.4、0.2、0.1g/kg 可显著延长小鼠负重游泳时间；0.2、0.1g/kg 能显著增强脾虚小鼠的单核细胞吞噬指数和活性。研究提示仁青常觉具有镇痛、抗疲劳作用，并且能够增强脾虚小鼠免疫功能。

观察藏药仁青常觉治疗卵巢癌的作用[7]。通过对仁青常觉体及其含药血清体外对卵巢癌细胞的抑制作用实验研究，采用 MTT 法测定细胞存活率，比较各实验组的细胞生长抑制状况，观察仁青常觉治疗卵巢癌的作用。结果发现仁青常觉可以抑制卵巢癌细胞的生长，效果与顺铂相当。结果表明仁青常觉有治疗卵巢癌的作用。

研究仁青常觉对 N – 甲基 – N′ – 硝基 – N – 亚硝基胍（MNNG）致慢性萎缩性胃炎大鼠的治疗作用，并探讨其作用机制[8]。大鼠自由饮用 8 周 170mg/L MNNG 水溶液制备大鼠慢性萎缩性胃炎（CAG）模型，并随机分为：模型组，阳性药对照组（胃复春组），仁青常觉高、中、低剂量组，每组 8 只，除模型组外分别灌胃给予相应浓度药物进行治疗，连续给药 8 周。另取 8 只正常大鼠设为空白对照组。于末次给药后麻醉解剖处死大鼠，观察各组大鼠胃黏膜病理改变，并测定胃游离黏液量、pH 值及血清中肿瘤坏死因子 – α（TNF – α）、丙二醛（MDA）、一氧化氮（NO）水平。结果与模型组比较，仁青常觉各剂量组大鼠胃黏膜组织病理形态均有不同程度的改善，血清中 TNF – α、NO、MDA 水平及胃游离黏液 pH 值显著降低，胃游离黏液量显著增多（$p < 0.05$，$p < 0.01$）。研究提示仁青常觉能有效治疗 MNNG 所致 GAG，增加胃游离黏液量，其作用机制可能与降低 TNF – α、MDA、NO 水平有关。

【临床应用研究】

应用仁青常觉治疗慢性萎缩性胃炎 30 例[9]。与对照组比较，并以胃镜、病理变化等标准确定临床有效率为 90%，与对照组比较有显著性差异（$p < 0.05$），可见仁青常觉治疗慢性萎缩性胃炎疗效满意。

对藏医综合治疗膀胱炎进行临床观察[10]。30 例患者早饭后服十七味大鹏丸，中午十味豆蔻丸加五鹏丸，下午八味檗皮丸，晚上二十八味槟榔丸，早上空腹服仁青常觉，用温开水服用。15 天为 1 个疗程，重者可 30 天 1 个疗程。结果 30 例患者中痊愈者 19 例，占 75.5%；好转者 8 例，占 17.5%；未愈者 3 例，占 7.0%；总有效率达 93%。疗程最长的用 5 ~ 8 周，最短的用 1 周。

参考文献

［1］扎西次仁，贡布，陈燕. 藏药仁青常觉丸的定性鉴别研究. 中国民族医药杂志，2005，11（4）：31 – 32.

［2］袁发荣，杜连平. HPLC 测定藏成药仁青常觉中蛇床子素的含量. 中成药，2008，30（9）：附 25 – 附 26.

［3］黄志芳，易进海，德吉，等．RP－HPLC 测定仁青常觉中士的宁的含量．世界科学技术－中医药现代化，2006，8（4）：71－73．

［4］房少新，洛桑扎西．藏药仁青常觉中微量元素的测析．西北民族大学学报（自然科学版），2012，33（9）：63－65，77．

［5］吴洪革，邵成雷，付素心．藏药仁青常觉联合环磷酰胺治疗白血病的实验研究．中国民族民间医药，2014，11（15）：21－22，24．

［6］孙鹏，付琼玲，薛玲．仁青常觉镇痛、抗疲劳、免疫作用药理研究．山东中医药大学学报，2014，38（4）：400－402．

［7］吴洪革，马宏伟，付素心．仁青常觉治疗卵巢癌的作用研究．中国医学创新，2014，11（27）：22－24．

［8］魏盛，朱德豪，张克升，等．仁青常觉治疗 MNNG 致大鼠慢性萎缩性胃炎的实验研究．中药新药与临床药理，2015，26（1）：52－56．

［9］斗周才让，才让卓玛，杨忠措，等．藏药仁青常觉治疗慢性萎缩性胃炎 30 例．中国民族医药杂志，2010，16（11）：4－5．

［10］斗周才让．藏医综合治疗膀胱炎的临床观察．中国民族医药杂志，2013，19（12）：13－14．

六味丁香丸

Liuwei Dingxiang Wan

里西周巴日布

【处方】丁　香　　50g　　藏木香　　　100g　　石灰华　　　200g

　　　　甘　草　　100g　　白花龙胆　　200g　　诃　子　　　300g

【制法】以上六味，粉碎成细粉，过筛，混匀，水泛丸干燥，即得。

【性状】本品为灰褐色水丸，具丁香特异香气，味微苦而甜。

【检查】应符合丸剂项下有关的各项规定（通则0108）。

【功能与主治】清热解毒。用于咽喉肿痛，声音嘶哑，咳嗽。

【用法与用量】一次1~3丸，一日2~3次。

【规格】每丸重0.5g。

【贮藏】密闭，置阴凉干燥处。

【方源】《中华人民共和国卫生部药品标准·藏药》（第一册）

【质量标准研究】

含量测定

（1）GC法测定六味丁香丸中丁香酚的含量[1]

色谱条件与系统适用性试验　采用Porapad-Q柱；FID检测器；进样口温度220℃；柱温：200℃；检测器温度250℃；助燃气（空气）流速：300ml/min；燃气流速（高纯氢气，纯度>99.999%）：30ml/min；载气流速（高纯氮气，纯度>99.999%）：30ml/min；采用不分流进样，进样量：0.4μl。

对照品溶液的制备　精密称取丁香酚对照品0.45mg，加入甲醇溶解，并稀释至50ml量瓶中至刻度，摇匀，精密吸取2ml，加入甲醇并稀释至10ml量瓶中至刻度，摇匀，即得对照品溶液（每1ml含丁香酚1.8μg）。

供试品溶液的制备　取本品粉末约0.1g，精密称定，置25ml量瓶中，加入甲醇 15ml，超声处理 30 分钟，取出，用甲醇稀释至刻度，摇匀，滤过。精密吸取续滤液 1ml，加甲醇稀释至 10ml 量瓶中至刻度，摇匀，即得供试品溶液。

丁香酚在 0.18 ~ 1.08μg/ml 范围内线性关系良好（$r = 0.9999$），平均加样回收率为 99.42%，RSD 为 1.01%（$n = 6$）。此方法可用于六味丁香丸中丁香酚的含量控制。

（2）HPLC 法测定六味丁香丸中土木香内酯的含量[2]

色谱条件与系统适用性试验　采用 C_{18} 色谱柱（4.6mm ×250mm，5μm）；流动相为乙腈 –0.05% 磷酸溶液（50∶50）；检测波长为 194nm；流速：1.0ml/min；柱温：40℃；进样量：10μl。

对照品溶液的制备　精密称取土木香内酯对照品 3.66mg，置 25ml 棕色量瓶中，加甲醇溶解定容，得 146μg/ml 对照品溶液。

供试品溶液的制备　取本品粉末约 5g，精密称定，置 100ml 具塞锥形瓶中，精密加入甲醇 50ml，密塞，称定重量，超声处理 40 分钟，放冷，再称定重量，用甲醇补足失重，充分振摇，滤过，取续滤液作为供试品溶液。

土木香内酯在 0.293 ~ 3.51μg 范围内呈良好的线性关系（$r = 0.9999$），平均加样回收率为 98.74%，RSD 为 0.57%（$n = 6$）。此方法可用于六味丁香丸中土木香内酯的含量控制。

（3）HPLC 法测定六味丁香胶囊中甘草酸的含量[3]

色谱条件与系统适用性试验　采用 C_{18} 色谱柱（4.6mm ×250mm，5μm）；流动相为乙腈 –0.05mol/L 磷酸二氢钾溶液（pH 值 2.0）（31∶69，用磷酸调 pH 至 4.00）；检测波长为 252nm；流速：1.0ml/min；柱温：20℃；进样量：20μl。

对照品溶液的制备　精密称取甘草酸铵对照品适量，用 50% 乙醇使之溶解，并定量稀释成 0.2mg/ml 的溶液，作为对照品溶液（每 1ml 含甘草酸单铵盐对照品 0.2mg，折合甘草酸为 0.195 9mg）。

供试品溶液的制备　取本品粉末约 2g，精密称定，加乙醚约 50ml，加热回流 2 小时，滤过，挥干乙醚，将残渣置磨口三角瓶中，精密加 50% 乙醇 25ml，称定重量，超声处理 45 分钟，取出，放冷，称定，用 50% 乙醇补足减失的重量，摇匀，滤过，取续滤液，即得供试品溶液。

256

甘草酸在 0. 981 8 ~ 5. 890 8μg 范围内呈良好的线性关系（$r = 0.999\ 7$），平均加样回收率为 98. 47%，RSD 为 1. 44%（$n = 6$）。此方法可用于六味丁香胶囊中甘草酸的含量控制。

参考文献

［1］杨凤梅. GC 法测定藏药六味丁香丸中丁香酚的含量. 青海医药杂志，2007，37（8）：92 - 94.

［2］杨书阁，霍生青，彭艳. HPLC 测定六味丁香丸中的土木香内酯. 华西药学杂志，2015，30（2）：253 - 254.

［3］王春红，郭强功，兰天军，等. 高效液相色谱法测定六味丁香胶囊中甘草酸含量. 中国药业，2009，18（22）：34 - 35.

六味木香丸
Liuwei Muxiang Wan

如达周贝日布

【处方】木　香　200g　　巴夏嘎　360g　　余甘子　500g
　　　　豆　蔻　80g　　　石榴子　400g　　荜　茇　100g

【制法】以上六味，粉碎成细粉，过筛，混匀，用水泛丸，干燥，即得。

【性状】本品为棕褐色水丸，具木香特异香气，味酸苦。

【检查】应符合丸剂项下有关的各项规定（通则0108）。

【功能与主治】止吐，止疼。用于"培根木布"引起的疼痛，嗳气，腹胀，呕吐等。

【用法与用量】一次5~6丸，一日3次。

【规格】每10丸重6.5g。

【贮藏】密闭，置阴凉干燥处。

【方源】《中华人民共和国卫生部药品标准·藏药》（第一册）

【质量标准研究】

鉴别[1]

取本品粉末5.6g，加无水乙醇10ml，超声处理30分钟，滤过，即得供试品溶液。另取荜茇对照药材0.8g，同法制成对照药材溶液；取胡椒碱对照品适量，加无水乙醇制成每1ml含2mg的溶液，作为对照品溶液。再取缺荜茇的阴性样品适量，同供试品制备方法制成阴性样品溶液。照薄层色谱法（通则0502）试验，吸取上述4种溶液各5μl，分别点于同一硅胶G薄层板上，以三氯甲烷－石油醚（4:1）为展开剂，展开，取出，晾干，喷以10%硫酸乙醇溶液，在105℃加热至斑点显色清晰。供试品色谱中，在与对照药材和对照品色谱相应的位置上，显相同颜色的斑点，而缺荜茇的阴性样

258

品无干扰。

含量测定

HPLC 法测定六味木香丸中木香烃内酯和去氢木香内酯的含量[1]

色谱条件与系统适用性试验　采用 C_{18} 色谱柱（4.6mm ×250mm，5μm）；流动相为水 – 甲醇 – 乙腈（30∶35∶35）；检测波长为 225nm；流速：1.0ml/min；柱温：30℃；进样量：10μl。

对照品溶液的制备　精密称取木香烃内酯，去氢木香内酯对照品适量，用甲醇溶解定容，制成含木香烃内酯 60.1μg/ml 和去氢木香内酯 54.0μg/ml 的混合对照品溶液。

供试品溶液的制备　取本品粉末约 0.7g，精密称定，置具塞锥形瓶中，精密加入甲醇 50ml，密塞，称定重量，放置过夜，超声处理（功率 250W，频率 50kHz）30 分钟，取出，放冷，再称定重量，用甲醇补足失重，摇匀，滤过，取续滤液，即得。

木香烃内酯在 0.031 ~ 1.806μg 范围内呈良好的线性关系（r = 1.000 0），平均加样回收率为 98.5%，RSD 为 1.64%（n = 6）；去氢木香内酯在 0.027 ~ 1.620μg 范围内呈良好的线性关系（r = 0.999 9），平均加样回收率为 101.3%，RSD 为 1.82%（n = 6）。此方法可用于六味木香丸中木香烃内酯和去氢木香内酯的含量控制。

参考文献

[1] 吕露阳，刘圆，张志锋，等．藏族验方制剂六味木香丸的质量控制研究．西南师范大学学报（自然科学版），2013，38（6）：63 – 67.

六味甘草丸
Liuwei Gancao Wan

向安周巴日布

【处方】甘　草　　50g　　木　瓜　　40g　　酸藤果　　25g
　　　　藏茴香　　20g　　芫荽果　　35g　　炒大米　　40g

【制法】以上六味，研成细粉，过筛，混匀，加适量水泛丸，干燥，即得。

【性状】本品为褐色水丸，气微，味甘。

【检查】应符合丸剂项下有关的各项规定（通则0108）。

【功能与主治】和胃止吐。用于恶心呕吐。

【用法与用量】一次2丸，一日3次。

【规格】每丸重1g。

【贮藏】密闭，置阴凉干燥处。

【方源】《中华人民共和国卫生部药品标准·藏药》（第一册）

【质量标准研究】

鉴别[1]

取本品粉末3g，加乙醇10ml，超声处理20分钟，取上清液作为供试品溶液。另取缺甘草的阴性样品适量，同法制成阴性样品溶液。再取甘草苷对照品适量，加乙醇制成每1ml含2mg的溶液，作为对照品溶液。照薄层色谱法（通则0502）试验，吸取上述3种溶液各3μl，分别点于同一用1%氢氧化钠溶液制备的硅胶G薄层板上，以乙酸乙酯－甲酸－冰醋酸－水（15：1:1:2）为展开剂，展开，取出，晾干，喷以10%硫酸乙醇溶液，在105℃加热至斑点显色清晰，在紫外光（365nm）下检视。供试品色谱中，在与对照品色谱相应的位置上，显相同的淡褐色荧光斑点，而缺甘草的阴性样品无干扰。

含量测定

HPLC 法测定六味甘草丸中的甘草苷和甘草酸铵的含量[2]

色谱条件与系统适用性试验 采用 C_{18} 色谱柱（4.6mm ×250mm，5μm）；流动相为乙腈（A） - 0.05% 磷酸溶液（B），梯度洗脱：0 ~ 8min、19% A，8 ~ 35min、19%→50% A，35 ~ 36min、50%→100% A，36 ~ 40min、100%→19% A；检测波长为 237nm；柱温：30℃；进样量：10μl。

对照品溶液的制备 分别精密称取 2.5mg 甘草苷对照品、20.8mg 甘草酸铵对照品，置同一 100ml 棕色量瓶中，加 70% 乙醇溶解定容，得 25μg/ml 甘草苷和 208μg/ml 甘草酸铵混合对照品溶液。

供试品溶液的制备 取本品粉末约 1g，精密称定，置 100ml 具塞锥形瓶中，精密加入 70% 乙醇 100ml，密塞，称定重量，超声处理 30 分钟，取出，放冷，再称定重量，用 70% 乙醇补足失重，摇匀，滤过，取续滤液，即得。

甘草苷在 0.025 ~ 0.25μg 范围内呈良好的线性关系（$r = 0.9999$），平均加样回收率为 99.78%，RSD 为 1.19%（$n = 6$）；甘草酸铵在 0.208 ~ 2.080μg 范围内呈良好的线性关系（$r = 0.9998$），平均加样回收率为 99.33%，RSD 为 1.41%（$n = 6$）。此方法可用于六味甘草丸中的甘草苷和甘草酸铵的含量控制。

参考文献

［1］陈志琦．六味甘草丸质量标准研究．中国药房，2010，21（31）：2944 - 2945.

［2］霍生青，张耀元，张志成，等．HPLC 单波长同时测定六味甘草丸中的甘草苷和甘草酸铵．华西药学杂志，2014，29（2）：199 - 200.

六味石榴胶囊
Liuwei Shiliu Jiaonang

【处方】 石榴子　90g　　肉　桂　45g　　肉豆蔻　　45g

胡　椒　45g　　红　花　45g　　大托叶云实　45g

制成 1 000 粒

【制法】 以上六味，粉碎成细粉，过筛，混匀，装入胶囊，即得。

【性状】 本品为胶囊剂，内容物为黄棕色的粉末，气特异，味微酸、辛后苦。

【检查】 应符合胶囊剂项下有关的各项规定（通则 0103）。

【功能与主治】 温肾，暖腰膝。用于妇女白带病。

【用法与用量】 口服，一次 5 粒，一日 3 次，温开水送服。

【规格】 每粒装 0.3g。

【贮藏】 密封。

【方源】《国家中成药标准汇编·外科妇科分册》

【质量标准研究】

鉴别[1]

（1）取本品内容物粉末 10g，加无水乙醇 15ml，超声处理 30 分钟，滤过，滤液作为供试品溶液；另取胡椒对照药材 0.5g，同法制成对照药材溶液；再取胡椒碱对照品，加无水乙醇制成每 1ml 含 4mg 的溶液，作为对照品溶液；再取缺胡椒的阴性样品 10g，同供试品制备方法制成阴性样品溶液。照薄层色谱法（通则 0502）试验，吸取上述 4 种溶液各 5μl，分别点于同一硅胶 G 薄层板上，以环己烷－乙酸乙酯（7∶5）为展开剂，展开，取出，晾干，喷以 10% 硫酸乙醇溶液，在 105℃ 加热至斑点显色清晰。供试品色谱中，在与对照品和对照药材色谱相应的位置上，显相同颜色的斑点，而缺胡椒的阴性样品无干扰。

262

（2）取本品内容物粉末 2g，加乙酸乙酯 15ml，超声处理 30 分钟，滤过，滤液浓缩至 2ml，作为供试品溶液；另取肉桂对照药材 0.5g，同法制成对照药材溶液；再取桂皮醛对照品，加乙醇制成每 1ml 含 1μg 的溶液，作为对照品溶液；再取缺肉桂的阴性样品 2g，同供试品制备方法制成阴性样品溶液。照薄层色谱法（通则 0502）试验，吸取上述 4 种溶液各 10μl，分别点于同一硅胶 G 薄层板上，以石油醚（60~90℃）–乙酸乙酯（8:2）为展开剂，展开，取出，晾干，喷以二硝基苯肼乙醇试液，在 105℃加热至斑点显色清晰。供试品色谱中，在与对照品和对照药材色谱相应的位置上，显相同颜色的斑点，而缺肉桂的阴性样品无干扰。

含量测定

HPLC 法测定六味石榴胶囊中的羟基红花黄色素 A 的含量[1]

色谱条件与系统适用性试验　采用 C_{18} 色谱柱；流动相为甲醇–乙腈–0.7%磷酸溶液（26:2:72）；检测波长为 403nm；进样量：10μl。

对照品溶液的制备　取羟基红花黄色素 A 对照品适量，精密称定，加 25%甲醇制成每 1ml 含 0.13mg 的溶液，即得。

供试品溶液的制备　取本品内容物粉末 3g，精密称定，置具塞锥形瓶中，精密加入 25%甲醇 50ml，称定重量，超声处理 30 分钟，放冷，再称定重量，用 25%甲醇补足减失的重量，摇匀，滤过，取续滤液，即得。

羟基红花黄色素 A 在 27.1~271μg/ml 范围内呈良好的线性关系（$r=0.9999$），平均加样回收率为 98.8%，RSD 为 1.10%（$n=6$）。此方法可用于六味石榴胶囊中的羟基红花黄色素 A 的含量控制。

参考文献

[1] 李吉华，姬涛．六味石榴胶囊质量标准提高研究．中医药导报，2014，20（5）：88-90.

六味安消胶囊
Liuwei Anxiao Jiaonang

【处方】藏木香　23.81g　　　　大　黄　　　　　95.24g
　　　　山　奈　47.62g　　　　北寒水石（煅）　119.05g
　　　　诃　子　71.43g　　　　碱　花　　　　　142.86g

【制法】以上六味，粉碎成细粉，过筛，混匀，装入胶囊，制成 1 000 粒，即得。

【性状】本品为胶囊剂，内容物为灰黄色或黄棕色的粉末；气香，味苦涩、微咸。

【检查】应符合胶囊剂项下有关的各项规定（通则 0103）。

【功能与主治】和胃健脾，消积导滞，活血止痛。用于胃痛胀满、消化不良、便秘、痛经。

【用法与用量】口服。一次 3～6 粒，一日 2～3 次。

【注意】孕妇忌服。

【规格】每粒装 0.5g。

【贮藏】密封。

【方源】《中华人民共和国药典》2015 年版一部

【质量标准研究】

含量测定

（1）GC 法测定六味安消胶囊中对甲氧基桂皮酸乙酯、土木香内酯和异土木香内酯的含量[1]

色谱条件与系统适用性试验　采用 PEG－20M 柱（250μm×30.0 m，0.25μm）；FID 检测器；载气为 N_2；流速：45ml/min；进样口温度 210℃；柱温：232℃；检测器温度 240℃；进样量 1μl，分流比为 5∶1。

对照品溶液的制备　分别精密称取对甲氧基桂皮酸乙酯、土木香内酯、异土木香内酯对照品适量，置 25ml 量瓶中，用乙酸乙酯溶解并稀释至刻度，分别制成每 1ml 含对甲氧基桂皮酸乙酯、土木香内酯、异土木香内酯 9.60，2.41，2.91mg 的对照品溶液。

内标溶液的制备 取对羟基苯甲酸乙酯约 150mg，精密称定，置 50ml 量瓶中，用乙酸乙酯溶解并稀释至刻度，摇匀，作为内标溶液，其浓度为 2.885mg/ml。

供试品溶液的制备 取本品内容物约 1.0g，精密称定，置圆底烧瓶中，加入乙酸乙酯 10ml，80℃ 加热回流 45 分钟，滤过，用乙酸乙酯洗净残渣，合并滤液，浓缩至干，用乙酸乙酯定量转移至 5ml 量瓶中，精密加入内标溶液 0.5ml，用乙酸乙酯稀释至刻度，摇匀，备用。

对甲氧基桂皮酸乙酯在 0.19 ~ 1.92mg/ml 范围内线性关系良好（$r = 0.9996$），平均加样回收率为 98.7%，RSD 为 1.0%（$n = 9$）；土木香内酯在 0.02 ~ 0.24mg/ml 范围内线性关系良好（$r = 0.9999$），平均加样回收率为 98.8%，RSD 为 1.8%（$n = 9$）；异土木香内酯在 0.03 ~ 0.29mg/ml 范围内线性关系良好（$r = 0.9999$），平均加样回收率为 98.4%，RSD 为 1.4%（$n = 9$）。此方法可用于六味安消胶囊中对甲氧基桂皮酸乙酯、土木香内酯和异土木香内酯的含量控制。

（2）HPLC 法测定六味安消胶囊中 5 种成分的含量[2]

色谱条件与系统适用性试验 采用 C_{18} 色谱柱（4.6mm × 200mm，5μm）；流动相为甲醇（A）-0.1% 磷酸溶液（B），梯度洗脱（0 ~ 6.5min，72% A；6.5 ~ 20min，72%→92% A；20 ~ 22.5min，92% A；22.5 ~ 24min，92%→72% A；24 ~ 30min，72% A）；检测波长为 254nm；流速：1.0ml/min；进样量：10μl。

对照品溶液的制备 精密称取芦荟大黄素、大黄酸、大黄素、大黄酚、大黄素甲醚对照品适量，加甲醇［大黄素甲醚先用甲醇 - 三氯甲烷（1:1）约 10ml 溶解］分别制成均为 0.2mg/ml 的储备液（上述 5 种对照品的准确浓度依次分别为 0.1850，0.2196，0.2112，0.2050，0.1966mg/ml），再分别取上述各储备液适量于 50ml 量瓶中，加甲醇 - 三氯甲烷（9:1）制成每 1ml 分别含芦荟大黄素 11.1μg、大黄酸 17.57μg、大黄素 16.9μg、大黄酚 24.6μg 和大黄素甲醚 7.862μg 的混合溶液，即得。

供试品溶液的制备 取本品内容物约 0.5g，精密称定，置具塞锥形瓶中，精密加入甲醇 50ml，称定重量，加热回流 1 小时，取下，放冷，再称定重量，加甲醇补足失重，摇匀，滤过，弃去初滤液。精密量取续滤液 25ml，置 100ml 烧瓶中，挥去溶剂，加入 2.5mol/L 硫酸溶液 10ml，超声处理（功率 250W，频率 35kHz）5 分钟，再加三氯甲烷 10ml，加热回流 1.5 小时，取下，放冷，置分液漏斗中，用少量三氯甲烷洗涤容器，并入分液漏斗中，分取三氯甲烷层，酸液再用三氯甲烷萃取 3 次，每次 10ml，合并三氯甲烷液，用水 50ml 洗 1 次，低温蒸干，残渣加甲醇－三氯甲烷（9:1）使溶解，移至 10ml 量瓶中，用甲醇－三氯甲烷（9:1）稀释至刻度，摇匀，用微孔滤膜（0.45μm）滤过，即得。

芦荟大黄素在 22.20~599.4ng 范围内呈良好的线性关系（$r = 0.9999$），平均加样回收率为 101.9%，RSD 为 1.4%（$n = 6$）；大黄酸在 35.14~948.8ng 范围内呈良好的线性关系（$r = 0.9999$），平均加样回收率为 98.8%，RSD 为 2.0%（$n = 6$）；大黄素在 33.79~912.3ng 范围内呈良好的线性关系（$r = 0.9999$），平均加样回收率为 102.5%，RSD 为 1.5%（$n = 6$）；大黄酚在 49.20~1328.4ng 范围内呈良好的线性关系（$r = 0.9999$），平均加样回收率为 102.9%，RSD 为 0.83%（$n = 6$）；大黄素甲醚在 15.72~424.4ng 范围内呈良好的线性关系（$r = 0.9999$），平均加样回收率为 99.7%，RSD 为 2.4%（$n = 6$）。此方法可用于六味安消胶囊中 5 种成分的含量控制。

【药理活性研究】

观察精制六味安消胶囊的止痛作用和促胃肠运动作用[3,4]。通过对小鼠热板致痛法、醋酸致小鼠扭体法及小鼠痛经模型，观察精制六味安消胶囊对不同方法致痛小鼠的止痛作用；通过炭末推进实验法，观察对正常小鼠小肠的推进作用；通过硫酸阿托品建立抑制胃排空和小肠推进的小鼠模型，观察对此模型小鼠胃排空和小肠推进的作用；通过复方地芬诺酯建立小鼠便秘模型，观察对便秘模型小鼠的通便作用。结果精制六味安消胶囊1.8、3.6g/kg 剂量组均具有显著性提高小鼠痛阈值、减少醋酸致小鼠扭体次数、减少缩宫素致痛经模型小鼠扭体次数的作用；两组均能明显增加正常小鼠小肠推进的作用，与对照组比较差异具有非常显著性意义（$p < 0.01$）；两组均能明显

对抗硫酸阿托品致小鼠胃内残留物的作用，使残留率明显减少，与模型组比较差异具有显著性意义（$p<0.05$）；精制六味安消胶囊给药组均能明显对抗硫酸阿托品抑制小鼠小肠推进的作用，使小肠推进明显增加，与模型组比较差异具有显著性和非常显著性意义（$p<0.05$ 和 $p<0.01$）；1.8、3.6g/kg 剂量组均能明显减少复方地芬诺酯致便秘小鼠通便时间的作用，与模型组比较差异具有显著性和非常显著性意义（$p<0.05$ 和 $p<0.01$）。研究结果提示，精制六味安消胶囊具有止痛和促进小鼠胃肠运动的作用。

探讨六味安消胶囊及其组分对豚鼠结肠 P 物质（SP）和黏蛋白 2（MUC2）表达的影响[5]。将 20 只豚鼠随机分为 4 组：正常对照组、大黄组、诃子组和六味安消胶囊组，后 3 组分别予相应药物灌服 30 天。处死动物，观察结肠黑变情况；对盲肠和近段结肠切片行 SP、MUC2 免疫组化染色和图像分析；对肌间神经丛铺片行嗜银染色，计数神经元细胞数。结果大黄组结肠有黑变，以盲肠和近段结肠为著。大黄组、诃子组和六味安消胶囊组近段结肠 SP 免疫反应阳性纤维较正常对照组显著增多（阳性面积比：6.2%±1.7%、5.3%±0.8% 和 5.4%±0.9% 对 2.1%±0.7%，$p<0.01$），免疫阳性增强（灰度：131.50±1.16、133.79±0.63 和 133.78±0.67 对 146.20±2.03，$p<0.01$），大黄组近段结肠 SP 免疫阳性又显著强于诃子组和六味安消胶囊组（$p<0.05$）。各组盲肠和近段结肠 MUC2 的表达无明显差异。大黄组肌间神经丛神经元细胞数显著低于其余各组（11.60±1.52 对 17.00±1.87、18.60±3.78 和 17.80±2.95，$p<0.05$）。实验结果提示，六味安消胶囊可能通过其主药大黄改变肠道内 SP 含量而发挥消积导滞作用。六味安消胶囊和大黄对结肠 MUC2 的表达无明显影响。

【临床应用研究】

评估六味安消胶囊治疗功能性消化不良（FD）的疗效、安全性以及耐受性，并与莫沙比利比较[6]。采用多中心、随机、开放、平行、阳性药物对照方法进行研究。入选 99 例符合罗马Ⅱ标准的 FD 患者，分为两组，试验组 50 例，对照组 49 例，试验为期 4 周，包括 1 周基线期，2 周试验组六味安消胶囊（3 次/天，3 粒/次，餐后服用）或对照组莫沙比利（3 次/天，5mg/次，餐前 15~30 分钟服用）治疗期及治疗结束 1 周随访期。对患者全部 FD 症状进行总体评估，对患者每个 FD 参数的改善程度以及安全性进行评估。结果治疗前试验组与对照组间人口统计学特征、体格检查和疾病特征差异均无统计学意义（$p > 0.05$）。治疗期 2 周和随访期 1 周，试验组与对照组间症状总积分及 5 小时胃排空率比较，差异均无统计学意义（$p > 0.05$）；试验组及对照组治疗后 14 天与随访后 28 天症状总积分自身前后比较，差异均有统计学意义（$p < 0.05$）；生活质量评价在日常活动方面两组间差异有统计学意义（$p < 0.05$），其他各项指标试验组亦较对照组下降，但差异均无统计学意义。安全性分析结果提示，两组间不良事件、不良反应等指标的差异均无统计学意义（$p > 0.05$）。研究表明六味安消胶囊能有效治疗 FD 各症状，疗效稳定，并具有良好的安全性和耐受性。

观察六味安消胶囊对非糜烂性反流病（NERD）患者食道动力及胃食管反流的影响，并与莫沙必利比较疗效[7]。选取具有典型胃食管反流症状的 NERD 患者 52 例，行胃食管反流症状评估、食管测压及 24h pH 监测，随机分成试验组 26 例和对照组 26 例。给予药物治疗（试验组六味安消胶囊，对照组莫沙必利）4 周后，对比治疗前后临床症状、食管动力学及胃食管反流的改变情况。结果试验组与对照组症状总积分、食管蠕动功能、pH < 4 反流次数、反流 > 5min 次数、总计 pH < 4 的百分比、DeMeester 评分自身治疗前后相比较，差异均有显著统计学意义（$p < 0.05$），而两组间比较差异均无统计学意义。临床观察结果表明六味安消胶囊能有效缓解 NERD 患者的胃食管反流症状，改善食管蠕动功能及减少酸反流。

系统评价应用六味安消胶囊与常规治疗方案及其他针对性治疗方案治疗功能性便秘疗效之间的差异，以便有助于临床治疗工作[8]。通过检索 1989—2012 年国内发表的六味安消胶囊治疗功能性便秘的临床研究，根据纳入和排除标准筛选文献，共获得 14 篇符合要求的随机对照试验研究，利用 Review Manager5.1 软件进行研究资料的统计分析。结果试验组六味安消胶囊与对照组常规治疗方案在疗效方面有显著性差异（$p < 0.01$），不存在发表偏倚，敏感性研究提示结果稳定。研究提示六味安消胶囊与常规方案相比疗效更好，但尚需更多高质量临床随机对照研究进一步证实。

参考文献

［1］蒋波，陈晓辉，高珣，等. GC 法同时测定六味安消胶囊中三组分含量. 药物分

析杂志，2009，29（8）：1313－1315.

[2] 许乾丽，茅向军，宋晓宁，等.HPLC法同时测定六味安消胶囊中芦荟大黄素、大黄酸、大黄素、大黄酚和大黄素甲醚的含量.药物分析杂志，2010，30（10）：1841－1844.

[3] 张俊明，丁琦，方铝，等.精制六味安消胶囊止痛作用的实验研究.中国中医药科技，2013，20（1）：28－29.

[4] 张俊明，方铝，李良，等.精制六味安消胶囊对促胃肠运动的实验研究.中国医药导刊，2010，12（9）：1581－1582.

[5] 赵平，罗金燕，董蕾，等.六味安消胶囊及其组分对豚鼠结肠P物质和黏蛋白2表达的影响.胃肠病学，2006，11（4）：211－214.

[6] 六味安消临床研究协作组.六味安消胶囊治疗功能性消化不良的多中心随机对照临床研究.中华消化杂志，2006，26（1）：42－45.

[7] 孙莎莎，张翠萍，张琪，等.六味安消对非糜烂性反流病患者食道动力及酸反流的影响.中国中西医结合消化杂志，2014，22（5）：249－252.

[8] 蒋鲁，夏伟，朱明锦，等.六味安消胶囊治疗功能性便秘随机对照试验Meta分析.辽宁中医药大学学报，2012，14（12）：138－141.

六味安消散

Liuwei Anxiao San

【处方】藏木香　　　50g　大　黄　200g　山　奈　100g
　　　　北寒水石（煅）250g　诃　子　150g　碱　花　300g

【制法】以上六味，粉碎成细粉，过筛，混匀，即得。

【性状】本品为灰黄色或黄棕色的粉末；气香，味苦涩、微咸。

【检查】应符合散剂项下有关的各项规定（通则0115）。

【功能与主治】和胃健脾，消积导滞，活血止痛。用于脾胃不和、积滞内停所致的胃痛胀满、消化不良、便秘、痛经。

【用法与用量】口服。一次1.5~3g，一日2~3次。

【注意】孕妇忌服。

【规格】（1）每袋装1.5g（2）每袋装3g（3）每袋装18g。

【贮藏】密闭，防潮。

【方源】《中华人民共和国药典》2015年版一部

【质量标准研究】

鉴别[1]

取本品粉末3g，加石油醚30ml，浸泡过夜，滤过，取滤液作为供试品溶液。另取藏木香对照药材1g，同法制成对照药材溶液。再取缺藏木香的阴性样品适量，同法制成阴性样品溶液。照薄层色谱法（通则0502）试验，吸取上述3种溶液各5μl，分别点于同一硅胶G薄层板上，以石油醚－乙酸乙酯－苯（70:15:15）为展开剂，展开，取出，晾干，喷以1%硫酸乙醇溶液。供试品色谱中，在与对照药材色谱相应的位置上，显相同颜色的斑点，而缺藏木香的阴性样品无干扰。

含量测定

GC法测定六味安消散中异土木香内酯的含量[2]

色谱条件与系统适用性试验 采用 TR – WAX 柱；进样口温度：280℃，载气流量：1ml/min；分流比为 1∶100；柱箱温度：起始 50℃，停留 0min，升温速率 20℃/min，最终温度 250℃，停留 6min，升温速率 5℃/min，最终温度 280℃，停留 5min；FID 检测器温度 300℃，氢气：35ml/min，空气：350ml/min，保护气氮气：30ml/min。

对照品溶液的制备 精密称取异土木香内酯对照品 10.0mg，置 10ml 量瓶中，以乙酸乙酯稀释至刻度，配成 1.0mg/ml 的对照品储备液。

供试品溶液的制备 取本品粉末约 2g，精密称定，置圆底烧瓶中，加入乙酸乙酯 10ml，80℃加热回流 45 分钟，滤过，用乙酸乙酯洗净残渣，合并滤液，浓缩至干，用乙酸乙酯定量转移至 5ml 量瓶中，摇匀，即得。

异土木香内酯在 0.01～0.20mg/ml 范围内线性关系良好（$R^2 = 0.999\,3$），平均加样回收率为 99.52%，RSD 为 2.00%（$n = 9$）。此方法可用于六味安消散中异土木香内酯的含量控制。

【药理活性研究】

研究六味安消散对实验性胃损伤及肠推进作用[3]。结果 5g/kg、10g/kg 给药组，六味安消散明显抑制利血平（抑制率 49.2%、71%）、消炎痛（抑制率 28.8%、50.9%）、盐酸（抑制率 54.8%、76.0%）所致的胃黏膜损伤；对幽门结扎所致胃黏膜损伤有明显保护作用（抑制率 37.9%），对胃液酸度有降低作用（降低 24.3%）；有增强肠推进作用（10g/kg 推进度 70.1%）。

【临床应用研究】

观察 82 例消化不良患者服用藏药后的疗效[4]。根据藏医理论，将患者分为糟粕不消化组，精华不消化组，以及不消化隆和培根兼症组。糟粕不消化患者的治疗方法共分 3 个疗程，1 个月为 1 个疗程，第一疗程早、中、晚饭后服用雪山胃宝丸各 1 粒（1g/粒），六味安消散各 1 袋（3g/袋）；第二、三疗程早、晚各服 1 粒。结果 52 例糟粕不消化患者中，痊愈 20 例，有效 32 例，无效 0 例。结果提示，藏药雪山胃宝丸和六味安消散对糟粕不消化性胃肠疾病有很好的治疗效果。

参考文献

［1］楼剑敏. 蒙成药六味安消散的薄层鉴别. 中国中医药信息杂志，2002，9（7）：32.

［2］齐何日玛，苗亚慧，塔娜，等. 气相色谱法测定蒙药六味安消散中异土木香内酯的含量. 内蒙古医科大学学报，2014，36（6）：522－526.

［3］李德良，杨宏昕，白音夫. 蒙药六味安消散对实验性胃损伤及肠推进作用. 中国民族医药杂志，2000，6（4）：32.

［4］胡燕芹. 藏药治疗消化不良的临床疗效观察. 中国民族医药杂志，2014，20（3）：23－24.

六味能消胶囊
Liuwei Nengxiao Jiaonang

【处方】 大　黄　282g　　诃　子　211g　　干　姜　142g

藏木香　71g　　碱　花　82g　　寒水石　62g

淀　粉　120g　　糊　精　80g

制成1 000粒

【制法】 以上六味，除碱花、寒水石外，其余四味粉碎，混匀，用60%乙醇渗漉，渗漉液减压浓缩至相对密度为1.20的清膏（50~60℃），喷雾干燥，得浸膏粉。另取碱花、寒流水石制取物，淀粉、糊精与浸膏粉混匀，制成颗粒，干燥，装入胶囊，即得。

【性状】 本品为胶囊剂，内容物为棕黄色或棕褐色颗粒；有香气、味苦。

【检查】 应符合胶囊剂项下有关的各项规定（通则0103）。

【功能与主治】 宽中理气，润肠通便，调节血脂。适用于胃脘胀痛、厌食、纳差及大便秘结，还适用于高脂血症及肥胖症。

【用法与用量】 口服，便秘、胃脘胀痛一次2粒，高脂血症一次1粒，一日3次。

【规格】 每粒装0.45g。

【贮藏】 密封。

【方源】《国家中成药标准汇编·内科脾胃分册》

【质量标准研究】

含量测定

（1）HPLC法测定六味能消胶囊中5种成分的含量[1]

色谱条件与系统适用性试验　采用C_{18}色谱柱（4.6mm×250mm，5μm）；流动相为甲醇-0.1%磷酸溶液（80：20）；检测波长为254nm；流速：

273

1.0ml/min；柱温：30℃；进样量：10μl。

对照品溶液的制备 精密称取对照品芦荟大黄素、大黄酸、大黄素、大黄酚、大黄素甲醚适量，加甲醇分别制成每毫升含芦荟大黄素、大黄酸、大黄素、大黄酚各80μg，大黄素甲醚40μg的溶液；分别精密量取上述对照品溶液各2ml，混匀，即得。

供试品溶液的制备 取本品内容物1g，精密称定，置具塞锥形瓶中，加入10%盐酸溶液：乙醇（3∶1）20ml，超声处理（功率400W，频率42kHz）3分钟，酸液移至分液漏斗中，用三氯甲烷提取5次，10ml/次，合并三氯甲烷液，水浴上蒸干，残渣加甲醇使溶解并定容至50ml量瓶中，用0.45μm微孔滤膜滤过，作为供试品溶液。

芦荟大黄素在0.064~0.32μg范围内呈良好的线性关系（$r=0.9995$），平均加样回收率为99.07%，RSD为2.19%（$n=6$）；大黄酸在0.064~0.32μg范围内呈良好的线性关系（$r=0.9999$），平均加样回收率为101.16%，RSD为2.31%（$n=6$）；大黄素在0.064~0.32μg范围内呈良好的线性关系（$r=0.9999$），平均加样回收率为99.36%，RSD为1.79%（$n=6$）；大黄酚在0.064~0.32μg范围内呈良好的线性关系（$r=0.9996$），平均加样回收率为100.31%，RSD为2.04%（$n=6$）；大黄素甲醚在0.032~0.16μg范围内呈良好的线性关系（$r=0.9999$），平均加样回收率为101.52%，RSD为2.75%（$n=6$）。此方法可用于六味能消胶囊中5种成分的含量控制。

（2）HPLC法测定六味能消胶囊中木香烃内酯和去氢木香内酯的含量[2]

色谱条件与系统适用性试验 采用C_{18}色谱柱（4.6mm×150mm，5μm）；流动相为甲醇（A）-0.1%磷酸溶液（B），梯度洗脱（0~25min，40%→25% B，25~40min，25%→15% B）；检测波长为225nm；流速：1.0ml/min；柱温：25℃；进样量：10μl。

对照品溶液的制备 精密称取对照品木香烃内酯4.16mg、去氢木香烃内酯3.98mg，置于25ml量瓶中，加甲醇定容至刻度，即得含有木香烃内酯166.4μg/ml和去氢木香内酯159.2μg/ml的混合对照品溶液。

供试品溶液的制备 取本品内容物50mg，置25ml量瓶中，用甲醇溶解并定容至刻度，0.22μm微孔滤膜滤过，即得。

274

木香烃内酯在 0.6656～33.28μg/ml 范围内呈良好的线性关系（$r =$ 0.999 9），平均加样回收率为99.28%，RSD 为1.8%（$n=6$）；去氢木香内酯在 0.5637～31.84μg/ml 范围内呈良好的线性关系（$r=0.999\ 7$），平均加样回收率为101.7%，RSD 为1.6%（$n=6$）。此方法可用于六味能消胶囊中木香烃内酯和去氢木香内酯的含量控制。

【药理活性研究】

观察藏药六味能消胶囊的润肠通便作用[3]。采用正常、失水性便秘模型和地诺芬酯模型为研究对象，观察其对肠推进率以及在便秘模型基础上的第一次排黑便时间、排便粒数和粪便干重的影响。结果经口给予小鼠不同剂量的六味能消胶囊，各剂量组均能显著提高正常小鼠的小肠墨汁推进率和地芬诺酯模型小鼠的排便粒数；1.8g/kg 剂量能显著缩短失水性便秘模型小鼠的排首粒黑便时间和增加排便的粒数及重量，0.9g/kg 剂量能缩短排首粒黑便时间。实验结果表明六味能消胶囊具有润肠通便作用。

观察六味能消胶囊对实验兔高脂血症及动脉粥样硬化的影响[4]。分别用正常家兔、实验家兔建立动物高脂血症模型、动脉粥样硬化模型。以动物血清胆固醇（TC）、甘油三酯（TG）、低密度脂蛋白（LDL）、高密度脂蛋白（HDL）、动脉粥样硬化斑块形成量为指标，研究不同组的动物对上述指标变化的差异。结果六味能消胶囊高剂量、中剂量组指标有显著的降低（TC、TG、LDL），而高密度脂蛋白（HDL）有一定升高。减少主动脉斑块面积和泡沫细胞形成量，主动脉斑块厚度有减少趋势。研究表明，对于高胆固醇血症，甘油三酯血症，混合型有作用，而对高密度脂蛋白血症作用升高没有前面三种显著。明显减少主动脉斑块面积和泡沫细胞形成量，对主动脉斑块厚度及反映冠状动脉管腔狭窄程度的百分率也有减少趋势。研究提示六味能消胶囊有调节血脂的作用。

研究六味能消胶囊对幽门结扎型大鼠胃溃疡模型的影响及其作用机制[5]。采用幽门结扎法制备大鼠胃溃疡模型，观察溃疡指数，测其胃液量、胃液总酸度、胃蛋白酶活性；制备胃组织匀浆，测其一氧化氮（NO）、丙二醛（MDA）的含量及超氧化物歧化酶（SOD）的活性。结果六味能消胶囊对幽门结扎型胃溃疡大鼠的溃疡、胃液量、总酸度及胃蛋白酶活性均有明显的抑制作用，能显著增加胃组织中 NO 含量和 SOD 活性，降低 MDA 的含量。实验结果说明六味能消胶囊具有一定的抗胃溃疡作用。

【临床应用研究】

评价六味能消胶囊联合穴位贴敷治疗功能性便秘的疗效[6]。按就诊顺序，采用随机数字表法将 105 例功能性便秘患者分为联合治疗组、六味能消胶囊组、穴位贴敷组，每组 35 例。联合治疗组予六味能消胶囊口服，同时予通便方神阙穴贴敷；六味能消胶囊组仅予六味能消胶囊口服；穴位贴敷组仅予通便方神阙穴贴敷。3 组疗程均为 10 天。治疗前后对 3 组患者便秘症状进行评分，并评价临床疗效。3 组治疗后便秘症状评分均明显降低（$p <$ 0.05），联合治疗组总有效率为 100%（35/35），六味能消胶囊组为 94.3%（33/35），穴位贴敷组为 88.6%（31/35），联合治疗组疗效明显优于其他 2 组（$p < 0.01$）。研究表明六味能消胶囊联合穴位贴敷治疗功能性便秘效果显著优于二者单独应用。

观察六味能消胶囊治疗混合型高脂血症的疗效[7]。选择 188 例混合型高脂血症患者，口服六味能消胶囊，每次 1 粒（0.45g），每日 3 次，以 30 天为 1 个疗程，检测记录治疗前后各项血脂指标并记录。结果 188 例患者中，显效 68 例（36.17%），有效 109 例（57.98%），无效 11 例（5.85%），总有效率为 94.15%。治疗前后比，较血脂水平差异均有显著性（$p < 0.01$）。结果提示六味能消胶囊是治疗混合型高脂血症的有效药物，且安全性好。

观察枸橼酸莫沙必利分散片合用六味能消胶囊治疗功能性消化不良的疗效[8]。选择诊断明确的功能性消化不良门诊患者 80 例，随机分成枸橼酸莫沙必利分散片合用六味能消胶囊治疗组与枸橼酸莫沙必利分散片对照组，枸橼酸莫沙必利分散片 5mg，3 次/天，六味能消胶囊 2 粒，3 次/天，均餐前口服。两组均每周复诊 1 次，连续 4 周，记录每周复诊症状进行疗效分析。结果治疗组总有效率为 90.5%，对照组总有效率为 73.7%（$p < 0.05$）。临床观察结果表明枸橼酸莫沙必利分散片和六味能消胶囊联合优于单用枸橼酸莫沙必利分散片治疗功能消化不良，且不良反应小。

参考文献

[1] 曾锐. 高效液相色谱法测定六味能消胶囊中蒽醌类成分的含量. 时珍国医国药，2009，20（8）：1888 - 1889.

［2］裴贵珍，郭鑫，张雪峰，等．HPLC 法同时测定六味能消胶囊中木香烃内酯、去氢木香烃内酯大黄素、大黄酚的含量．药物分析杂志，2015，35（2）：241－245.

［3］曾锐，高宇明．藏药六味能消胶囊润肠通便作用的实验研究．西南大学学报（自然科学版），2009，31（3）：104－107.

［4］李巧云．六味能消胶囊对实验兔高脂血症及动脉粥样硬化的影响．四川省卫生管理干部学院学报，2004，23（2）：81－82.

［5］成差群，魏燕华，谭秀芬，等．六味能消胶囊抗大鼠胃溃疡的研究．华西药学杂志，2010，25（3）：355－356.

［6］聂里红，刘敏．六味能消胶囊联合穴位贴敷治疗功能性便秘临床研究．中国中医药信息杂志，2014，21（10）：29－31.

［7］吴荣深，周笃全．六味能消胶囊治疗混合型高脂血症188 例．中国药业，2013，22（12）：136－137.

［8］赵海明，罗玉明．枸橼酸莫沙必利分散片合用六味能消胶囊治疗功能性消化不良的疗效观察．四川医学，2011，32（9）：1381－1382.

六锐散
Liurui San

诺乔周巴

【处方】诃子（去核）　　150g　　红　花　　150g
　　　　巴夏嘎　　　　　150g　　木　香　　75g
　　　　安息香　　　　　75g　　　麝　香　　3.5g

【制法】以上六味，除麝香另研细粉外，其余共研成细粉，过筛，加入麝香细粉，混匀，即得。

【性状】本品为黄色粉末，气微香，味苦、微甜。

【检查】应符合散剂项下有关的各项规定（通则0115）。

【功能与主治】清热凉血，明目翳。用于血、胆、疠引起的头痛病，云翳等眼病。

【用法与用量】一次1g，一日1~2次。

【规格】每袋装10g。

【贮藏】密闭，置阴凉干燥处。

【方源】《中华人民共和国卫生部药品标准·藏药》（第一册）

【质量标准研究】

鉴别[1]

（1）取本品粉末1g，加80%丙酮5ml，密塞，振摇15分钟，静置，取上清液作为供试品溶液。另取红花对照药材0.1g，同法制成对照药材溶液；取羟基红花黄色素A对照品适量，加80%丙酮制成0.5mg/ml的溶液，作为对照品溶液。再取缺红花的阴性样品适量，同供试品制备方法制成阴性样品溶液。照薄层色谱法（通则0502）试验，吸取上述4种溶液各5μl，分别点于同一以羧甲基纤维素钠为黏合剂的硅胶H薄层板上，以乙酸乙酯–甲酸–水–甲醇（7:2:3:0.4）为展开剂，展开，取出，晾干，在紫外光

278

（254nm）下检视。供试品色谱中，在与对照药材和对照品色谱相应的位置上，显相同颜色的荧光斑点，而缺红花的阴性样品无干扰。

（2）取本品粉末2g，加三氯甲烷10ml，超声处理30分钟，滤过，取滤液作为供试品溶液。另取缺木香的阴性样品适量，同法制成阴性样品溶液。再取木香烃内酯对照品适量，加三氯甲烷制成1mg/ml的溶液，作为对照品溶液。照薄层色谱法（通则0502）试验，吸取上述3种溶液各5µl，分别点于同一以羧甲基纤维素钠为黏合剂的硅胶G薄层板上，以三氯甲烷–环己烷（5:1）为展开剂，展开，取出，晾干，置碘缸中显色清晰。供试品色谱中，在与对照品色谱相应的位置上，显相同颜色的斑点，而缺木香的阴性样品无干扰。

（3）取本品粉末1g，加乙醇10ml，超声处理20分钟，取上清液作为供试品溶液。另取诃子对照药材0.5g，同法制成对照药材溶液。再取缺诃子的阴性样品适量，同法制成阴性样品溶液。照薄层色谱法（通则0502）试验，吸取上述3种溶液各5µl，分别点于同一以羧甲基纤维素钠为黏合剂的硅胶G薄层板上，以三氯甲烷–乙酸乙酯–甲酸（6:4:1）为展开剂，展开，取出，晾干，置碘缸中显色清晰。供试品色谱中，在与对照药材色谱相应的位置上，显相同颜色的斑点，而缺诃子的阴性样品无干扰。

（4）麝香的气相色谱法鉴别

取本品粉末0.5g，加苯2ml，振摇，超声处理5分钟，静置30分钟，离心，取上清液作为供试品溶液。另取麝香酮对照品适量，加苯制成0.2mg/ml的溶液，作为对照品溶液。再取缺麝香的阴性样品适量，同供试品制备方法制成阴性样品溶液。照气相色谱法（通则0521）试验，以6%氰丙基苯基–94%二甲基聚硅氧烷为固定相，涂层厚度1.8µm，内径0.32mm，柱长30m；柱温220℃，进样口温度250℃，检测器温度250℃；载气为氮气；柱头压20Psi；分流比10:1；气体流量：氮气30ml/min，氢气80ml/min，空气300ml/min。分别取对照品溶液、供试品溶液、阴性样品溶液适量，注入气相色谱仪。供试品色谱中呈现与对照品色谱保留时间相同的色谱峰，阴性样品溶液中未出现相应的色谱峰。

含量测定

HPLC法测定六锐散中羟基红花黄色素A的含量[2]

色谱条件与系统适用性试验　采用C$_{18}$色谱柱（4.6mm×250mm，5μm）；流动相A为甲醇－乙腈（19:2），流动相B为0.7%磷酸溶液（以三乙胺调节pH值至6.0±0.1），A:B（23:77）；检测波长为403nm；流速：1.0ml/min；柱温：40℃；进样量：10μl。

对照品溶液的制备　精密称取羟基红花黄色素A对照品适量，加25%甲醇制成每1ml含30μg的对照品溶液，即得。

供试品溶液的制备　取本品粉末约1.0g，精密称定，置具塞锥形瓶中，精密加入25%甲醇50ml，称定重量，超声处理（功率120W，频率40kHz）40分钟，放冷，再称定重量，用25%甲醇补足失重，摇匀，滤过，取续滤液经微孔滤膜（0.45μm）滤过，即得。

羟基红花黄色素A在8.0812~40.4060μg范围内呈良好的线性关系（R^2=0.9998），平均加样回收率为96.76%，RSD为0.99%（n=6）。此方法可用于六锐散中羟基红花黄色素A的含量控制。

【临床应用研究】

观察六锐胶囊联合视网膜激光光凝治疗糖尿病视网膜病变的临床疗效[3]。将165例糖尿病视网膜病变患者随机分为单纯激光治疗组（激光组）、单纯药物治疗组（药物组）和激光联合药物治疗组（激光＋药物组），激光组采用激光治疗，药物组采用口服六锐胶囊治疗，激光＋药物组采用六锐胶囊联合视网膜激光光凝治疗。观察比较各组患者治疗前后视力、眼底出血和渗出及视网膜新生血管情况。经治疗后，各组患者在视力提高≥1行、眼底出血和渗出减少及视网膜新生血管阻止等方面改善情况较治疗前差异具有统计学意义（$p<0.05$）；与激光组比较，药物组患者在视力变化、眼底出血和渗出减少方面差异无统计学意义（$p>0.05$），在视网膜新生血管阻止方面差异具有统计学意义（$p<0.05$）；激光组＋药物组患者在视力变化、眼底出血和渗出减少及视网膜新生血管阻止等方面情况优于其他两组（$p<0.05$）。临床研究表明，六锐胶囊联合视网膜激光治疗可显著改善糖尿病视网膜病变患者眼底出血、渗出等症状，降低新生血管发生率，且无不良反应。

参考文献

［1］武向锋，刘俊，沈娟，等．六锐胶囊的质量标准研究．解放军药学学报，2009，25（5）：410－414.

［2］王怡甦，岳秀峰．六锐散中红花有效成分羟基红花黄色素 A 的 HPLC 测定．中国民族医药杂志，2013，19（5）：52－54.

［3］王军．六锐胶囊联合视网膜激光光凝治疗糖尿病视网膜病变临床研究．亚太传统医药，2015，11（12）：100－102.

巴桑母酥油丸

Basangmu Suyou Wan

巴三曼玛尔

【处方】诃　子 175g　毛诃子　　　　 150g　余甘子　　　 125g

　　　　黄　精 160g　天　冬　　　　 160g　西藏棱子芹 160g

　　　　蒺　藜 160g　喜马拉雅紫茉莉 160g

【制法】以上八味，捣碎，加水 10 000ml，煎汤至 3 000ml，滤过，除去药渣。加入牛奶 4 000ml，浓缩至 4 000ml，再加入融化除去杂质的酥油 10 000ml，将上述药液浓缩至 10 000ml，滤过，待药液冷却后，加入粉碎的白糖、炼蜜共 1 250g，制丸，即得（可按病情添加其他药物）。

【性状】本品为浅棕红色酥油丸；气微香、味甘、酸、咸、涩。

【检查】应符合丸剂项下有关的各项规定（通则 0108）。

【功能与主治】壮阳益肾，养心安神，强筋骨。用于心悸失眠，脾胃不和，老年虚弱，经络不利，肢体僵直，肾虚，阳痿不举，虚损不足症。

【用法与用量】一次 1 丸，冬春季每晚服用 1 丸。

【规格】每丸重 9g。

【注意】高血压、胆病患者禁用

【贮藏】密闭，置阴凉干燥处。

【方源】《中华人民共和国卫生部药品标准·藏药》（第一册）

【质量标准研究】

含量测定

HPLC 法测定巴桑母酥油颗粒中没食子酸的含量[1]

色谱条件与系统适用性试验　采用 C_{18} 色谱柱（4.6mm ×250mm，5μm）；流动相为乙腈 –0.1% 磷酸溶液（3:97）；检测波长为 215nm；流速：1.0ml/min；柱温：30℃。

对照品溶液的制备 精密称取没食子酸对照品适量，置 10ml 量瓶中，加甲醇使溶解，并稀释至刻度，摇匀，作为没食子酸对照品贮备液（2mg/ml）。精密吸取上述没食子酸对照品贮备液 2.5ml，置 25ml 量瓶中，加甲醇稀释至刻度，摇匀，作为没食子酸对照品溶液（200μg/ml）。

供试品溶液的制备 取本品粉末约 1.0g，精密称定，置具塞锥形瓶中，加入石油醚（60～90℃）100ml，超声处理（功率 250W，频率 33kHz）30 分钟，放冷，滤过，弃去石油醚液，残渣水浴挥干溶剂，连同滤纸移入锥形瓶中，精密加入 70% 甲醇 50ml，密塞，称定重量，超声处理（功率 250W，频率 33kHz）1 小时，放冷，再称定重量，用 70% 甲醇补足失重，摇匀，滤过，取续滤液，即得。

没食子酸在 0.2～1.6μg 范围内呈良好的线性关系（$r = 0.999\,9$），平均加样回收率为 98.34%，RSD 为 1.62%（$n = 9$）。此方法可用于巴桑母酥油颗粒中没食子酸的含量控制。

【药理活性研究】

观察藏医滋补方"巴桑母酥油丸"对放射线－化学复合损伤小鼠骨髓不同细胞群增殖能力的影响，探讨其促进放射线－化学复合损伤机体外周血象恢复的机制[2]。采用造血祖细胞集落分析方法、流式细胞术，检测灌胃巴桑母酥油丸后放射线－化学复合损伤小鼠骨髓细胞中早期红系祖细胞（CFU－E）、晚期造血祖细胞（BFU－E）、粒－巨噬系祖细胞（CFU－GM）、巨核系祖细胞（CFU Meg）集落产率、骨髓细胞增殖周期各时相细胞比例、造血干细胞抗原－1（Sca－1）免疫表型阳性细胞数变化情况。结果巴桑母酥油丸组骨髓细胞 S + G2/M 期细胞比例高于生理盐水组（$p < 0.05$）和自然恢复的空白组（$p < 0.01$）；CFU－E、BFU－E、CFU－GM 集落产率高于生理盐水组和空白组（$p < 0.05$）；CFU－Meg 集落产率、Sca－1＋细胞数在各组间差异无统计学意义（$p > 0.05$）。试验结果表明巴桑母酥油丸对放射线－化学复合损伤小鼠骨髓细胞具有促进增殖的作用，这可能是其促进放射线－化学复合损伤机体外周血象恢复的途径，但对不同阶段、不同系别的造血细胞其促进作用不同。

参考文献

[1] 赖先荣，何新友. HPLC 法测定藏药巴桑母酥油颗粒中没食子酸的含量. 环球中医药，2014，7（2）：106－109.

[2] 黄晓芹，降央泽仁，赖丽，等. 藏药巴桑母酥油丸对放射线－化学复合损伤小鼠骨髓细胞增殖能力的影响研究. 华西医学，2013，28（8）：1207－1210.

石榴日轮丸

Shiliu Rilun Wan

索吉尼美吉廓日布

【处方】

石榴子	250g	冬葵果	80g
肉　桂	70g	天门冬	100g
黄　精	50g	西藏棱子芹	150g
荜　茇	30g	喜马拉雅紫茉莉	100g
红　花	100g	蒺　藜	150g
豆　蔻	40g		

【制法】以上十一味，粉碎成细粉，过筛混匀，用水泛丸，干燥即得。

【性状】本品为棕黄色水丸，气微，味酸，甜、微辣。

【检查】应符合丸剂项下有关的各项规定（通则0108）。

【功能与主治】温补胃肾。用于消化不良，腰腿冷痛，小便频数，脚背浮肿，阳痿，遗精。

【用法与用量】一次5~6丸，一日3次。

【规格】每10丸重6.5g。

【贮藏】密闭，置阴凉干燥处。

【方源】《中华人民共和国卫生部药品标准·藏药》（第一册）

【质量标准研究】

鉴别[1]

（1）取本品粉末2g，加乙酸乙酯10ml，超声处理30分钟，滤过，滤液浓缩至2ml，作为供试品溶液。另取肉桂对照药材0.5g，同法制成对照药材溶液。再取缺肉桂的阴性样品3g，同法制成阴性样品溶液。照薄层色谱法（通则0502）试验，吸取上述3种溶液各15μl，分别点于同一硅胶G薄层板上，以石油醚（60~90℃）－乙酸乙酯（85:15）为展开剂，展开，取

285

出，晾干，喷以二硝基苯肼试液。供试品色谱中，在与对照药材色谱相应的位置上，显相同颜色的斑点，而缺肉桂的阴性样品无干扰。

（2）取本品粉末2g，加80%丙酮溶液15ml，密塞，超声处理15分钟，滤过，滤液浓缩至2ml，作为供试品溶液。另取红花对照药材0.5g，同法制成对照药材溶液。再取缺红花的阴性样品3g，同法制成阴性样品溶液。照薄层色谱法（通则0502）试验，吸取上述3种溶液各15μl，分别点于同一硅胶G薄层板上，以乙酸乙酯－甲酸－水－甲醇（12:2:3:0.4）为展开剂，展开，取出，晾干。供试品色谱中，在与对照药材色谱相应的位置上，显相同颜色的斑点，而缺红花的阴性样品无干扰。

（3）取本品粉末3g，加乙醚15ml，超声处理20分钟，挥去乙醚，残渣加甲醇10ml溶解，滤过，滤液作为供试品溶液。另取西藏棱子芹对照药材0.5g，同法制成对照药材溶液。再取缺西藏棱子芹的阴性样品3g，同法制成阴性样品溶液。照薄层色谱法（通则0502）试验，吸取上述3种溶液各10μl，分别点于同一硅胶G薄层板上，以三氯甲烷－正己烷－乙酸乙酯（7:10:3）为展开剂，展开，取出，晾干，在紫外光（365nm）下检视。供试品色谱中，在与对照药材色谱相应的位置上，显相同颜色的荧光斑点，而缺西藏棱子芹的阴性样品无干扰。

含量测定

薄层色谱扫描法测定石榴日轮丸中胡椒碱的含量[1]

对照品溶液的制备　精密称取胡椒碱对照品适量，加甲醇制成含量为100μg/ml的对照品溶液。

供试品溶液的制备　取本品粉末约3.0g，精密称定，置具塞锥形瓶中，精密加入三氯甲烷50ml，氨水5ml，称重，时时振摇，放置过夜，称重，用三氯甲烷补足损失重量，滤过，弃去初滤液，精密吸取续滤液25ml，蒸干，用甲醇溶解残渣，溶液置2ml量瓶中，稀释至刻度，作为供试品溶液。

照薄层色谱法（通则0502）试验，精密吸取供试品溶液6μl，对照品溶液6、8μl，点于同一硅胶G薄层板上，以苯－醋酸乙酯－丙酮（7:2:1）为展开剂，展开，取出，晾干，喷以稀碘化铋钾和25%乙醇液显色，以波长 $\lambda_s = 520nm$，$\lambda_r = 700nm$ 反射法锯齿扫描。胡椒碱在 $0.1 \sim 1.0\mu g$ 范围内呈良好的线性关系（$r = 0.999\ 1$），平均加样回收率为97.5%，RSD为

1.8%。此方法可用于石榴日轮丸中胡椒碱的含量控制。

【临床应用研究】

观察藏药石榴日轮丸及二十五味鬼臼丸为主药，对寒凝瘀型原发性痛经的治疗效果[2]。选择属于寒凝血瘀型痛经的患者112例，随机分为治疗组和对照组各56例，治疗组应用石榴日轮丸和二十五味鬼臼丸等，对照组应用少腹逐瘀汤加减比较两组用药后的疗效，症状改善等情况。结果石榴日轮丸和二十五味鬼臼丸能够消除或明显减轻痛经患者的症状，并且在总有效率和症状改善方面都优于对照组。研究提示藏药石榴日轮丸和二十五味鬼臼丸是治疗寒凝血瘀型痛经的有效方药。

观察藏药治疗类风湿关节炎肾虚寒盛证的临床疗效[3]。筛选60例门诊和住院的类风湿关节炎中属于肾虚寒盛证的患者，随机分为治疗组（给予二十五味儿茶丸，石榴日轮丸加塞来昔布治疗）和对照组（给予塞来昔布治疗），疗程为3个月。比较两组治疗前后的症状、体征及实验室指标的变化。结果两组患者治疗后症状、体征（关节肿胀、疼痛、晨僵）及实验室指标（血沉、C反应蛋白、类风湿因子）等均显著改善，治疗组以上指标的改善优于对照组，两组相比有显著差异。结果表明藏西药合用治疗类风湿关节炎肾虚寒盛证具有较好的临床疗效。

参考文献

[1] 王曙，次永，尼玛卓玛，等．藏药石榴日轮丸的质量标准研究．华西药学杂志，2002，17（2）：121－122.

[2] 蔡秀清．藏药治疗寒凝血瘀型原发性痛经112例疗效分析．中国民族医药杂志，2008，14（7）：13－14.

[3] 李毛才让（大）．藏药治疗类风湿关节炎肾虚寒盛证的临床观察．中国民族医药杂志，2014，20（7）：9－10.

石榴健胃丸
Shiliu Jianwei Wan
赛朱当乃日布

【处方】石榴子　　750g　　肉　桂　　120g　　荜　茇　　75g
　　　　红　花　　375g　　豆　蔻　　60g

【制法】以上五味粉碎成细粉，过筛，混匀，用水泛丸，干燥，即得。

【性状】本品为棕褐色水丸，气香，味酸，微辣。

【检查】应符合丸剂项下有关的各项规定（通则0108）。

【功能与主治】温胃益火。用于消化不良，食欲不振，寒性腹泻等。

【用法与用量】一次2~3丸，一日2~3次。

【规格】每10丸重6g。

【贮藏】密闭，置阴凉干燥处。

【方源】《中华人民共和国卫生部药品标准·藏药》（第一册）

【质量标准研究】

鉴别

（1）取本品粉末5g，加乙醇15ml，密塞，静置20分钟，取上清液作为供试品溶液。另取缺肉桂的阴性样品5g，同法制成阴性样品溶液。再取桂皮醛对照品适量，加乙醇制成浓度为1mg/ml的对照品溶液。照薄层色谱法（通则0502）试验，吸取上述供试品溶液和阴性样品溶液各5μl，对照品溶液2μl，分别点于同一硅胶G薄层板上，以石油醚（60~90℃）–乙酸乙酯（17:3）为展开剂，展开，取出，晾干，喷以二硝基苯肼乙醇试液。供试品色谱中，在与对照品色谱相应的位置上，显相同颜色的斑点，而缺肉桂的阴性样品无干扰[1]。

（2）取本品粉末3g，加三氯甲烷10ml，超声处理30分钟，滤过，滤液作为供试品溶液。另取缺荜茇的阴性样品适量，同法制成阴性样品溶液。再

288

取胡椒碱对照品适量，加无水乙醇制成浓度为 1mg/ml 的对照品溶液；取荜茇对照药材 1g，同供试品制备方法制成对照药材溶液。照薄层色谱法（通则 0502）试验，吸取上述 4 种溶液各 5～10μl，分别点于同一硅胶 G 薄层板上，以环己烷－乙酸乙酯（3:2）为展开剂，展开，取出，晾干，喷以改良碘化铋钾试液。供试品色谱中，在与对照品和对照药材色谱相应的位置上，显相同颜色的斑点，而缺荜茇的阴性样品无干扰[2]。

（3）取本品粉末 3g，加甲醇 10ml，加热回流提取 30 分钟，滤过，滤液作为供试品溶液。另取红花对照药材 1g，同法制成对照药材溶液。再取缺红花的阴性样品适量，同法制成阴性样品溶液。照薄层色谱法（通则 0502）试验，吸取上述 3 种溶液各 5～10μl，分别点于同一硅胶 H 薄层板上，以乙酸乙酯－甲酸－水－甲醇（7:2:3:0.4）为展开剂，展开，取出，晾干。供试品色谱中，在与对照药材色谱相应的位置上，显相同颜色的斑点，而缺红花的阴性样品无干扰[2]。

含量测定

（1）HPLC 法测定石榴健胃丸中桂皮醛和胡椒碱的含量[3]

色谱条件与系统适用性试验　采用 C_{18} 色谱柱（4.6mm ×250mm，5μm）；流动相为乙腈－水（40:60）；检测波长为 290nm；流速：1.0ml/min；柱温：30℃；进样量：10μl。

对照品溶液的制备　取桂皮醛对照品适量，精密称定，加甲醇制成每 1ml 含 1.149 46mg 的溶液，即得。取胡椒碱对照品适量，精密称定，加甲醇制成每 1ml 含胡椒碱 0.181 6mg 的溶液，即得。

供试品溶液的制备　取本品粉末约 5g，精密称定，置具塞锥形瓶中，精密加甲醇 25ml，密塞，称定重量，放置过夜，超声处理 20 分钟，再称定重量，用甲醇补足失重，摇匀，滤过，取续滤液，即得。

桂皮醛在 1.149 5～13.793 5μg 范围内呈良好的线性关系（$r = 0.999\ 7$），平均加样回收率为 97.27%，RSD 为 1.39%（$n = 6$）；桂皮醛在 0.726 4～2.724μg 范围内呈良好的线性关系（$r = 0.999\ 1$），平均加样回收率为 96.51%，RSD 为 1.39%（$n = 6$）。此方法可用于石榴健胃丸中桂皮醛和胡椒碱的含量控制。

（2）HPLC 法测定石榴健胃丸中羟基红花黄色素 A 的含量[1]

色谱条件与系统适用性试验 采用 C_{18} 色谱柱 (4.6mm ×250mm, 5μm)；流动相为甲醇 – 乙腈 –0.7% 磷酸溶液 (26:2:72)；检测波长为403nm；流速：0.8ml/min；柱温：30℃；进样量：10μl。

对照品溶液的制备 精密称取羟基红花黄色素 A 对照品 12.68mg 置50ml 量瓶中，加25% 甲醇适量溶解并稀释至刻度，摇匀，制成约130μg/ml 的对照品溶液，即得。

供试品溶液的制备 取本品粉末约1.0g，精密称定，置具塞锥形瓶中，精密加入25% 甲醇50ml，称定重量，超声处理（功率300W，频率50kHz）40 分钟，放冷，再称定重量，用25% 甲醇补足失重，摇匀，滤过，取续滤液，即得。

羟基红花黄色素 A 在 0.543 2 ~2.716μg 范围内呈良好的线性关系 (r = 0.999 9)，平均加样回收率为98.15%，RSD 为0.78% (n=6)。此方法可用于石榴健胃丸中羟基红花黄色素 A 的含量控制。

【临床应用研究】

观察二十五味松石丸、格公吉松丸、石榴健胃丸联合西药干扰素、胸腺肽注射液复式交替法治疗病毒性乙型肝炎的疗效及免疫调节作用[4]。将 220 例随机分为藏西医结合疗法组（110 例），单用西药治疗对照组（110 例）。上述三种藏药分别早、中、晚隔日服 1 次，配西药干扰素、胸腺肽注射液隔日 1 次同藏药复式交替疗法。结果藏西医结合组总有效率达88.1%，对照组总有效率为46.4%。结果表明藏西药结合复式交替治疗病毒性乙型肝炎具有很强的互补性，临床疗效显著，用药安全可靠。

在藏医理论的指导下，运用桑党聂尔莪、十五味乳香丸、石榴健胃丸治疗寒性"真吾病"（类风湿性关节炎）24 例[5]。治疗方法为石榴健胃丸，每日 1 次，早空腹服用 2 ~3 粒；十五味乳香丸每日 1 次，每天中午 2 ~3 粒；桑党聂尔莪，每日 1 次，每晚服 2 粒。以上藏药用温开水送服。服药期间停服其他抗风湿药物，并注意休息，饮食应符合风湿支持疗法的要求。结果显效 14 例（58.3%），有效 8 例（占33.3%），无效 2 例（8.4%），总有效率91.6%。根据以上结果可以看出，患者一般用药即可获得明显疗效，并在一定范围内临床疗效似与用药时间成正比。随着疗程的延长，疗效更稳定、巩固。

参考文献

［1］王天臻，杨金草．藏药方剂石榴健胃丸质量标准研究．中国民族医药杂志，2015，21（6）：32－34.

［2］李玲莉．五种藏药制剂质量标准研究．兰州：甘肃中医学院学位论文，2012：73－74.

［3］倪琳，杨锡．HPLC 测定石榴健胃丸中桂皮醛和胡椒碱的含量．中国现代应用药学，2012，29（1）：67－69.

［4］尕藏久美．藏西医结合治疗病毒性乙型肝炎疗效观察．中国社区医师（综合版），2007，（19）：38.

［5］拉目东珠．藏药治疗类风湿性关节炎 24 例临床观察．中国民族医药杂志，2007，13（7）：22.

四味光明盐汤散

Siwei Guangmingyan Tangsan

甲木察西汤

【处方】光明盐　　100g　　　　干　姜　　100g
　　　　诃　子　　100g　　　　荜　茇　　100g

【制法】以上四味，粉碎成粗粉，过筛，混匀，即得。

【性状】本品为黄白色粗粉，气芳香，味辛辣而咸。

【检查】应符合散剂项下有关的各项规定（通则0115）。

【功能与主治】温胃，消食，解毒。用于胃寒，药物不化，消化不良。

【用法与用量】一次1~2g，一日2次，水煎服。

【规格】每袋装10g。

【贮藏】密闭，防潮。

【方源】《中华人民共和国卫生部药品标准·藏药》（第一册）

【质量标准研究】

含量测定

HPLC法测定四味光明盐汤散中没食子酸的含量[1]

色谱条件与系统适用性试验　采用C_{18}色谱柱（4.6mm×250mm，5μm）；流动相为甲醇–0.1%磷酸溶液（7:93）；检测波长为272nm；流速：1.0ml/min；柱温：30℃；进样量：10μl。

对照品溶液的制备　取没食子酸对照品适量，精密称定，加50%甲醇制成每1ml含没食子酸30μg的溶液，即得。

供试品溶液的制备　取本品粉末约0.5g，精密称定，置具塞锥形瓶中，精密加入50%甲醇50ml，摇匀，称定重量，超声处理（功率220W，频率40kHz）30分钟，放冷，再称定重量，用50%甲醇补足失重，摇匀，滤过，即得。

没食子酸在 60.00 ~ 600.0ng 范围内呈良好的线性关系（$r = 1.000\ 0$），平均加样回收率为 99.0%，RSD 为 1.51%（$n = 9$）。此方法可用于四味光明盐汤散中没食子酸的含量控制。

【临床应用研究】

临床观察四味光明盐汤散治疗久泻病[2]。选择 200 例患者，每天饭后半小时用水煎服，1 次 3 ~ 5g，1 日 1 ~ 3 次，7 天为 1 疗程，1 个疗程后进行临床评价。治愈 98 例，占 51%；显效 42 例，占 22%；有效 50 例，占 26%；无效 10 例，占 5%。总有效率 95%。其中 50% 患者在服用四味光明盐汤散 1 周后腹泻症状开始改善，31% 患者在服用四味光明盐汤散 2 周后开始起效，14% 患者在服用 3 周后达到较为满意的效果。

参考文献

[1] 史文燕，郭宝凤，王玉华. 高效液相色谱法测定四味光明盐汤散中没食子酸的含量. 现代中药研究与实践，2015，29（1）：67 – 68，79.

[2] 仁青东智，李毛措. 藏药四味光明盐汤散治疗久泻病. 中国民族医药杂志，2014，20（10）：41.

四味姜黄汤散

Siwei Jianghuang Tangsan

勇哇西汤

【处方】姜 黄 15g 小檗皮 12.5g
余甘子 25g 蒺 藜 25g

【制法】以上四味，粉碎成粗粉，过筛，混匀，即得。

【性状】本品为黄色粗粉；气微香，味苦、略甜。

【检查】应符合散剂项下有关的各项规定（通则0115）。

【功能与主治】清热，利尿。用于尿道炎，尿频，尿急。

【用法与用量】一次 4~5g，一日 2 次，水煎服。

【规格】每袋装15g。

【贮藏】密闭，防潮。

【方源】《中华人民共和国卫生部药品标准·藏药》（第一册）

【质量标准研究】

鉴别[1]

（1）取本品粉末 5g，加 70% 乙醇 20ml，加热回流 1 小时，放冷，滤过，滤液作为供试品溶液。另取缺姜黄的阴性样品 4g，同法制成阴性样品溶液。再取姜黄对照药材0.5g，加70% 乙醇10ml，同法制成对照药材溶液。照薄层色谱法（通则0502）试验，吸取上述 3 种溶液各3μl，分别点于同一以羧甲基纤维素钠为黏合剂的硅胶 G 薄层板上，以苯 – 三氯甲烷 – 乙醇（5:3:0.2）为展开剂，展开，取出，晾干，在紫外光（365nm）下检视。供试品色谱中，在与对照药材色谱相应的位置上，显相同的黄色荧光斑点，而缺姜黄的阴性样品无干扰。

（2）取"鉴别（1）"项下70% 乙醇提取液 10ml，蒸干，残渣加氨试液15ml 使溶解，再用三氯甲烷 10ml 萃取，分取三氯甲烷液，挥干，残渣加乙

醇 1ml 使溶解，作为供试品溶液。另取缺小檗皮的阴性样品 1.8g，加 70%
乙醇 10ml，同法制成阴性样品溶液。再取小檗皮对照品药材 0.5g，加乙醇
20ml，加热回流 1 小时，放冷，滤过，滤液作为对照药材溶液；取盐酸小檗
碱对照品，加乙醇制成每 1ml 含 0.2mg 的溶液，作为对照品溶液。照薄层
色谱法（通则 0502）试验，吸取上述 4 种溶液各 2μl，分别点于同一以羧甲
基纤维素钠为黏合剂的硅胶 G 薄层板上，以正丁醇 – 36% 醋酸 – 水（6∶2∶
0.25）为展开剂，展开，取出，晾干，在紫外光（365nm）下检视。供试品
色谱中，在与对照品和对照药材色谱相应的位置上，显相同的黄色荧光斑
点，而缺小檗皮的阴性样品无干扰。

（3）取本品粉末 2g，加 70% 乙醇 20ml，超声处理 15 分钟，滤过，滤
液蒸干，残渣加乙醇 1ml 使溶解，即得供试品溶液。另取缺余甘子的阴性样
品 2g，同法制成阴性样品溶液。再取余甘子对照药材 0.5g，同法制成对照
药材溶液。照薄层色谱法（通则 0502）试验，吸取上述 3 种溶液各 2μl，分
别点于同一以羧甲基纤维素钠为黏合剂的硅胶 G 薄层板上，以苯 – 乙酸乙
酯 – 甲酸（5∶4∶1）为展开剂，展开，取出，晾干，喷以 1% 三氯化铁乙醇
溶液，在 105℃ 加热至斑点显色清晰。供试品色谱中，在与对照药材色谱相
应的位置上，显相同的蓝色斑点，而缺余甘子的阴性样品无干扰。

（4）取本品粉末 3g，加水 30ml，煮沸 30 分钟，补足水分，用棉花滤
过，滤液加盐酸 1ml，水浴加热 1 小时，立即冷却，用三氯甲烷 20ml 提取，
提取液蒸干，残渣加甲醇 0.5ml 使溶解，即得供试品溶液。另取缺蒺藜的阴
性样品 2.2g，同法制成阴性样品溶液。再取蒺藜对照药材 1g，同法制成对
照药材溶液。照薄层色谱法（通则 0502）试验，吸取上述 3 种溶液各 3μl，
分别点于同一以羧甲基纤维素钠为黏合剂的硅胶 G 薄层板上，以环己烷 –
乙酸乙酯（15∶1）为展开剂，展开，取出，晾干，喷以 10% 硫酸乙醇溶液，
在 105℃ 加热至斑点显色清晰。供试品色谱中，在与对照药材色谱相应的位
置上，显相同的紫色斑点；在紫外光（365nm）下检视，在与对照药材色谱
相应的位置上，显相同的橙色荧光斑点，而缺蒺藜的阴性样品无干扰。

含量测定

HPLC 法测定四味姜黄汤散中盐酸小檗碱、槲皮素和姜黄素的含量[2]

色谱条件与系统适用性试验　采用 C_{18} 色谱柱（4.6mm ×250mm，5μm）；

流动相 A 为乙腈，流动相 B 为 0.1% 磷酸溶液（每 100ml 含 0.15g 庚烷磺酸钠），梯度洗脱：0 ~ 45min，25% ~ 84% A；检测波长为 360nm（0 ~ 32min），428nm（32 ~ 45min）；流速：1.0ml/min；柱温：35℃；进样量：20μl。

对照品溶液的制备　精密称取槲皮素对照品 16.3mg 于 10ml 量瓶中，加甲醇溶解并稀释至刻度，摇匀，得槲皮素贮备液。分别精密称取盐酸小檗碱对照品 19.8mg 和姜黄素对照品 12.8mg，置同一 10ml 量瓶中，加甲醇溶解，精密吸取并加入上述槲皮素贮备液 0.1ml，再加甲醇稀释至刻度，即得混合对照品贮备溶液，每毫升分别含盐酸小檗碱 1.98mg、槲皮素 0.0163mg、姜黄素 1.28mg。冷藏，避光备用。

供试品溶液的制备　取本品粉末约 2g，精密称定，置具塞锥形瓶中，精密加入甲醇 – 10% 盐酸（5 : 1）溶液 50ml，称重，超声处理 30 分钟，再称重，用同一溶剂补足重量，摇匀，滤过，续滤液用 0.22μm 微孔滤膜滤过，即得。

盐酸小檗碱在 39.6 ~ 198μg/ml 范围内呈良好的线性关系（$r = 0.9998$），平均加样回收率为 98.9%，RSD 为 1.71%（$n = 6$）；槲皮素在 0.326 ~ 1.63μg/ml 范围内呈良好的线性关系（$r = 0.9999$），平均加样回收率为 97.3%，RSD 为 0.99%（$n = 6$）；姜黄素在 25.6 ~ 128μg/ml 范围内呈良好的线性关系（$r = 0.9999$），平均加样回收率为 96.9%，RSD 为 1.50%（$n = 6$）。此方法可用于四味姜黄汤散中盐酸小檗碱、槲皮素和姜黄素的含量控制。

【药理活性研究】

为给四味姜黄胶囊的临床安全合理应用提供依据，从药效学及其机理和毒理学的角度对其进行了实验研究[3]。其中药效学包括利尿、抗炎、镇痛、解热、抗菌 5 个方面，结果显示：四味姜黄胶囊有明显的利尿作用；能抑制炎性反应；镇痛作用明显；能使发热的体温降低。其利尿作用与增加尿液中钠、氯离子浓度有关，其抗炎机理与其抑制炎性组织的前列腺素（GPEZ）生成有关。四味姜黄胶囊的急性毒性和长期毒性实验显示其安全性较高，为其临床安全使用提供了依据。

参考文献

［1］张琦，董林．藏成药四味姜黄汤散质量标准研究．中成药，2008，30（3）：372－375.

［2］戎蓉，沈熊，黄琦芸．HPLC 法同时测定四味姜黄汤散中 3 种成分．中成药，2015，37（优先出版）.

［3］龚立．四味姜黄胶囊的药理学研究．成都：成都中医药大学学位论文，2004：8－43.

四味藏木香汤散
Siwei Zangmuxiang Tangsan

玛奴西汤

【处方】藏木香　　100g　　　　悬钩木　　30g
　　　　宽筋藤　　100g　　　　干　姜　　25g

【制法】以上四味，粉碎成粗粉，过筛，混匀，即得。

【性状】本品为浅黄色粗粉，气微，味苦。

【检查】应符合散剂项下有关的各项规定（通则0115）。

【功能与主治】解表，发汗。用于瘟病初期，流感初期，恶寒头痛，关节酸痛，类风湿关节炎，发烧。

【用法与用量】一次3～4g，一日2次，水煎服。

【规格】每袋装30g。

【贮藏】密闭，置阴凉干燥处。

【方源】《中华人民共和国卫生部药品标准·藏药》（第一册）

【质量标准研究】

鉴别[1]

（1）取本品粉末2g，加三氯甲烷25ml，超声处理30分钟，滤过，滤液浓缩至2ml，即得供试品溶液。另取缺藏木香的阴性样品2g，同法制成阴性样品溶液。再取藏木香对照药材适量，同法制成对照药材溶液；取土木香内酯对照品适量，加三氯甲烷制成对照品溶液。照薄层色谱法（通则0502）试验，吸取上述4种溶液各5μl，分别点于同一硅胶G薄层板上，以石油醚（60～90℃）－乙酸乙酯（15：3）为展开剂，展开，取出，晾干，喷以5%香草醛硫酸溶液，在105℃加热至斑点显色清晰。供试品色谱中，在与对照品和对照药材色谱相应的位置上，显相同的紫色斑点；供试品色谱和对照药材色谱相应的位置上还有相同的紫色斑点，而缺藏木香的阴性样品无干扰，

R$_f$ 值分别为 0.54、0.18。

（2）取"鉴别（1）"项下的供试品溶液作为供试品溶液。另取缺悬钩木的阴性样品 2g，同法制成阴性样品溶液；取缺悬钩木和宽筋藤的双阴性样品 2g，同法制成双阴性样品溶液。再取悬钩木和宽筋藤对照品药材适量，同法制成悬钩木及宽筋藤对照药材溶液。照薄层色谱法（通则 0502）试验，吸取上述 5 种溶液各 5μl，分别点于同一硅胶 G 薄层板上，以甲醇 – 正丁醇（5:5）为展开剂，展开，取出，晾干，在紫外光（365nm）下检视。供试品色谱中，在与对照药材色谱相应的位置上，显相同的红色荧光斑点，而双阴性样品无干扰。

（3）取"鉴别（1）"项下的供试品溶液作为供试品溶液。另取缺宽筋藤的阴性样品 2g，同法制成阴性样品溶液。再取宽筋藤对照药材适量，同法制成对照药材溶液。照薄层色谱法（通则 0502）试验，吸取上述 3 种溶液各 5μl，分别点于同一硅胶 GF$_{254}$薄层板上，以甲醇 – 正丁醇（8:5）为展开剂，展开，取出，晾干，在紫外光（365nm）下检视。供试品色谱中，在与对照药材色谱相应的位置上，显 3 个相同的黄色荧光斑点，而缺宽筋藤的阴性样品无干扰。

（4）取"鉴别（1）"项下的供试品溶液作为供试品溶液。另取缺干姜的阴性样品 2g，同法制成阴性样品溶液。再取干姜对照药材适量，同法制成对照药材溶液。照薄层色谱法（通则 0502）试验，吸取上述 3 种溶液各 5μl，分别点于同一硅胶 G 薄层板上，以石油醚（60～90℃）– 乙酸乙酯（15:3）为展开剂，展开，取出，晾干，喷以 5% 香草醛硫酸溶液，在 105℃加热至斑点显色清晰。供试品色谱中，在与对照药材色谱相应的位置上，显相同的黄色斑点，而缺干姜的阴性样品无干扰。

含量测定

（1）GC 法测定四味藏木香汤散中土木香内酯和异土木香内酯的含量[2,3]

色谱条件与系统适用性试验　采用 SUPELCOWAX^{TM} 10 色谱柱（0.25mm×30mm，0.25μm）；采用程序升温法：初始温度 50℃，以每分钟 20℃升至 250℃，保持 6min，再以每分钟 5℃升至 260℃，保持 5min；进样口温度 250℃，分流进样，分流比 10:1；检测器温度 260℃；载气氮气，流速 1.0ml/min。

对照品溶液的制备 精密称取土木香内酯和异土木香内酯对照品各 25.00mg,分别置 25ml 量瓶中,均以乙酸乙酯溶解稀释至刻度,分别配成 1.00mg/ml 的储备液。

供试品溶液的制备 取本品粉末约 2.0g,精密称定,精密加入乙酸乙酯 30ml,称定重量,超声处理 30 分钟,取出,放冷至室温后,再称定重量,用乙酸乙酯补足失重,摇匀,滤过,取续滤液作为供试品溶液。

土木香内酯在 0.1~1.0mg/ml 范围内线性关系良好($r=0.9998$),平均加样回收率为 96.16%,RSD 为 1.8%($n=6$)。异土木香内酯在 0.2~1.0mg/ml 范围内线性关系良好($r=0.9999$),平均加样回收率为 98.20%,RSD 为 1.05%($n=6$)。此方法可用于四味藏木香汤散中土木香内酯和异土木香内酯的含量控制。

(2) ICP – MS 法测定四味藏木香汤散中 7 种微量元素[4]

ICP – MS 仪器的工作参数为仪器全自动调谐优化给出,满足仪器安装标准要求的灵敏度、背景、氧化物、双电荷、稳定性等各项指标经调谐后的仪器参数设置,如表 10 所示。

表 10 ICP – MS 的仪器操作条件及参数

项目	工作条件	项目	工作条件
功率	1 350/W	采样锥孔径	1.0/mm
冷却气流量	15.0/L·min⁻¹	截取锥孔径	0.4/mm
辅助气流量	1.0/L·min⁻¹	分析模式	全定量分析
载气流量	0.85/L·min⁻¹	积分时间	0.3s/同位素
补偿气流量	0.25/L·min⁻¹	氧化物	<0.5%
样品提升速率	0.1/L·min⁻¹	双电荷	<2%
采样深度	7/mm	内标元素	^{103}Rh

标准溶液的制备 标准贮备液:10μg/ml 环境混合标准溶液(5% HNO_3 介质),内含 Cr、Mn、Ni、Co、Cu、Zn、As、Se、Mo、Cd、Pb 等元素;标准溶液系列:由标准贮备液逐级稀释而成,介质为 5% HNO_3;内标溶液:由 1 000μg/ml 铑标准储备液(10% HNO_3 介质),逐级稀释为 1μg/ml;调谐液:10ng/ml Li、Co、Y、Ce、Tl 混合标准溶液(2% HNO_3 介质)。

供试品溶液的制备　将本品于 60℃ 下干燥 2 小时后，粉碎，过 60 目筛。称取本品粉末 0.15g，精确至 0.000 1g。置酸煮洗净的聚四氟乙烯高压消解罐中，加入 5ml HNO_3 和 1ml H_2O_2，按预先设定好的消解程序加热消解。消解程序结束后，冷却至常温，打开密闭消解罐，将样品消解液转移至干净的 50ml PET 塑料瓶中，以少量超纯水洗涤消解罐和盖子 3～4 次，洗液合并至 PET 瓶中，定重至 50.00g 混匀。空白按相同方法处理。

在优化的实验条件下，采集空白及标准溶液系列，仪器自动绘制标准曲线。所有元素的标准曲线线性相关系数 $r \geqslant 0.999\,9$。方法对各元素的检出限为 0.003～0.095μg/g，加标回收率在 90%～105% 之间，国家标准物质茶标（GBW07404）和杨树叶（GBW07405）的测定值与标准值基本吻合。此方法可用于测定四味藏木香汤散中 Cr、Mn、Ni、Co、Cu、Zn、As 等 7 种微量元素的含量。

【药理活性研究】

评价四味藏木香散剂对正常小鼠免疫功能的影响[5]。将昆明种小鼠，分为空白组、模型组、四味藏木香散剂（大、小剂量）组和阳性药（盐酸左旋咪唑片）组，除正常组外，其余各组腹腔注射环磷酰胺，连续 3 天，造成小鼠免疫低下模型。第 4 天开始实验，实验 7 天后处死小鼠，观察小鼠腹腔巨噬细胞吞噬率和吞噬指数，溶血素抗体测定法观察小鼠溶血素抗体生成和药物对 DNFB 所致小鼠迟发型变态反应影响。结果与模型组相比，四味藏木香散剂能显著增加小鼠腹腔巨噬细胞的吞噬百分率和吞噬指数；促进小鼠机体溶血素抗体的生成，但无统计学意义；对小鼠迟发型超敏反应的小鼠左右耳重量差异明显高于模型组、对照组，有统计学差异。提示四味藏木香散剂对环磷酰胺所致小鼠免疫低下小鼠的免疫功能有一定的增强作用。

观察四味藏木香汤散颗粒的解热、镇痛和镇静作用[6,7]。建立干酵母和2，4 - 二硝基苯酚致大鼠发热模型，观察灌胃给药四味藏木香汤散颗粒高、中、低剂量与阿司匹林后，1、2、3 和 4 小时内的体温变化。采用热板法和醋酸扭体法、小鼠自主活动法和戊巴比妥钠协助睡眠法分别观察四味藏木香汤散颗粒对小鼠的镇痛、镇静作用。结果与干酵母致热模型组相比，四味藏木香汤散颗粒高、中剂量组给药后 2～4 小时大鼠体温显著下降（$p <$ 0.05），阿司匹林阳性对照组给药后 1～4 小时大鼠体温显著降低（$p <$

0.01）；与2，4 - 二硝基苯酚致热模型组相比，四味藏木香汤散高、中和低剂量组给药后2小时大鼠体温显著下降（$p < 0.05$），阿司匹林阳性对照组给药后1~4小时大鼠体温与模型组无显著差异（$p > 0.05$）。四味藏木香汤散颗粒组与空白对照组比较能显著延长小鼠的痛阈值（$p < 0.01$），显著减少小鼠的扭体次数（$p < 0.05$）、自主活动（$p < 0.05$）和站立次数（$p < 0.01$）；并且明显缩短戊巴比妥钠阈下睡眠剂量诱导小鼠入睡潜伏期（$p < 0.01$），并且增加入睡个数。试验结果表明四味藏木香汤散颗粒对干酵母和2，4 - 二硝基苯酚所致大鼠发热模型均有一定的解热作用，对小鼠具有一定的镇痛、镇静作用。

【临床应用研究】

四味藏木香汤散是藏医治疗疾病的基础方、调理方，用于内科、妇科及多种杂症的初期以避免留邪闭寇，适用的疾病谱广，临床应用于多种疾病的治疗，异病同治是其立方之本，临床应用中以整体观念为指导、早中晚联合给药、协同综合治疗[8]。通过对收集的资料初步统计，四味藏木香汤散或含有四味藏木香汤散的藏成药临床治疗疾病较常见的病症包括有血隆相关疾病、呼吸消化系统疾病、妇科及其他疾病。

参考文献

[1] 利毛才让，热增才旦. 藏药四味藏木香汤散的质量研究. 中成药，2010，32（3）：524 - 526.

[2] 热增才旦，童丽，利毛才让，等. GC 测定藏药四味藏木香汤散中土木香内酯的含量. 中国中药杂志，2009，34（4）：493 - 494.

[3] 利毛才让，热增才旦，王英峰. GC 法测定藏药四味藏木香汤散中异土木香内酯的含量. 中药材，2008，31（12）：1834 - 1835.

[4] 热增才旦，刘斌，王英峰，等. 微波消解 ICP - MS 法测定藏药四味藏木香散中微量元素. 药物分析杂志，2010，30（10）：1852 - 1855.

[5] 陈湘宏，童丽，王津慧，等. 四味藏木香散剂对免疫功能低下小鼠的影响. 时珍国医国药，2012，23（1）：99 - 100.

[6] 红梅，成亮，陈红秋，等. 藏药经典验方玛奴西汤颗粒解热作用的实验研究. 世界临床药物，2012，33（12）：730 - 733.

[7] 红梅，陈红秋，王志瑾，等. 藏药玛奴西汤颗粒镇痛镇静作用的实验研究. 时

珍国医国药，2013，24（2）：373－374.

［8］童丽，热增才旦，袁冬平，等．四味藏木香汤散临床应用概述．中国民族民间医药，2015，24（17）：4－5.

达斯玛保丸

Dasimabao Wan

达斯玛保日布

【处方】 铁棒锤　　25g　　　紫草茸　　20g　　　藏茜草　　25g

镰形棘豆　25g　　　多刺绿绒蒿　25g　　　兔耳草　　25g

翼首草　　40g　　　诃　子　　50g　　　金腰子　　40g

木　香　　20g　　　藏木香　　25g　　　榜　嘎　　40g

止泻木子　15g　　　安息香　　25g　　　麝　香　　0.5g

【制法】 以上十五味，除麝香另研细粉外，其余共研成细粉，过筛，加入麝香细粉，混匀，用水泛丸，阴干，即得。

【性状】 本品为红棕色水丸，具特异香气，味苦。

【检查】 应符合丸剂项下有关的各项规定（通则0108）。

【功能与主治】 清热解毒，消炎杀疠。用于脑膜炎，流行性感冒，肺炎，咽炎，疮疡，各种瘟疠疾病。

【用法与用量】 一次4丸，一日1~2次。

【规格】 每丸重0.3g。

【贮藏】 密闭，置阴凉干燥处。

【方源】《中华人民共和国卫生部药品标准·藏药》（第一册）

【质量标准研究】

鉴别[1]

（1）取本品粉末5g，置具塞锥形瓶中，加三氯甲烷10ml，超声处理30分钟，放冷，滤过，滤液作为供试品溶液。另取木香对照药材1g，同法制成对照药材溶液。再取缺木香的阴性样品5g，同法制成阴性样品溶液。照薄层色谱法（通则0502）试验，吸取上述3种溶液各5μl，分别点于同一硅胶G薄层板上，以三氯甲烷－环己烷（5:1）为展开剂，展开，取出，晾干，喷以 1% 香草醛硫酸溶液，在 105℃ 加热至斑点显色清晰。供试品色谱中，在与对照药材色谱相应的位置上，显相同颜色的斑点，而缺木香的阴性样品无干扰。

（2）取本品粉末 5g，置具塞锥形瓶中，加乙酸乙酯 20ml，超声处理 30 分钟，滤过，滤液浓缩至 5ml，即得供试品溶液。另取紫草茸对照药材 0.2g，同法制成对照药材溶液。再取缺紫草茸的阴性样品 5g，同法制成阴性样品溶液。照薄层色谱法（通则 0502）试验，吸取上述 3 种溶液各 10μl，分别点于同一硅胶 G 薄层板上，以三氯甲烷 - 甲苯 - 甲酸 - 丙酮（4:4:0.1:0.6）为展开剂，展开，取出，晾干，在 105℃ 加热至斑点显色清晰。供试品色谱中，在与对照药材色谱相应的位置上，显相同颜色的斑点，而缺紫草茸的阴性样品无干扰。

（3）取本品粉末 5g，置具塞锥形瓶中，加乙醚 20ml，超声处理 30 分钟，滤过，滤液蒸干，残渣加甲醇 2ml 使溶解，即得供试品溶液。另取翼首草对照药材 2g，同法制成对照药材溶液。再取缺翼首草的阴性样品 5g，同法制成阴性样品溶液。照薄层色谱法（通则 0502）试验，吸取对照药材溶液 5μl，供试品溶液和阴性样品溶液各 2μl，分别点于同一硅胶 G 薄层板上，以环己烷 - 三氯甲烷 - 乙酸乙酯 - 甲酸（20:5:8:0.1）为展开剂，展开，取出，晾干，在日光及紫外光（365nm）下检视。供试品色谱中，在与对照药材色谱相应的位置上，显相同颜色的斑点或荧光斑点，而缺翼首草的阴性样品无干扰。

（4）取本品粉末 5g，置具塞锥形瓶中，加乙醚 20ml，超声处理 10 分钟，滤过，弃去滤液，药渣加 80% 丙酮 10ml，超声处理 10 分钟，滤过，滤液作为供试品溶液。另取藏茜草对照药材 2g，同法制成对照药材溶液。再取缺藏茜草的阴性样品 5g，同法制成阴性样品溶液。照薄层色谱法（通则 0502）试验，吸取上述 3 种溶液各 5μl，分别点于同一硅胶 G 薄层板上，以正己烷 - 乙酸乙酯 - 甲酸（5:4:0.5）为展开剂，展开，取出，晾干，在紫外光（365nm）下检视。供试品色谱中，在与对照药材色谱相应的位置上，显相同颜色的荧光斑点，而缺藏茜草的阴性样品无干扰。

（5）取本品粉末 5g，置具塞锥形瓶中，加甲醇 10ml，超声处理 10 分钟，取上清液，蒸干，残渣加甲醇 5ml 使其溶解，即得供试品溶液。另取安息香对照药材0.1g，同法制成对照药材溶液。再取缺安息香的阴性样品5g，同法制成阴性样品溶液。照薄层色谱法（通则0502）试验，吸取上述3种溶液各5μl，分别点于同一硅胶GF₂₅₄薄层板上，以石油醚（60～90℃）正己烷－乙酸乙酯－冰醋酸（6:4:3:0.5）为展开剂，展开，取出，晾干，在紫外光（254nm）下检视。供试品色谱中，在与对照药材色谱相应的位置上，显相同颜色的荧光斑点，而缺安息香的阴性样品无干扰。

含量测定

（1）HPLC法测定达斯玛保丸中木香烃内酯、土木香内酯和异土木香内酯的含量[2]

色谱条件与系统适用性试验　采用C₁₈色谱柱（4.6mm×250mm，5μm）；流动相为乙腈－0.4%磷酸溶液（58:42）；检测波长为225nm；流速：1.0ml/min；柱温：30℃；进样量：10μl。

对照品溶液的制备　分别精密称取木香烃内酯、土木香内酯和异土木香内酯对照品适量，加甲醇制成每1ml含木香烃内酯0.099 8mg、土木香内酯0.021 06mg、异土木香内酯0.019 8mg的混合溶液，即得。

供试品溶液的制备　取本品粉末约20g，精密称定，置具塞锥形瓶中，精密加入甲醇50ml，称重，超声处理（功率300W，频率40kHz）30分钟，放冷，用甲醇补足重量，摇匀，滤过，取续滤液，即得。

木香烃内酯在0.199 6～3.493 0μg范围内呈良好的线性关系（r=0.999 97），平均加样回收率为97.57%，RSD为1.65%（n=6）；土木香内酯在0.210 6～3.685 5μg范围内呈良好的线性关系（r=0.999 96），平均加样回收率为97.21%，RSD为1.44%（n=6）；异土木香内酯在0.219 6～3.843 0μg范围内呈良好的线性关系（r=0.999 94），平均加样回收率为98.91%，RSD为1.37%（n=6）。此方法可用于达斯玛保丸中木香烃内酯、土木香内酯和异土木香内酯的含量控制。

（2）HPLC法测定达斯玛保丸中没食子酸的含量[3]

色谱条件与系统适用性试验　采用C₁₈色谱柱（4.6mm×250mm，5μm）；流动相为水－冰醋酸－甲醇（98:1:1）；检测波长为273nm；流速：1.0ml/min；柱温：35℃；进样量：10μl。

对照品溶液的制备　精密称取没食子酸对照品4.33mg，用50%甲醇制成每 1ml 含没食子酸 43.3μg 的对照品溶液。

供试品溶液的制备 取本品粉末约 1g，精密称定，置具塞锥形瓶中，精密加入 50% 甲醇 50ml，称重，超声处理（功率 250W，频率 50kHz）20 分钟，放冷至室温，用 50% 甲醇补足重量，摇匀，取上清液用微孔滤膜（0.45μm）滤过，即得。

没食子酸在 0.173 2 ~ 0.866μg 范围内呈良好的线性关系（$r = 0.999\,9$），低、中、高 3 种浓度的平均回收率（$n = 3$）分别为 100.1%（RSD = 0.16%），99.7%（RSD = 0.15%），100.1%（RSD = 0.45%）。此方法可用于达斯玛保丸中没食子酸的含量控制。

参考文献

[1] 李玲莉，王兰霞，倪琳，等. 达斯玛保丸质量标准研究. 中国中医药信息杂志，2011，18（10）：62 - 64.

[2] 倪琳，杨锡. HPLC 法同时测定达斯玛保丸中木香烃内酯、异土木香内酯和土木香内酯. 中成药，2012，34（4）：664 - 666.

[3] 张敏娟，甘青梅. HPLC 法测定达斯玛保丸中没食子酸含量. 药物分析杂志，2008，28（6）：980 - 982.

回生甘露丸

Huisheng Ganlu Wan

堆子其岁日布

【处方】
石灰华	75g	红 花	50g	檀 香	25g
石榴子	50g	甘 草	50g	葡 萄	40g
蚤 缀	50g	力嘎都	50g	香旱芹子	25g
肉 桂	40g	木 香	40g	沙棘果膏	50g
肉草果	150g	绿绒蒿	50g	兔耳草	50g
短穗兔耳草	65g	牛 黄	2g		

【制法】以上十七味，除牛黄、沙棘果膏外，其余粉碎成细粉，与牛黄配研，过筛，混匀，用沙棘果膏加适量水泛丸，干燥，即得。

【性状】本品为棕褐色水丸；味酸、甘。

【检查】应符合丸剂项下有关的各项规定（通则0108）。

【功能与主治】滋阴养肺，制菌排脓。用于肺脓肿，肺结核，体虚气喘，新旧肺病等。

【用法与用量】一次1~2g，一日1~2次。

【规格】每10丸重2.5g。

【贮藏】密闭，防潮。

【方源】《中华人民共和国卫生部药品标准·藏药》（第一册）

【质量标准研究】

含量测定

HPLC法测定回生甘露丸中羟基红花黄色素A的含量[1]

色谱条件与系统适用性试验 采用C_{18}色谱柱（4.6mm×250mm，5μm）；流动相为甲醇－水－磷酸（27：73：0.05）；检测波长为403nm；流速：1.0ml/min；柱温：25℃；进样量：10μl。

对照品溶液的制备 精密称取羟基红花黄色素 A 对照品适量，用 25%甲醇制成羟基红花黄色素 A 浓度为 75μg/ml 的对照品溶液。

供试品溶液的制备 取本品粉末约 3g，精密称定，置具塞锥形瓶中，精密加入 25%甲醇 50ml，密塞称重，超声处理（功率 300W，频率 50kHz）40 分钟，放冷，再称定重量，用 25%甲醇补足重量，摇匀，滤过，取续滤液，即得。

羟基红花黄色素 A 在 0.15～1.50μg 范围内呈良好的线性关系（$r=0.9999$），平均加样回收率为 97.4%，RSD 为 2.0%（$n=6$）。此方法可用于回生甘露丸中羟基红花黄色素 A 的含量控制。

参考文献

[1] 陈兴莉，王慧春. HPLC 法测定回生甘露丸中羟基红花黄色素 A 的含量. 药物分析杂志，2009，29（9）：1556－1557.

仲泽八味沉香散
Zhongze Bawei Chenxiang San

仲泽阿杰

【处方】沉　香　50g　　肉豆蔻　20g　　丁　香　20g

广　枣　40g　　木　香　42.5g　　打箭菊　75g

野兔心　30g　　紫河车　50g

【制法】以上八味，粉碎成细粉，过筛，混匀，即得。

【性状】本品为棕褐色粉末；气腥，味苦、涩。

【检查】应符合散剂项下有关的各项规定（通则0115）。

【功能与主治】抑风，清心开窍。用于"隆"及"血"症引起的心区疼痛，风攻心致使神昏谵语、突然昏厥、心颤身抖、急躁不安、发怒，健忘、失眠等。

【用法与用量】一次1.2g，一日2次。

【规格】每袋装10g。

【贮藏】密闭，置阴凉干燥处。

【方源】《中华人民共和国卫生部药品标准·藏药》（第一册）

【质量标准研究】

含量测定

HPLC法测定仲泽八味沉香散中没食子酸的含量[1]

色谱条件与系统适用性试验　采用C_{18}色谱柱（4.6mm×250mm，5μm）；流动相为甲醇－0.02%磷酸溶液（5:95）；检测波长为274nm；流速：1.0ml/min；柱温：30℃；进样量：10μl。

对照品溶液的制备　精密称取没食子酸对照品适量，加入甲醇溶解，制成20.6μg/ml的溶液作为对照品溶液。

供试品溶液的制备　取本品粉末约2g，精密称定，置具塞锥形瓶中，

310

精密加入 50% 甲醇 100ml，摇匀，称重，超声处理 30 分钟，放冷，称定重量，用 50% 甲醇补足重量，摇匀，用 0.45μm 微孔滤膜滤过，即得。

没食子酸在 0.061 8 ~ 0.309 0μg 范围内呈良好的线性关系（$r = 0.999 8$），平均加样回收率为 98.79%，RSD 为 0.77%（$n = 9$）。此方法可用于仲泽八味沉香散中没食子酸的含量控制。

参考文献

[1] 潘国庆，冯学梅，马玉花 . HPLC 测定藏成药仲泽八味沉香散中没食子酸的含量 . 华西药学杂志，2006，21（4）：388 – 389.

安神丸
Anshen Wan
森德日布

【处方】
槟　榔	50g	沉　香	40g	丁　香	15g
肉豆蔻	12.5g	木　香	25g	广　枣	20g
山　奈	20g	荜　茇	15g	黑胡椒	17.5g
紫硇砂	7.5g	铁棒锤	15g	兔　心	7.5g
野牛心	7.5g	阿　魏	5g	红　糖	25g

【制法】以上十五味，除红糖外，其余粉碎成细粉，过筛，混匀，用红糖加适量水泛丸，干燥，即得。

【性状】本品为棕色水丸；具蒜臭，味辛。

【检查】应符合丸剂项下有关的各项规定（通则0108）。

【功能与主治】养心安神，抑风。用于隆失调引起的风入命脉，神经官能症，神昏谵语，多梦，耳鸣，心悸颤抖，癫狂，哑结。

【用法与用量】一次2～3丸，一日2次。

【规格】每丸重0.3g。

【贮藏】密闭，置阴凉干燥处。

【方源】《中华人民共和国卫生部药品标准·藏药》（第一册）

【质量标准研究】

含量测定

（1）HPLC法测定安神丸中4种乌头类生物碱的含量[1]

色谱条件与系统适用性试验　采用C_{18}色谱柱（4.6mm ×250mm，5μm）；流动相为甲醇－水－三氯甲烷－三乙胺（70：30：1：0.15）；检测波长为234nm；流速：1.0ml/min；柱温：室温（25℃）；进样量：10μl。

对照品溶液的制备　精密称取对照品宋果灵、新乌头碱、乌头碱、次乌头碱各 10mg，置于 10ml 量瓶中，加二氯甲烷溶解定容至刻度，配制成含有各化合物均为 1.0mg/ml 的混合对照品储备液，备用。

供试品溶液的制备 取本品粉末约 1.0g，精密称定，置于具塞试管中，加入氨水 0.4ml 润湿，摇匀，加乙醚 10ml 冷浸 18 小时，抽滤，残渣用 15ml 乙醚分 3 次洗涤，合并乙醚液，低温旋转蒸发至干，残渣用 1.0ml 二氯甲烷溶解，摇匀，0.45μm 滤膜滤过，滤液再以二氯甲烷稀释 5 倍，即得。

宋果灵在 0.1 ~ 1.5μg 范围内呈良好的线性关系（$r = 0.9996$），平均加样回收率为 102.1%，RSD 为 2.3%（$n = 3$）；新乌头碱在 0.1 ~ 2.0μg 范围内呈良好的线性关系（$r = 0.9995$），平均加样回收率为 96.0%，RSD 为 1.8%（$n = 3$）；乌头碱在 0.1 ~ 3.0μg 范围内呈良好的线性关系（$r = 0.9996$），平均加样回收率为 97.6%，RSD 为 1.4%（$n = 3$）；次乌头碱在 0.1 ~ 2.5μg 范围内呈良好的线性关系（$r = 0.9997$），平均加样回收率为 97.9%，RSD 为 1.0%（$n = 3$）。此方法可用于安神丸中宋果灵、新乌头碱、乌头碱、次乌头碱的含量控制。

【药理活性研究】

观察安神丸饱和脂及不饱和脂提取物对大鼠脂质代谢及抗氧化功能的影响[2]。测定连续 ig 给药 4 周、8 周及给药 8 周又停药 4 周后大鼠血清中丙二醛（MDA）、还原型谷胱甘肽（GSH）及高密度脂蛋白（HDL）的含量。结果安神丸的脂溶性提取物可明显增加较大龄鼠血清中的 GSH 和 HDL 含量。研究提示安神丸脂溶性提取物可改善较大龄鼠脂质代谢功能，提高其抗氧化能力。

通过藏药安神丸的急性毒性试验、长期毒性试验，观察其毒性反应，为临床安全用药提供依据[3]。急性毒性试验采用小鼠最大耐受量灌胃法，观察 24h 内一次性口服灌胃（ig）给药 4 次，给药后连续观察 14 天，记录小鼠的毒性反应及死亡情况；长期毒性实验：用 3g/（kg·天）、1.5g/（kg·天）、0.75g/（kg·天）（临床用量的 100 倍、50 倍、25 倍），连续灌胃 90 天，空白组给等量的蒸馏水。实验期间检测大鼠行为、外观、进食量、饮水量、体质量，测定给药 45 天、90 天及停药 15 天大鼠血象指标和血液生化指标、主要脏器系数、解剖学、病理组织形态学。结果测得藏药安神丸的最大耐受量为 39g/kg（相当于临床剂量的 1167 倍），药后观察 14 天，无任何异常反应；长期毒性实验给药 45 天、90 天及停药 15 天外观、行为、毛色、摄食量、体质量、血象指标、血液生化指标、主要脏器系数与空白组比较无显著性差异，脏器病理学观察无明显药物性病变。结果表明安神丸对小鼠急性毒性实验和大鼠长期毒性实验无明显毒性作用，在临床用药中是安全的。

【临床应用研究】

观察安神丸治疗神经官能症 30 例临床疗效[4]。患者早晚服用安神丸，1 日 2 次，1 次 3 丸，20 天为 1 个疗程，服药期间禁服其他中西药。同时进行火灸疗法，7 天为 1 个疗程，休息 3 天，再进行第 2 个疗程。注意起居，消除各种不良精神因素的影响。结果显效 10 例，有效 17 例，无效 3 例，总有效率为 90%。

参考文献

［1］刘岚，范智超，张志琪 . HPLC 同时测定成药中 4 种乌头类生物碱含量 . 药物分析杂志，2010，30（2）：236 - 239.

［2］杨生妹，杜玉枝，索有瑞 . 藏成药安神丸脂溶性提取物对大鼠脂质代谢及抗氧化功能的影响 . 中草药，2003，34（9）：833 - 834.

［3］红梅，陈秋红，刘有菊，等 . 藏药安神丸的毒理学研究 . 中国民族医药杂志，2013，19（2）：54 - 57.

［4］多杰拉旦，扎登 . 藏药安神丸治疗神经官能症 30 例疗效观察 . 中国民族医药杂志，2001，7（4）：5.

如意珍宝丸

Ruyi Zhenbao Wan

桑培努布日布

【处方】

珍珠母	100g	沉 香	100g	石灰华	100g
金礞石	30g	红 花	100g	螃 蟹	50g
丁 香	40g	毛诃子（去核）	100g	肉豆蔻	40g
豆 蔻	40g	余甘子	130g	草 果	30g
香旱芹	40g	檀 香	80g	黑种草子	40g
降 香	330g	荜 茇	30g	诃 子	130g
高良姜	80g	甘草膏	40g	肉 桂	50g
乳 香	60g	木 香	80g	决明子	60g
水牛角	40g	黄葵子	50g	短穗兔耳草	150g
藏木香	80g	麝 香	2g	牛 黄	2g

【制法】以上三十味，除牛黄、水牛角、麝香、甘草膏外，其余粉碎成细粉，加入牛黄、麝香、水牛角细粉，过筛，混匀，用甘草膏加适量水泛丸，干燥，即得。

【性状】本品为棕色水丸；气微香，味苦、甘。

【检查】应符合丸剂项下有关的各项规定（通则0108）。

【功能与主治】清热，醒脑开窍，舒筋通络，干黄水。用于瘟热、陈旧热症、白脉病，四肢麻木，瘫痪，口眼歪斜，神志不清，痹症，痛风，肢体强直，关节不利。对白脉病有良效。

【用法与用量】一次4~5丸，一日2次。

【禁忌】酸、冷、酒。

【规格】每丸重0.5g。

【贮藏】密闭，置阴凉干燥处。

【方源】《中华人民共和国卫生部药品标准·藏药》（第一册）

【质量标准研究】

鉴别

（1）取本品粉末 1.5 g，加甲醇 10ml，超声处理 30 分钟，放冷，滤过，滤液作为供试品溶液。另取缺木香的阴性样品适量，同法制成阴性样品溶液。再取木香对照药材 0.5 g，同法制成对照药材溶液；取去氢木香内酯对照品适量，加甲醇制成每 1ml 含 0.5mg 的溶液，作为对照品溶液。照薄层色谱法（通则 0502）试验，吸取上述供试品溶液和阴性样品溶液各 10μl，对照药材溶液和对照品溶液各 5μl，分别点于同一以羧甲基纤维素钠为黏合剂的硅胶 G 薄层板上，以二甲苯 - 乙酸乙酯 - 二氯甲烷（10∶1∶1）为展开剂，展开，取出，晾干，喷以 1% 香草醛硫酸溶液，在 105℃加热至斑点显色清晰。供试品色谱中，在与对照药材和对照品色谱相应的位置上，显相同的紫红色斑点，而缺木香的阴性样品无干扰[1]。

（2）取本品粉末 2g，加甲醇 10ml，超声处理 30 分钟，滤过，滤液作为供试品溶液。另取降香对照药材 1g，同法制成对照药材溶液。再取缺降香的阴性样品适量，同法制成阴性样品溶液。照薄层色谱法（通则 0502）试验，吸取上述 3 种溶液各 5μl，分别点于同一以羧甲基纤维素钠为黏合剂的硅胶 G 薄层板上，以三氯甲烷 - 甲醇（20∶1）为展开剂，展开，取出，晾干，喷以 1% 香草醛硫酸溶液，在 105℃加热至斑点显色清晰。供试品色谱中，在与对照药材色谱相应的位置上，显相同颜色的斑点，而缺降香的阴性样品无干扰[1]。

（3）取本品粉末 2.5 g，加二氯甲烷 10ml，超声处理 30 分钟，滤过，滤液浓缩至 1ml，即得供试品溶液。另取缺丁香的阴性样品适量，同法制成阴性样品溶液。再取丁香对照药材 0.1 g，同法制成对照药材溶液；取丁香酚对照品适量，加二氯甲烷制成每 1ml 含 5μg 的溶液，作为对照品溶液。照薄层色谱法（通则 0502）试验，吸取上述 4 种溶液各 15μl，分别点于同一以羧甲基纤维素钠为黏合剂的硅胶 G 薄层板上，以乙酸乙酯 - 石油醚（60 ~ 90℃）（1∶9）为展开剂，展开，取出，晾干，喷以 5% 香草醛硫酸溶液，在 105℃加热至斑点显色清晰。供试品色谱中，在与对照药材和对照品色谱相应的位置上，显相同的黄色斑点，而缺丁香的阴性样品无干扰[1]。

（4）取本品粉末2.5g，加乙醇10ml，超声处理20分钟，滤过，滤液作为供试品溶液。另取缺荜茇的阴性样品适量，同法制成阴性样品溶液。再取荜茇对照药材0.5g，同法制成对照药材溶液；取胡椒碱对照品适量，置棕色量瓶中，加无水乙醇制成每1ml含0.5mg的溶液，作为对照品溶液。照薄层色谱法（通则0502）试验，吸取上述4种溶液各8μl，分别点于同一以羧甲基纤维素钠为黏合剂的硅胶G薄层板上，以环己烷－乙酸乙酯（7∶5）为展开剂，展开，取出，晾干，喷以10%硫酸乙醇溶液，在105℃加热至斑点显色清晰，在紫外光（365nm）下检视。供试品色谱中，在与对照药材和对照品色谱相应的位置上，显相同颜色的荧光斑点，而缺荜茇的阴性样品无干扰[1]。

（5）取本品粉末2.5g，加乙醚10ml，密塞，冷浸30分钟，时时振摇，滤过，药渣加80%的丙酮水溶液10ml，超声处理20分钟，静置，取上清液作为供试品溶液。另取红花对照药材0.4g，同法制成对照药材溶液。再取缺红花的阴性样品适量，同法制成阴性样品溶液。照薄层色谱法（通则0502）试验，吸取上述供试品溶液和阴性样品溶液各10μl，对照药材5μl，分别点于同一以羧甲基纤维素钠为黏合剂的硅胶G薄层板上，以乙酸乙酯－甲酸－水－甲醇（10∶2∶2∶0.5）上层溶液为展开剂，展开，取出，晾干。供试品色谱中，在与对照药材色谱相应的位置上，显相同的红色斑点，而缺红花的阴性样品无干扰[1]。

（6）取本品粉末4g，加甲醇25ml，加热回流30分钟，滤过，滤液蒸干，残渣加水10ml使溶解，再加1ml盐酸，置水浴上加热30分钟，立即冷却，用乙醚提取2次，20ml/次，合并乙醚液，挥干，残渣加甲醇1ml使溶解，作为供试品溶液。另取缺决明子的阴性样品适量，同法制成阴性样品溶液。再取决明子对照药材0.5g，同法制成对照药材溶液；取大黄素、大黄酚对照品适量，加甲醇制成每1ml含1mg的溶液，作为对照品溶液。照薄层色谱法（通则0502）试验，吸取上述供试品溶液和阴性样品溶液各10μl，对照药材溶液和对照品溶液各2μl，分别点于同一以羧甲基纤维素钠为黏合剂的硅胶H薄层板上，以石油醚（60～90℃）－甲酸乙酯－甲酸（15∶5∶1）为展开剂，展开，取出，晾干，在紫外光（365nm）下检视。供试品色谱中，在与对照药材和对照品色谱相应的位置上，显相同颜色的荧光斑点，而缺决明子的阴性样品无干扰[1]。

（7）取本品粉末2.5g，加无水乙醇10ml，加热回流20分钟，滤过，滤液作为供试品溶液。另取没食子酸对照品适量，加甲醇制成每1ml含1mg的溶液，作为对照品溶液。照薄层色谱法（通则0502）试验，吸取上述2种溶液各5μl，分别点于同一以羧甲基纤维素钠为黏合剂的硅胶G薄层板上，以三氯甲烷－乙酸乙酯－甲酸（6：4：1）为展开剂，展开，取出，晾干，喷以1%三氯化铁乙醇溶液，在105℃加热至斑点显色清晰。供试品色谱中，在与对照品色谱相应的位置上，显相同的蓝色斑点[1]。

（8）取本品粉末5g，加甲醇15ml，超声处理15分钟，滤过，滤液浓缩至2ml，作为供试品溶液。另取高良姜对照药材2g，同法制成对照药材溶液。再取缺高良姜的阴性样品5g，同法制成阴性样品溶液。照薄层色谱法（通则0502）试验，吸取上述3种溶液各10μl，分别点于同一硅胶G薄层板上，以环己烷－乙酸乙酯（2：1）为展开剂，展开，取出，晾干，在紫外光（365nm）下检视。供试品色谱中，在与对照药材色谱相应的位置上，显相同的红色荧光斑点，而缺高良姜的阴性样品无干扰[2]。

（9）取本品粉末5g，加乙醇30ml，超声处理30分钟，滤过，滤液浓缩至2ml，作为供试品溶液。另取黄葵子对照药材2g，同法制成对照药材溶液。再取缺黄葵子的阴性样品5g，同法制成阴性样品溶液。照薄层色谱法（通则0502）试验，吸取上述3种溶液各10μl，分别点于同一硅胶G薄层板上，以环己烷－乙酸乙酯（4：1）为展开剂，展开，取出，晾干，喷以10%硫酸乙醇溶液，在105℃加热至斑点显色清晰。供试品色谱中，在与对照药材色谱相应的位置上，显相同的橘黄色斑点，而缺黄葵子的阴性样品无干扰[2]。

（10）取本品粉末2g，加乙酸乙酯10ml，超声处理30分钟，滤过，滤液浓缩至2ml，作为供试品溶液。另取肉桂对照药材0.5g，同法制成对照药材溶液。再取缺肉桂的阴性样品适量，同法制成阴性样品溶液。照薄层色谱法（通则0502）试验，吸取上述3种溶液各10μl，分别点于同一硅胶G薄层板上，以石油醚（60~90℃）－乙酸乙酯（85：15）为展开剂，展开，取出，晾干，喷以二硝基苯肼试液，在105℃加热至斑点显色清晰。供试品色谱中，在与对照药材色谱相应的位置上，显相同的黄色斑点，而缺肉桂的阴性样品无干扰[2]。

含量测定

（1）HPLC 法测定如意珍宝丸中胡椒碱的含量[1]

色谱条件与系统适用性试验　采用 C_{18} 色谱柱（4.6mm ×250mm，5μm）；流动相为甲醇 – 水（70∶30）；检测波长为 343nm；流速：1.0ml/min；柱温：25℃；进样量：10μl。

对照品溶液的制备　取胡椒碱对照品适量，精密称定，置棕色量瓶中，加无水乙醇制成每 1ml 含 20μg 的溶液，即得。

供试品溶液的制备　取本品粉末约 3g，精密称定，置具塞锥形瓶中，精密加入无水乙醇 50ml，密塞，称重，超声处理 40 分钟，放冷，用无水乙醇补足重量，摇匀，滤过，取续滤液，即得。

胡椒碱在 4.015 ~ 40.15μg/ml 范围内呈良好的线性关系（$r=0.9997$），平均加样回收率（$n=6$）为 98.80%，RSD 为 1.45%。此方法可用于如意珍宝丸中胡椒碱的含量控制。

（2）HPLC 法测定如意珍宝丸中胆酸的含量[1]

色谱条件与系统适用性试验　采用 C_{18} 色谱柱（4.6mm ×250mm，5μm）；流动相为甲醇 – 1% 冰醋酸（75∶25）；蒸发光散射检测器；流速：1.0ml/min；柱温：25℃；进样量：10μl。

对照品溶液的制备　取胆酸对照品适量，精密称定，加甲醇制成每 1ml 含 200μg 的溶液，即得。

供试品溶液的制备　取本品粉末约 16g，精密称定，置具塞锥形瓶中，精密加入甲醇 50ml，密塞，称重，超声处理 30 分钟，放冷，用甲醇补足失重，摇匀，滤过，取续滤液 25ml，40℃ 以下减压回收，转移至 5ml 量瓶中，加甲醇定容至刻度，滤过，取续滤液，即得。

以峰面积的对数与对照品浓度的对数进行线性回归，胆酸在 26.0 ~ 260μg/ml 范围内峰面积的对数与对照品浓度的对数线性关系良好（$r=0.9994$），平均加样回收率（$n=6$）为 98.22%，RSD 为 1.36%。此方法可用于如意珍宝丸中胆酸的含量控制。

【药理活性研究】

研究如意珍宝丸对缺血性脑卒中大鼠亚急性期的干预作用[3]。在建立大鼠右侧大脑中动脉阻塞模型基础上，从减轻神经元尼氏小体损伤、降低脑水肿及炎症反应、阻止细胞凋亡等方面着手，观察如意珍宝丸多途径、多方位的干预作用。结果如意珍宝丸能够减轻神经元尼氏小体损伤和脑水肿，减轻炎性细胞集聚，抑制神经细胞的凋亡，从而改善缺血性脑卒中大鼠脑组织损伤程度，其干预机制可能与上调 Bcl - 2 基因、下调 NF - κB p65，Bax 基因在缺血半暗带的表达有关。

研究如意珍宝丸镇痛及抗痛风作用[4]。实验分别采用醋酸扭体试验、热板试验、抗痛风试验、对关节指数及功能障碍评分、并做相关病理学检验，对如意珍宝丸进行相关药效学研究。结果如意珍宝丸显著减少小鼠扭体次数、增加小鼠痛阈值、减轻大鼠足踝关节病理改变、降低炎症指数并改善功能障碍。研究提示如意珍宝丸具有镇痛及抗痛风作用。

【临床应用研究】

采用如意珍宝丸治疗白脉病（神经性疼痛）219 例，并进行系统临床观察，经观察患者服药 1 周后疼痛症状明显好转，2 个月后多数病例基本好转，总有效率达 92.7%，提示本方具有良好的治疗神经性疼痛的功效[5]。

研究如意珍宝丸治疗运动系统慢性疾病的临床疗效[6]。将 200 例运动系统慢性疾病患者随机分为 2 组。对照组（100 例）给予口服大活络丸治疗。治疗组（100 例）给予口服如意珍宝丸。两组均连续治疗两个疗程，治疗 30 天为 1 个疗程，观察两组治疗的有效率。结果治疗组有效率为 91%，对照组有效率为 71%，治疗组有效率明显优于对照组（$p < 0.05$）。研究表明如意珍宝丸治疗运动系统慢性疾病有显著疗效。

参考文献

［1］孙绪丁，任松鹏，刘玉芹．如意珍宝丸质量标准研究．西部中医药，2013，26（1）：24 - 30.

［2］王曙，程世琼，蒲怀琼，等．藏药如意珍宝丸的鉴别和含量测定．华西药学杂志，2002，17（4）：261 - 263.

［3］刘睿颖，武蔚杰，谭睿，等．藏成药如意珍宝丸对缺血性脑卒中大鼠亚急性期的干预作用．中国中药杂志，2015，40（3）：556 - 559.

［4］王玉村，孙雪，李丽，等．如意珍宝丸镇痛及抗痛风作用．中国医院药学杂

志，2013，33（15）：1250 - 1253.

［5］多杰，胡清文. 如意珍宝丸治疗白脉病（神经性疼痛）219 例临床观察. 内蒙古中医药，2009，28（10）：17 - 18.

［6］宋恩峰，梅莎莎. 如意珍宝丸治疗运动系统慢性疾病疗效观察. 陕西中医，2012，33（8）：1024 - 1025.

坐珠达西
Zuozhu Daxi

坐珠达西

【处方】寒水石、石灰华、天竺黄、船形乌头、西红花、肉豆蔻、草果、西红花、熊胆、牛黄、麝香等35味药物制成。

【性状】本品为黑色的水丸；气芳香，味甘、涩、微苦。

【检查】应符合丸剂项下有关的各项规定（通则0108）。

【功能与主治】疏肝，健胃，清热，愈溃疡，消肿。用于"木布"病迁延不愈，胃脘嘈杂，灼痛，肝热痛，消化不良，呃逆，吐泻胆汁，坏血和烟汁样物，急腹痛，黄水病，脏腑痞瘤，食物中毒以及陈旧内科疾病，浮肿，水肿等。

【用法与用量】一次1丸，每2~3日1丸，清晨开水泡服。

【规格】每丸重1g。

【注意】忌用酸、腐、生冷、油腻食物。

【贮藏】密封。

【方源】《中华人民共和国卫生部药品标准·藏药》（第一册）

【质量标准研究】

鉴别[1]

（1）取本品粉末3g，加乙醇20ml，超声处理10分钟，滤过，滤液蒸干，残渣加10%氢氧化钠溶液20ml，置水浴上加热回流水解6小时，冷却，滴加盐酸调节pH值至2~3，用乙酸乙酯萃取2次，每次15ml，合并乙酸乙酯液，蒸干，残渣加乙醇5ml使溶解，静置，取上清液作为供试品溶液。另取缺熊胆、牛黄的阴性样品适量，同法制成阴性样品溶液。再取熊去氧胆酸对照品、鹅去氧胆酸对照品和胆酸对照品适量，加乙醇制成每1ml各含0.5mg的混合溶液，作为对照品溶液。照薄层色谱法（通则0502）试验，吸取上述 3 种溶液各 4μl，分别点于同一硅胶 G 薄层板上，以异辛烷－石油醚（60~90℃）－正丁醇－冰醋酸－水（10:5:3:5:1）的上层溶液（临用配制）为展开剂，展开，取出，晾干，喷以 10% 硫酸乙醇溶液。供试品色谱中，在与对照品色谱相应的位置上，显相同颜色的斑点，而缺熊胆、牛黄的阴性样品无干扰。

（2）取本品粉末 1g，加甲醇 10ml，超声处理 10 分钟，放置使澄清，取上清液作为供试品溶液。另取木香对照药材 1g，同法制成对照药材溶液。再取缺木香的阴性样品适量，同法制成阴性样品溶液。照薄层色谱法（通则 0502）试验，吸取上述 3 种溶液各 2μl，分别点于同一硅胶 G 薄层板上，以环己烷－甲酸乙酯－甲酸（5:5:1）的上层液为展开剂，展开，取出，晾干，喷以 5% 香草醛硫酸溶液。供试品色谱中，在与对照药材色谱相应的位置上，显相同颜色的斑点，而缺木香的阴性样品无干扰。

（3）取本品粉末 1.5g，加乙醚 10ml，振摇 5 分钟，滤过，滤液作为供试品溶液。另取缺丁香的阴性样品适量，同法制成阴性样品溶液。再取丁香酚对照品适量，加乙醚制成每 1ml 含 16μg 的溶液，作为对照品溶液。照薄层色谱法（通则 0502）试验，吸取上述 3 种溶液各 10μl，分别点于同一硅胶 G 薄层板上，以乙酸乙酯－石油醚（60~90℃）（1:9）为展开剂，展开，取出，晾干，喷以 5% 香草醛硫酸溶液。供试品色谱中，在与对照品色谱相应的位置上，显相同颜色的斑点，而缺丁香的阴性样品无干扰。

供试品制备研究

采用 Box－Behnken 设计响应面法优化藏药坐珠达西的供试品溶液的制备条件，确定最佳的提取制备方法。选取加甲醇量、超声时间、超声温度为考察因素，以没食子酸、苯甲酸、山柰酚、木香烃内酯、去氢木香烃内酯、绿原酸、西红花苷Ⅰ和西红花苷Ⅱ 8 种成分量的总评归一值（OD）为指标，采用 Box－Behnken 设计优化坐珠达西样品的提取制备条件。结果最佳提取制备工艺为加甲醇 15ml，超声 30 分钟，超声温度为 80℃，重复 3 次试验，各成分量的 RSD 在 1.1%~2.7% 范围内。优选的提取制备条件稳定可行，可为坐珠达西质量标准研究的样品提取制备提供参考[2]。

含量测定

UPLC 法测定坐珠达西中 12 种成分的含量[3]

色谱条件与系统适用性试验 采用 C_{18} 色谱柱（2.1mm ×100mm，1.7μm）；流动相为乙腈（A）－0.05%磷酸水溶液（B），梯度洗脱：0 ~ 2min，10% A；2 ~ 6min，10%→15% A；6 ~ 16min，15%→38% A；16 ~ 17min，38%→75% A；17 ~ 23min，75% A；23 ~ 25min，75%→90% A；流速 0.3ml/min；检测波长：土木香内酯、异土木香内酯、齐墩果酸为 210nm，士的宁、马钱子苷为 260nm，原阿片碱为 288nm，咖啡酸、虎杖苷、白藜芦醇、胡椒碱为 306nm，槲皮素、异鼠李素为 370nm；柱温：35℃；进样量：1μl。

对照品溶液的制备 分别精密称取咖啡酸、士的宁、马钱子碱、虎杖苷、原阿片碱、白藜芦醇、槲皮素、异鼠李素、胡椒碱、异土木香内酯、土木香内酯、齐墩果酸 12 种对照品适量，加甲醇制成浓度为 0.063 6，0.098 8，0.048 8，0.170 4，0.063 2，0.016 8，0.025 2，0.007 2，0.270 0，0.206 4，0.184 8，2.481 6mg/ml 的混合对照品储备液。

供试品溶液的制备 取本品粉末约 1g，精密称定，置具塞锥形瓶中，精密加入甲醇 10ml，称定重量，超声处理（功率 500W，频率 40kHz）30 分钟，放至室温，用甲醇补足失重，摇匀，用 0.22μm 微孔滤膜滤过，取续滤液作为供试品溶液。

咖啡酸在 3.2 ~ 63.6μg/ml 范围内呈良好的线性关系（$R^2 = 0.999\ 9$），平均加样回收率（$n = 9$）为 100.2%，RSD 为 1.3%；士的宁在 4.9 ~ 98.8μg/ml 范围内呈良好的线性关系（$R^2 = 0.999\ 7$），平均加样回收率（$n = 9$）为 100.0%，RSD 为 1.6%；马钱子碱在 2.4 ~ 48.8μg/ml 范围内呈良好的线性关系（$R^2 = 0.999\ 9$），平均加样回收率（$n = 9$）为 99.73%，RSD 为 1.1%；虎杖苷在 8.5 ~ 170.4μg/ml 范围内呈良好的线性关系（$R^2 = 0.999\ 9$），平均加样回收率（$n = 9$）为 99.95%，RSD 为 0.37%；原阿片碱在 3.6 ~ 71.6μg/ml 范围内呈良好的线性关系（$R^2 = 0.999\ 8$），平均加样回收率（$n = 9$）为 99.91%，RSD 为 1.2%；白藜芦醇在 0.8 ~ 16.8μg/ml 范围内呈良好的线性关系（$R^2 = 0.999\ 9$），平均加样回收率（$n = 9$）为 100.4%，RSD 为 0.93%；槲皮素在 1.3 ~ 25.2μg/ml 范围内呈良好的线性关系（$R^2 = 0.999\ 9$），平均加样回收率（$n = 9$）为 101.1%，RSD 为 1.5%；异鼠李素在 0.4 ~ 7.2μg/ml 范围内呈良好的线性关系（$R^2 = 0.999\ 9$），平均加样回收率（$n = 9$）为 100.8%，RSD 为 1.7%；胡椒碱在 13.5 ~ 270.0μg/ml 范围内呈良好的线性关系（$R^2 =$

0.999 9），平均加样回收率（$n=9$）为 99.44%，RSD 为 1.3%；异土木香内酯在 10.3 ~ 206.4μg/ml 范围内呈良好的线性关系（$R^2 = 0.999\ 9$），平均加样回收率（$n=9$）为 101.8%，RSD 为 1.5%；土木香内酯在 9.2 ~ 184.8μg/ml 范围内呈良好的线性关系（$R^2 = 0.999\ 6$），平均加样回收率（$n=9$）为 99.45%，RSD 为 1.0%；齐墩果酸在 124.1 ~ 2 481.6μg/ml 范围内呈良好的线性关系（$R^2 = 0.999\ 8$），平均加样回收率（$n=9$）为 99.94%，RSD 为 0.55%。此方法可用于坐珠达西中咖啡酸等 12 种成分的含量控制。

【药理活性研究】

观察坐珠达西对慢性萎缩性胃炎（CAG）模型大鼠血清丙二醛（MDA）、一氧化氮（NO）及白细胞介素 – 12（IL – 12）的影响，探讨其治疗慢性萎缩性胃炎的作用机制[4]。受试动物分为空白组 10 只及模型组 70 只，雌雄各半。模型组动物以氨水复合多因素造模 12 周，制备 CAG 模型。造模 12 周后，随机取模型组大鼠雌雄各 5 只，麻醉，解剖，取胃窦部做 HE 染色，观察组织病理学改变。模型组大鼠随机分为模型组、摩罗丹组、坐珠达西大、中、小剂量组，每组 10 只，雌雄各半。给药 3 个月后，取材。HE 染色检查胃黏膜组织病理改变，试剂盒检测血清中 MDA、NO 及 IL – 12 水平。结果与模型组比较，坐珠达西各剂量组及摩罗丹组大鼠血清中 MDA 含量下降（$p < 0.01$，$p < 0.05$）。与空白组比较，模型组大鼠血清中 NO 含量有所降低，但差异无统计学意义；与模型组比较，坐珠达西各剂量组大鼠血清中 NO 含量有所升高，但差异无统计学意义；坐珠达西小剂量组 NO 含量接近空白组。与模型组比较，坐珠达西大、中剂量组及摩罗丹组血清中 IL – 12 含量显著降低（$p < 0.05$）。研究提示坐珠达西有效治疗 GAG 模型大鼠，可能是通过改善血清 MDA、IL – 12 含量，升高 NO 含量。

研究坐珠达西的急性毒性及抗炎、镇痛、抗疲劳的作用[5]。采用急性毒性实验方法进行坐珠达西的急性毒性研究；二甲苯致小鼠耳肿胀实验观察坐珠达西抗炎作用；热板实验观察坐珠达西镇痛作用；负重游泳实验观察坐珠达西抗疲劳作用。结果发现坐珠达西毒性较小，未测出 LD_{50}，最大给药量为 19.3g/kg；能显著降低小鼠的耳肿胀度，升高小鼠痛阈值并延长小鼠负重游泳时间。研究表明坐珠达西急性毒性小，具有显著的抗炎、镇痛、抗疲劳作用。

【临床应用研究】

观察坐珠达西配合四神丸及黄芪注射液治疗肝癌腹泻临床疗效[6]。将肝癌腹泻患者 32 例随机分为两组，治疗组 17 例服用坐珠达西配合四神丸，同时静脉点滴黄芪注射液；对照组 15 例服用复方苯乙哌啶。结果治疗组经过治疗后总有效率达 82%，对照组治疗后总有效率达 60%，两组疗效差异有显著性（$p < 0.05$）。临床观察表明坐珠达西配合四神丸及黄芪注射液治疗肝癌腹泻有较好疗效。

观察坐珠达西治疗消化性溃疡的临床疗效[7]。选取消化性溃疡 60 例，随机分为治疗组 30 例，对照组 30 例。治疗组给予坐珠达西，每次 1 克，每 3 日 1 次；对照组给予四方胃片，每次 3 片，每日 3 次。两组均治疗 6 周为 1 疗程。胃镜疗效方面，治疗组有效率为 85.9%；对照组有效率为 68.1%，组间比较，差异有显著性（$p < 0.05$）。治疗组中医证候有效率 87.0%，对照组有效率 84.3%；组间比较，差异无显著性（$p > 0.05$）。结果表明坐珠达西对消化性溃疡有较好的治疗作用。

参考文献

［1］马肖，王兰霞，赵建邦，等. 提高坐珠达西质量标准的研究. 中国现代应用药学，2012，29（3）：250 – 253.

［2］任桂友，徐燕，李春雪，等. Box – Behnken 计优选藏药坐珠达西供试品溶液制备条件. 中成药，2015，37（3）：674 – 677.

［3］瞿燕，李金花，张晨，等. UPLC 测定藏药坐珠达西中 12 种成分的含量. 中国中药杂志，2015，40（9）：1825 – 1830.

［4］付琼玲，王海萍，薛玲，等. 坐珠达西对慢性萎缩性胃炎血清 MDA、NO 及 IL – 12 水平的影响. 世界中西医结合杂志，2015，10（5）：636 – 638，644.

［5］宋春红，张克升，薛玲. 坐珠达西急性毒性与抗炎镇痛抗疲劳作用研究. 山东中医杂志，2015，34（7）：539 – 540，558.

［6］刘瑞珍. 坐珠达西配合四神丸及黄芪注射液治疗肝癌腹泻 32 例临床疗效观察. 亚太传统医药，2011，7（9）：123 – 124.

［7］徐莲琴，杨庆敏，王烨，等. 坐珠达西治疗消化性溃疡临床观察. 黑龙江医药，2009，22（3）：346 – 347.

青鹏膏剂
Qingpeng Gaoji

秀巴恰琼恩保

【处方】 镰形棘豆　100g　　　亚大黄　　50g　　　铁棒锤　75g

　　　　 诃　子　100g　　　毛诃子　　100g　　　余甘子　100g

　　　　 安息香　35g　　　　宽筋藤　　150g　　　麝　香　25g

【制法】 以上九味，除麝香另研细粉外，其余共研成细粉，过筛，加入麝香细粉，混匀，用8岁童尿、猪油或陈酥油调成软膏，即得。

【性状】 本品为浅黄色软膏；气微，味苦、甘。

【检查】 应符合膏剂项下有关的各项规定（《中国药典》2015年版四部·通则0109）。

【功能与主治】 止痛消肿。用于痛风、湿痹、"冈巴"、"黄水"病等引起的肿痛发烧，疱疹，瘟疠发烧等。

【用法与用量】 取本品适量涂于患处，一日2次。

【规格】 每瓶装100g。

【贮藏】 密闭，置阴凉干燥处。

【方源】《中华人民共和国卫生部药品标准·藏药》（第一册）

【质量标准研究】

含量测定

（1）HPLC法测定青鹏膏剂中2'，4'-二羟基查尔酮的含量[1]

色谱条件与系统适用性试验　采用C_{18}色谱柱（5μm）；流动相为乙腈-0.4%冰乙酸溶液（65∶35）；检测波长为365nm；流速：1.0ml/min；柱温：25℃；进样量：10μl。

对照品溶液的制备　精密称取2'，4'-二羟基查尔酮对照品12.95mg，加无水乙醇溶解，并稀释至25ml量瓶中至刻度，摇匀，作为对照品贮备液。

精密吸取对照品贮备液 1.0ml，加无水乙醇稀释至 25ml 量瓶至刻度，摇匀，作为对照品溶液。

供试品溶液的制备 取本品内容物，精密称取 4g，精密加入无水乙醇 50ml，称定重量，回流提取 60 分钟，取出，放冷，称定重量，补足失重，摇匀，滤过，作为供试品溶液。

2′，4′-二羟基查尔酮在 41.44～207.2μg/ml 范围内呈良好的线性关系（$r = 0.9999$），平均加样回收率（$n = 6$）为 100.27%，RSD 为 0.79%。此方法可用于青鹏膏剂中 2′，4′-二羟基查尔酮的含量控制。

（2）HPLC 法测定青鹏膏剂中大黄素和大黄酚的含量[1]

色谱条件与系统适用性试验 采用 C_{18} 色谱柱（4.6mm ×250mm，5μm）；流动相为甲醇-0.2% 磷酸溶液（78∶22）；检测波长为 254nm；流速：1.0ml/min；进样量：10μl。

对照品溶液的制备 精密称取大黄素和大黄酚对照品适量，加甲醇制成每 1ml 含大黄素 5.3μg、含大黄酚 15.18μg 的溶液，即得。

供试品溶液的制备 取本品内容物，精密称取 2g，置 100ml 锥形瓶中，加 2.5mol/L 硫酸溶液 10ml，超声处理（功率 250W，频率 50Hz）5 分钟，再加三氯甲烷 15ml，70℃ 水浴上加热回流 30 分钟，冷却，转移至分液漏斗中，分取三氯甲烷溶液，酸液再加三氯甲烷加热回流 2 次，每次 10ml，超声处理 20 分钟，合并三氯甲烷溶液，蒸干，残渣用甲醇溶解，转移至 10ml 量瓶中，加甲醇稀释至刻度，摇匀，滤过，即得供试品溶液。

大黄素在 0.0212～0.1060μg 范围内线性关系良好（$r = 0.9998$），平均加样回收率（$n = 6$）为 98.76%，RSD 为 2.93%；大黄酚在 0.06072～0.3036μg 范围内线性关系良好（$r = 0.9998$），平均加样回收率（$n = 6$）为 100.96%，RSD 为 3.36%。此方法可用于青鹏膏剂中大黄素和大黄酚的含量控制。

【药理活性研究】

探讨青鹏膏剂治疗大鼠胶原性关节炎的作用及初步机制[2]。制备Ⅱ型胶原诱导大鼠关节炎模型，采用足趾肿胀测量仪测定大鼠的关节肿胀指数，采用 ELISA 方法测定外周血 IL-1β 水平，采用免疫组化方法检测关节滑膜 IL-1α 及 TNF-α 的表达。并对关节滑膜的病理变化进行组织学观察。结果发现青鹏膏剂对胶原性关节炎动物模型的足肿胀有明显的抑制作用，给药组在关节肿胀指数、关节腔 IL－1α 及 TNF－α 表达水平等方面比模型对照组有所降低。试验结果表明青鹏膏剂具有改善胶原性关节炎症候的作用，该作用与其降低关节滑膜 IL－1α 及 TNF－α 表达有关。

观察青鹏膏剂对豚鼠瘙痒及湿疹模型的影响[3]。豚鼠用磷酸组织胺致痒，观察青鹏膏剂 0.48，0.24，0.2g/kg 经皮给药 3 天后的豚鼠各给药组的致痒阈；造成豚鼠湿疹模型，青鹏膏剂 0.48，0.24，0.12g/kg 经皮给药 10 天后观察综合评分，测定血清中 IL－2，IL－4，TNF－α，IFN－γ 水平，取背部皮片做病理组织学观察和真皮炎性细胞计数。结果青鹏膏剂高、中剂量组能显著延长豚鼠舔足时间，提高豚鼠的组胺致痒阈，对湿疹模型豚鼠，青鹏膏剂各给药组红斑缩小或消退，评分较模型组有所下降，均有显著性差异，对血清中 IL－2，TNF－α，IFN－γ 水平无明显影响；青鹏膏剂高、低剂量组 IL－4 值较模型组升高，有显著性差异。病理组织学检查，青鹏膏剂各给药组可不同程度地改善表皮角化、棘细胞层增厚、表皮突延长等病理表现，真皮内炎性细胞计数较模型组有明显降低，各给药组与模型组相比具有显著性差异。结果提示青鹏膏剂具有止痒作用，可有效治疗湿疹红斑水肿等症状，其治疗湿疹的作用机制可能与抑制炎性细胞、调节相关致炎、抑炎因子有关。

【临床应用研究】

观察推拿手法结合奇正青鹏膏治疗腰椎间盘突出症的临床疗效[4]。将 568 例腰椎间盘突出症患者随机分为 3 组，观察组 189 例，采用推拿配合奇正青鹏膏治疗；对照Ⅰ组 187 例，采用推拿配合双氯芬酸二乙胺乳剂治疗；对照Ⅱ组 192 例，采用推拿治疗。治疗 4 星期后比较各组疗效。结果观察组总有效率为 89.9%，对照Ⅰ组为 86.6%，对照Ⅱ组为 84.9%，观察组与对照Ⅱ组比较，总有效率差异有统计学意义（$p < 0.05$）。治疗结果表明推拿手法结合奇正青鹏膏剂对腰椎间盘突出症有良好的治疗作用。

观察红外线配合青鹏膏剂对肩关节周围炎治疗的有效性及其应用中出现的不良反应[5]。选择肩关节周围炎患者 70 例，采用区组随机化方法将 70 例患者分为治疗组（$n = 30$）和对照组（$n = 40$）。治疗组在患处外涂青鹏膏剂的基础上再给予红外线治疗，对照组给予单纯红外线治疗。利用视觉模拟评分法和肩关节活动功能评分进行疗效分析，同时观察治疗过程中有无不良反应发生。结果对照组和治疗组治疗 1 周后疼痛均有改善，但两组差异无显著性（$p > 0.05$）；治疗后 2 周治疗组优于对照组（$p < 0.05$）。治疗后两组肩关节活动功能的改善基本一致，治疗 1 周和治疗 2 周的结果差异无显著性意义（$p > 0.05$）。治疗组患者外用青鹏膏剂，未发生局部皮肤瘙痒、破溃等不良反应。研究表明红外线配合青鹏膏剂具有能迅速减轻肩周炎患者疼痛的作用，但在改善肩关节活动功能方面没有突出的效果。

评价青鹏膏剂治疗四肢急性闭合性软组织损伤的疗效，并与扶他林乳剂进行比较[6]。84 例四肢急性闭合性软组织损伤患者，随机分为 2 组，其中 A 组（实验组青鹏膏剂）42 例，B 组（对照组扶他林乳剂组）42 例，分别每日 2 次局部外用，疗程 2 周。分别在治疗前、治疗后对临床疗效和安全性进行评价。另外将患者症状积分的缓解率与患者的年龄、病程、治疗前症状总积分等基线进行了相关分析。结果治疗后：A 组总有效率为 97.62%，而 B 组为 85.71%；A 组愈显率为 42.86%，B 组为 19.05%，差异有显著性（$p < 0.05$）。观察结果表明青鹏膏是治疗四肢急性闭合性软组织损伤的有效外用药物，其疗效优于扶他林乳剂。

参考文献

[1] 杨凤梅. 青鹏膏剂中多组药效成分的含量测定. 中华中医药杂志，2011，26（7）：1633－1636.

[2] 何朝勇，李楠，马捷，等. 青鹏膏治疗大鼠胶原性关节炎的作用及机制研究. 中国中药杂志，2008，33（12）：1455－1458.

[3] 王彦礼，包旭宏，王怡薇，等. 青鹏膏剂对豚鼠瘙痒及湿疹模型的影响. 中国实验方剂学杂志，2011，17（14）：233－236.

[4] Wang Litong, Kou Suotang, Zhan Hongsheng, et al. Clinical Study on Combined Tuina with Qi Zheng Qing PengPaste for Herniation of the Lumbar Intervertebral Disc. J. Acupunct. Tuina. Sci., 2010, 8（3）：191－195.

[5] 成鹏，施问民，贺佳，等. 红外线配合青鹏膏治疗肩关节周围炎的有效性及安全性. 中国组织工程研究与临床康复，2008，12（7）：1353－1356.

[6] 董新玲，徐超，穆涛. 奇正青鹏膏治疗四肢急性闭合性软组织损伤的临床观察. 中国医院药学杂志，2010，30（12）：1026－1028.

帕朱丸

Pazhu Wan

帕朱日布

【处方】寒水石（酒制）200g　　肉　桂　80g　　石榴子　130g

　　　　胡　椒　40g　　　　　干　姜　70g　　红　花　100g

　　　　诃子（去核）150g　　　豆　蔻　40g　　荜　茇　40g

　　　　光明盐　30g　　　　　　木　香　80g

【制法】以上十一味，粉碎成细粉，过筛，混匀，加适量水泛丸，干燥，即得。

【性状】本品为棕色至棕褐色的水丸；气微，味辛、酸。

【检查】应符合丸剂项下有关的各项规定（通则0108）。

【功能与主治】健胃散寒，除痰，破痞瘤，养荣强壮。用于剑突痰病，胃痞瘤木布病引起的消化不良、胃胀、胃烧泛酸、胃肝不适。

【用法与用量】口服。一次2～3丸，一日1次。

【规格】每丸重0.5g

【贮藏】密闭，置阴凉干燥处。

【方源】《中华人民共和国药典》2015年版一部

【药理活性研究】

建立小鼠醉酒模型及急性酒精性肝损伤模型，探讨藏药帕朱丸对醉酒小鼠的解酒作用及对急性酒精性肝损伤小鼠的保肝护肝作用的影响[1]。抗醉酒研究采用帕朱丸高中低剂量组进行灌胃干预，以生理盐水作为对照，观测小鼠翻正反射情况、攀附能力。保肝作用研究采用正常、模型对照组予生理盐水，联苯双酯组和帕朱丸高中低剂量组予相应剂量药物进行灌胃（15天），末次灌胃后除正常对照组外，其余各组予酒精灌胃制作急性酒精性肝损伤模型，检测其血清 AST、ALT、ADH 含量及肝脏组织中的 MDA、GSH

含量。结果与模型组比较，帕朱丸各剂量组可明显延长小鼠翻正反射消失时间并缩短小鼠翻正反射恢复时间（$p < 0.05$），延长小鼠攀附时间（$p < 0.05$）。与正常对照组比，急性酒精肝损伤模型对照组血清 ALT、AST、ADH 含量及肝组织中 MDA 均明显升高，肝组织中 GSH 明显降低（$p < 0.05$）。与模型对照组比，帕朱丸各剂量组可降低血清 ALT、AST、ADH 及肝组织中的 MDA 含量，升高肝脏 GSH 含量（$p < 0.05$）。研究提示帕朱丸具有较好的防醉、解酒功能，其可能通过降低肝组织 MDA、升高 GSH 含量对急性酒精性肝损伤发挥保肝护肝作用。

观察帕朱丸对乙醇性肝损伤大鼠肝组织中过氧化物酶体增殖物激活受体 α1（PPAR-α1）及腺苷酸活化蛋白激酶 α1（AMPK-α1）表达水平的影响及探讨其对肝脏的保护作用[2]。将 78 只纯系雄性 SD 大鼠随机分成正常对照组、模型对照组、联苯双酯组、帕朱丸低、中、高剂量组 6 组。模型组、联苯双酯组、帕朱丸低、中、高剂量组分别给予 56% 二锅头酒 10ml/kg 灌胃；正常组给予 10ml/kg 生理盐水灌胃，每天上午 1 次，连续灌胃 12 周，复制乙醇性肝损伤模型。造模成功后，帕朱丸低、中、高剂量组分别给予 10ml/kg 帕朱丸混悬液灌胃，剂量依次为 0.05，0.10，0.20g/kg；联苯双酯组给予 10ml/kg 联苯双酯滴丸混悬液灌胃，剂量为 0.003g/kg；正常对照组、模型对照组分别给予同体积生理盐水灌胃，各组每天上午灌胃 1 次，连续灌胃 3 周。检测血清丙氨酸转氨酶（ALT）、天门冬氨酸转氨酶（AST）的活性及甘油三酯（TG）的水平，并检测肝组织中 PPAR-α1 mRNA、AMPK-α1 mRNA 的表达水平。结果与正常组比较，模型组大鼠血清肝脏湿重和肝指数以及 ALT，AST，TG，均显著升高（$p < 0.05$），模型组大鼠肝组织中 PPAR-α1 mRNA，AMPK-α1 mRNA 显著降低（$p < 0.01$）。与模型组比较，帕朱丸各剂量组与联苯双酯组肝脏湿重和肝指数及 ALT，AST，TG 均显著降低（$p < 0.05$）；与模型组比较，帕朱丸各剂量组与联苯双酯组 PPAR-α1 mRNA，AMPK-α1 mRNA 均显著升高（$p < 0.05$）。帕朱丸可上调肝组织内 PPAR-α1mRNA，AMPK-α1 mRNA 的表达，提示该药对乙醇性肝病有一定的保护作用。

【临床应用研究】

观察藏医治疗培根木布（消化性溃疡）的疗效[3]。选择 94 例培根木布患者作为观察对象，分为对照组和观察组，各47例。对照组给予西药三联疗法治疗，观察组在辨证的基础上分为木布察坚（热性）和木布常坚（寒性），均给予坐珠达西治疗，对木布察坚者辅以二十一味寒水石丸，对木布常坚者辅以帕朱丸。对比两组的近远期临床疗效。结果两组近期疗效差异无统计学意义（$p > 0.05$）；6个月后随访，观察组复发率为9.3%，明显低于对照组的19.5%（$p < 0.05$）。结果表明藏药辨证治疗培根木布的临床疗效确切，远期疗效稳定，复发率较低。

参考文献

［1］张湲婷，严崑，袁明，等. 帕珠丸对急性酒精性肝损伤小鼠解酒保肝作用研究. 青海医学院学报，2014，35（4）：255 – 259.

［2］穆志龙，任世存. 帕珠丸对慢性乙醇性肝损伤大鼠 PPAR – α1 与 AMPK – α1 的影响. 中国实验方剂学杂志，2014，20（8）：146 – 150.

［3］李永刚. 藏医药治疗培根木布（消化性溃疡）47 例的临床疗效观察. 中国民族民间医药，2014，23（23）：1.

肺热普清散

Feire Puqing San

洛才更赛

【处方】 天竺黄 100g 红花 100g 丁香 100g
檀香 100g 降香 100g 力嘎都 100g
麝香 6g 安息香 50g 铁棒锤（幼苗）10g
诃子 50g 木香 50g 银朱 50g
甘草 100g 丛菔 50g

【制法】 以上十四味，除麝香、银朱另研细粉外，其余共研成细粉，过筛，加入麝香、银朱细粉，混匀，即得。

【性状】 本品为浅棕色粉末；气香，味甘、涩。

【检查】 应符合散剂项下有关的各项规定（通则0115）。

【功能与主治】 清肺泄热，消炎。用于小儿肺热，流感，风热，疠热。

【用法与用量】 一次1g，一日2次，小儿减量。

【规格】 每袋装10g。

【贮藏】 密闭，置阴凉干燥处。

【方源】《中华人民共和国卫生部药品标准·藏药》（第一册）

【质量标准研究】

鉴别[1]

（1）取本品粉末10g，加80%丙酮50ml，超声处理30分钟，滤过，滤液蒸干，残渣加水25ml使溶解，用乙酸乙酯振摇提取2次，每次25ml，弃去乙酸乙酯液，水溶液加正丁醇振摇提取2次，每次25ml，合并正丁醇液，蒸干，残渣加甲醇2ml使溶解，作为供试品溶液。另取缺红花的阴性样品10g，同法制成阴性样品溶液。再取红花对照药材1g，同法制成对照药材溶液。照薄层色谱法（通则0502）试验，吸取上述3种溶液各5μl，分别点于同一硅胶 G 薄层板上，以乙酸乙酯－甲酸－水－甲醇（7:2:3:0.4）为展开剂，展开，取出，晾干。供试品色谱中，在与对照药材色谱相应的位置上，显相同颜色的斑点，而缺红花的阴性样品无干扰。

（2）取本品粉末 5g，加 75% 乙醇 25ml，超声处理 30 分钟，滤过，取滤液作为供试品溶液。另取降香对照药材 1g，同法制成对照药材溶液。再取缺降香的阴性样品 5g，同法制成阴性样品溶液。照薄层色谱法（通则0502）试验，吸取上述 3 种溶液各 10μl，分别点于同一硅胶 G 薄层板上，以石油醚－乙酸乙酯（4:1）为展开剂，展开，取出，晾干，喷以 1% 香草醛硫酸溶液与无水乙醇（1:9）的混合溶液，在 105℃加热至斑点显色清晰。供试品色谱中，在与对照药材色谱相应的位置上，显相同颜色的斑点，而缺降香的阴性样品无干扰。

（3）取本品粉末 5g，加甲醇 25ml，超声处理 30 分钟，滤过，滤液作为供试品溶液。另取缺木香的阴性样品 5g，同法制成阴性样品溶液。再取去氢木香内酯对照品、木香烃内酯对照品适量，分别加甲醇制成每 1ml 含 500μg 的溶液，作为对照品溶液。照薄层色谱法（通则0502）试验，吸取上述 4 种溶液各 5μl，分别点于同一硅胶 G 薄层板上，以环己烷－甲酸乙酯－甲酸（32:5:1）的上层溶液为展开剂，展开，取出，晾干，喷以 1% 香草醛硫酸溶液，在 105℃加热至斑点显色清晰。供试品色谱中，在与对照品色谱相应的位置上，显相同颜色的斑点，而缺木香的阴性样品无干扰。

含量测定

HPLC 法测定肺热普清散中羟基红花黄色素 A 的含量[2]

色谱条件与系统适用性试验　采用 C_{18} 色谱柱（4.6mm ×250mm，5μm）；流动相为甲醇－0.1% 磷酸溶液（30:70）；检测波长为 403nm；流速：1.0ml／min；柱温：30℃；进样量：10μl。

对照品溶液的制备　取羟基红花黄色素 A 对照品适量，精密称定，加甲醇制成每 1ml 含 52μg 的溶液，即得对照品溶液。

供试品溶液的制备　取本品粉末约 1.0g，精密称定，置具塞锥形瓶中，精密加入 50% 甲醇 50ml，称定重量，超声处理（功率 120W，频率 40kHz）60 分钟，取出，放冷，再称定重量，用 50% 甲醇补足失重，摇匀，滤过，取续滤液，即得供试品溶液。

羟基红花黄色素 A 在 6.5 ~ 78μg/ml 范围内呈良好的线性关系（$r =$ 0.999 9），平均加样回收率（$n = 5$）为 101.06%，RSD 为 2.22%。此方法可用于肺热普清散中羟基红花黄色素 A 的含量控制。

【临床应用研究】

观察藏西医结合治疗小儿支气管肺炎的临床疗效[3]。采集 50 例小儿支气管肺炎患者，予以西医抗感染、纠正酸碱平衡紊乱、维持体液平衡治疗，需要时吸氧同时服用藏药三臣散、肺热普清散，频咳者加七味葡萄散，均 3 次/天，0.5g/次口服单方或组方连服 1 周为个 1 疗程，2 个疗程后观察疗效，与此同时依照藏医理论嘱患儿注意饮食起居。结果痊愈 45 例，占 90%；显效 3 例，占 6%；有效 1 例，占 2%；无效 1 例，占 2%；总有效率 98%。观察结果表明，运用藏西医结合治疗小儿支气管肺炎疗效显著。

参考文献

[1] 尼玛潘多，何珊珊，张韵，等. 肺热普清散质量标准研究. 中国药业，2014，23（16）：51 – 53.

[2] 何珊珊，万军，谭睿. 高效液相色谱法测定肺热普清散中轻基红花黄色素 A 含量. 中国药业，2013，22（19）：29 – 30.

[3] 贡保吉. 藏西医结合治疗小儿支气管肺炎 50 例疗效观察. 西部中医药，2013，26（10）：65 – 66.

洁白丸
Jiebai Wan

日嘎尔

【处方】 诃子（煨）   370g   南寒水石   210g
        翼首草   85g   五灵脂膏   178g
        土木香   26g   石榴子   26g
        木　瓜   26g   沉　香   19g
        丁　香   20g   石灰华   13g
        红　花   6g   肉豆蔻   13g
        草豆蔻   13g   草果仁   13g

【制法】 以上十四味，除五灵脂膏外，其余诃子等十三味粉碎成细粉，过筛，混匀，用五灵脂膏加炼蜜 370g 及适量的水泛丸，干燥，打光，或包薄膜衣，即得。

【性状】 本品为暗褐色的水蜜丸，或为薄膜衣丸，除去包衣后显暗褐色；气香，味涩、苦、辛。

【检查】 应符合丸剂项下有关的各项规定（通则 0108）。

【功能与主治】 健脾和胃，止痛止吐，分清泌浊。用于胸腹胀满，胃脘疼痛，消化不良，呕逆泄泻，小便不利。

【用法与用量】 咀嚼吞服。一次 1 丸，一日 2～3 次，薄膜衣丸；一次 0.8g，一日 2～3 次。

【规格】 （1）每丸重 0.8g （2）薄膜衣丸每 4 丸重 0.8g。

【贮藏】 密封。

【方源】《中华人民共和国药典》2015 年版一部

【质量标准研究】

含量测定

滴定法测定洁白丸中钙的含量[1]

滴定液的配制及标定

EDTA 滴定液配制　取乙二胺四醋酸二钠 19.024 8g，加适量的水使溶解成 1 000ml，摇匀。

EDTA 滴定液标定　取于约 800℃灼烧至恒重的基准氧化锌 0.12g，精密称定，加稀盐酸 3ml 使溶解，加水 25ml，加 0.025% 甲基红的乙醇溶液 1 滴，滴加氨试液至溶液显微黄色，加水 25ml 与氨－氯化铵缓冲液（pH10.0）10ml，再加铬黑 T 指示剂少量，用本液滴定至溶液由紫色变为纯蓝色，并将滴定的结果用空白试验校正。每 1ml 乙二胺四醋酸二钠滴定液（0.05mol/L）相当于 4.069mg 的氧化锌。根据本液的消耗量与氧化锌的取用量，算出本液的浓度，结果见表 11。

表 11　EDTA 滴定液标定结果

序号	氧化锌称样量（g）	EDTA 滴定液消耗量（ml）	标定浓度（mol/L）	平均浓度（mol/L）
1	0.120 4	29.19	0.050 68	
2	0.120 0	28.98	0.050 88	
3	0.120 8	29.34	0.050 59	0.050 7
4	0.121 0	29.82	0.049 86	
5	0.121 5	29.31	0.050 94	
6	0.120 3	29.17	0.050 67	

锌滴定液配制　取硫酸锌 15.005 6g，加稀盐酸 10ml 与水适量使溶解成 1 000ml，摇匀。

锌滴定液标定　精密量取本液 25ml，加 0.025% 甲基红的乙醇溶液 1 滴，滴加氨试液至溶液显微黄色，加水 25ml、氨－氯化铵缓冲液（pH10.0）10ml 与铬黑 T 指示剂少量，用乙二胺四醋酸二钠滴定液（0.05mol/L）滴定至溶液由紫色变为纯蓝色，并将滴定的结果用空白试验校正。根据乙二胺四醋酸二钠滴定液（0.05mol/L）的消耗量，算出本液的浓度，结果见表 12。

表 12　锌滴定液标定结果

序号	锌滴定液 用量（ml）	EDTA 滴定液 消耗量（ml）	标定浓度 （mol/L）	平均浓度 （mol/L）
1	25	27.14	0.054 93	
2	25	27.38	0.055 41	
3	25	27.26	0.055 17	0.055 1
4	25	27.24	0.055 13	
5	25	27.29	0.055 23	
6	25	27.31	0.055 27	

供试品溶液的制备　取本品粉末约 2.0g，精密称定，置坩锅中，缓缓炽热至完全炭化，放冷，加硝酸约 1ml 使湿润，低温加热至氮除尽，逐渐升高温度至 700～800℃，使完全灰化，放冷，加稀盐酸 5ml，搅拌，使溶解，滤入 100ml 量瓶中，用水洗涤容器，洗液滤入同一量瓶中，加水至刻度，摇匀，即得。

精密吸取供试品溶液 5ml，精密加乙二胺四醋酸二钠滴定液（0.05mol/L）25ml，加氨试液 3ml，固体铬黑 T 指示剂少量，用锌滴定液（0.05mol/L）滴定至由蓝色变为紫红色，并用空白校正，计算，即得。经过方法学研究，结果平均回收率为 99.7%，RSD 为 0.49%；10 批样品钙的平均含量为 48.87mg/丸。此方法可用于洁白丸中钙的含量控制。

【临床应用研究】

观察洁白丸治疗胆汁返流性胃炎 56 例[2]。治疗方法为患者口服洁白丸，每丸重 0.6g，每日 3 次，每次服 4 丸。15 天为 1 疗程。结果显效 38 例，占 67.86%；有效 12 例，占 21.43%；无效 6 例，占 10.71%。总有效率 89.29%，且未出现毒副作用及过敏等不良反应。

蒙藏药结合治疗溃疡性结肠炎 21 例，取得良好疗效[3]。口服奇正洁白丸，每次 4 粒（1g），每天 3 次，15 天为 1 个疗程，连服 4 个疗程。蒙药苦参 -7 味汤 200ml，以 60 滴/每分的速度滴入直肠，滴药前患者应排空大便，取左侧卧位，滴完后嘱患者抬高臀部，使药液至少保留 2 小时。每晚 1 次，15

天为 1 个疗程，连续 2 个疗程。结果 21 例患者中，完全缓解 16 例，占 76.19%；有效 4 例，占 19.05%；无效 1 例，占 4.76%；总有效率 95.24%。

参考文献

［1］袁发荣，杜连平，切宁桑毛．对藏族验方品种洁白丸质量标准的修改和提高．北方药学，2008，5（1）：51－52，54.

［2］尕藏久美．藏药洁白丸（日格尔）治疗胆汁返流性胃炎 56 例．中国民族医药杂志，2004，10（1）：7.

［3］乌兰托亚．蒙藏药结合治疗溃疡性结肠炎 21 例．中国民族医药杂志，2013，19（6）：35.

流感丸
Liugan Wan
罗君日布

【处方】
诃 子	150g	亚大黄	100g	木 香	50g
獐牙菜	100g	藏木香	20g	垂头菊	130g
丁 香	20g	镰形棘豆	80g	酸藤果	50g
角茴香	100g	阿 魏	8g	榜 嘎	100g
大戟膏	50g	草 乌	50g	安息香	60g
藏菖蒲	80g	龙 骨	50g	麝 香	1g
宽筋藤	100g	牛 黄	1g	豆 蔻	20g

【制法】以上二十一味，除麝香、牛黄外，其余粉碎成细粉，与牛黄、麝香配研，过筛，混匀，用水泛丸，干燥，即得。

【性状】本品为棕色水丸；味辛、苦。

【检查】应符合丸剂项下有关的各项规定（通则0108）。

【功能与主治】清热解毒。用于流行性感冒，流清鼻涕，头痛咳嗽，周身酸痛，炎症发烧等。

【用法与用量】一次1~2丸，一日2~3次。

【规格】每丸重1g。

【贮藏】密闭，置阴凉干燥处。

【方源】《中华人民共和国卫生部药品标准·藏药》（第一册）

【质量标准研究】

鉴别[1]

（1）取本品粉末5g，加甲醇10ml，超声处理30分钟，滤过，滤液作为供试品溶液。另取藏木香对照药材1g，同法制成对照药材溶液。再取缺藏木香的阴性样品适量，同法制成阴性样品溶液。照薄层色谱法（通则0502）

试验，吸取上述 3 种溶液各 10μl，分别点于同一硅胶 G 薄层板上，以三氯甲烷－环己烷（5:1）为展开剂，展开，取出，晾干，喷以 5% 香草醛硫酸溶液，在 105℃ 加热至斑点显色清晰。供试品色谱中，在与对照药材色谱相应的位置上，显相同的两个蓝黑色斑点，而缺藏木香的阴性样品无干扰。

（2）取本品粉末 5g，加甲醇 10ml，超声处理 30 分钟，滤过，滤液作为供试品溶液。另取镰形棘豆对照药材 1g，同法制成对照药材溶液。再取缺镰形棘豆的阴性样品适量，同法制成阴性样品溶液。照薄层色谱法（通则 0502）试验，吸取上述 3 种溶液各 10μl，分别点于同一硅胶 G 薄层板上，以甲苯－乙酸乙酯－甲酸（5:4:1）为展开剂，展开，取出，晾干，喷以 1% 三氯化铁乙醇溶液，在 105℃ 加热至斑点显色清晰，在紫外光（365nm）下检视。供试品色谱中，在与对照药材色谱相应的位置上，显相同的两个黄绿色荧光斑点，而缺镰形棘豆的阴性样品无干扰。

（3）取本品粉末 5g，加乙醇 20ml，加热回流 30 分钟，滤过，滤液蒸干，残渣加乙醇 2ml 溶解，作为供试品溶液。另取缺印度獐牙菜的阴性样品适量，同法制成阴性样品溶液。再取齐墩果酸对照品适量，加乙醇制成每 1ml 含 1mg 的溶液，作为对照品溶液。照薄层色谱法（通则 0502）试验，吸取上述 3 种溶液各 10μl，分别点于同一硅胶 G 薄层板上，以甲苯－乙酸乙酯－冰醋酸（12:4:0.5）为展开剂，展开，取出，晾干，喷以 10% 硫酸乙醇溶液，在 105℃ 加热至斑点显色清晰。供试品色谱中，在与对照品色谱相应的位置上，显相同的紫红色斑点，而缺印度獐牙菜的阴性样品无干扰。

（4）取本品粉末 5g，加甲醇 10ml，超声处理 30 分钟，滤过，滤液作为供试品溶液。另取宽筋藤对照药材 1g，同法制成对照药材溶液。再取缺宽筋藤的阴性样品适量，同法制成阴性样品溶液。照薄层色谱法（通则 0502）试验，吸取上述 3 种溶液各 10μl，分别点于同一硅胶 G 薄层板上，以甲苯－甲酸乙酯－甲酸（5:4:1）为展开剂，展开，取出，晾干，喷以 5% 磷钼酸乙醇溶液，在 105℃ 加热至斑点显色清晰。供试品色谱中，在与对照药材色谱相应的位置上，显相同的灰蓝色斑点，而缺宽筋藤的阴性样品无干扰。

（5）取本品粉末 5g，加甲醇 10ml，超声处理 30 分钟，滤过，滤液作为供试品溶液。另取亚大黄对照药材 1g，同法制成对照药材溶液。再取缺亚大黄的阴性样品适量，同法制成阴性样品溶液。照薄层色谱法（通则0502）试验，吸取上述3种溶液各10μl，分别点于同一硅胶G薄层板上，以石油醚（60~90℃）－甲酸乙酯－甲酸（15:5:1）的上层液为展开剂，展开，取出，晾干，在日光下检视。供试品色谱中，在与对照药材色谱相应的位置上，显相同的3个黄色斑点，而缺亚大黄的阴性样品无干扰。

含量测定

HPLC法测定流感丸中没食子酸的含量[2]

色谱条件与系统适用性试验　采用C_{18}色谱柱（4.6mm×250mm，5μm）；流动相为甲醇－水－冰醋酸（1:98:1）；检测波长为273nm；流速：1.0ml/min；进样量：10μl。

对照品溶液的制备　取没食子酸对照品适量，精密称定，加甲醇制成每1ml含43.3μg的溶液，即得对照品溶液。

供试品溶液的制备　取本品粉末0.3g，精密称定，置50ml量瓶中，精密加入50%甲醇适量，超声处理40分钟，取出，放冷，加50%甲醇至刻度，摇匀，取上清液用0.45μm滤膜滤过，即得供试品溶液。

没食子酸在173.2~866.0μg范围内呈良好的线性关系（$r = 0.9999$），平均加样回收率（$n = 6$）为99.26%，RSD为1.3%。此方法可用于流感丸中没食子酸的含量控制。

【临床应用研究】

对流感丸治疗急性上呼吸道感染进行临床分析[3]。将120例急性上呼吸道感染病人随机分成治疗组和对照组，每组60例。治疗组口服流感丸，每次5粒，3次/天；对照组口服维C银翘片，3次/天；两组疗程均为3天，同时均静滴抗生素。结果治疗组痊愈27例，显效21例，有效9例，总有效率为95.00%，对照组总有效率为86.67%，两组有显著性差异（$p < 0.01$）。分析结果表明，流感丸治疗上呼吸道感染疗效确切，临床有效率高，而且无明显不良反应。

参考文献

[1] 杨凤梅，吕东，骆桂法，等. 流感丸的定性定量分析方法研究. 中成药，2008，30（4）：543－547.

［2］吉保．HPLC 法测定藏药流感丸中没食子酸的含量．中国民族医药杂志，2009，15（1）：49－50.

［3］张应辉，阳丽华，李贤卓．流感丸治疗急性上呼吸道感染临床分析．首届全国药学服务与研究学术会议论文集，2005：90.

能安均宁胶囊

Neng'an Junning Jiaonang

【处方】

北寒水石（制）	110g	石榴子	33g
天竺黄	10g	红　花	10g
丁　香	10g	肉豆蔻	7g
豆　蔻	7g	草　果	7g
诃　子	10g	肉　桂	4g
烈香杜鹃	33g	炉甘石	33g
山　奈	3g	荜　茇	3g
胡　椒	3g	硼　砂	6g
萝　卜	6g	藏木香	6g

制成 1 000 粒

【制法】以上十八味，粉碎成细粉，过筛，混匀，装入胶囊，即得。

【性状】本品为胶囊剂，内容物为灰白色粉末；气微香，味辣、涩。

【检查】应符合胶囊剂项下有关的各项规定（通则0103）。

【功能与主治】湿运脾胃，除痰化湿。用于"培根"的合并症和混合症，消化不良，胃痛腹胀等。

【用法与用量】口服，一次5粒，一日1~2次。

【注意事项】忌生冷、油腻、辛辣食物。

【规格】每粒装0.3g。

【贮藏】密封。

【方源】《国家中成药标准汇编·内科脾胃分册》

【质量标准研究】

含量测定

SPE – HPLC 法测定能安均宁胶囊中胡椒碱的含量[1]

色谱条件与系统适用性试验 采用 C_{18} 色谱柱（4.6mm ×250mm，5μm）；流动相为甲醇–水（77:23）；检测波长为 343nm；流速：1.0ml/min；柱温：室温；进样量：10μl。

对照品溶液的制备 精密称取胡椒碱对照品 0.44mg，置于 10ml 棕色量瓶中，加无水乙醇定容至 10ml，制成每 1ml 含 44μg 的溶液，即得对照品溶液。

供试品溶液的制备 取本品内容物 5g，精密称定，置具塞锥形瓶中，精密加入无水乙醇 50ml，称重，超声处理 30 分钟，取出，放冷，再称定重量，用无水乙醇补足失重，摇匀，滤过，精密吸取续滤液 4ml 到 10ml 量瓶中用重蒸水稀释至刻度，取 5ml 于已活化的 Sep – Pak C_{18} 固相萃取柱容器中，使滤液慢慢流过微柱，弃去流出液，再用 2ml 重蒸水洗脱（1 秒 1 滴），弃去洗脱液，接着用 80% 乙醇洗脱，收集 5ml 洗脱液过微孔滤膜（0.22μm）作为供试品溶液。

胡椒碱在 0.26 ~ 0.62μg 范围内呈良好的线性关系（$r = 0.9998$），平均加样回收率（$n = 3$）为 99.07%，RSD 为 2.43%。此方法可用于能安均宁胶囊中胡椒碱的含量控制。

参考文献

[1] 蒋福全，邵赟，周剑波，等. SPE – HPLC 法测定藏药能安均宁胶囊中胡椒碱的含量. 哈尔滨医科大学学报，2005，39（5）：463 – 464.

消痛贴膏
Xiaotong Tiegao

【处方】 由独一味、姜黄等药味加工而成。

【性状】 本品为附在胶布上的药芯袋，内容物为黄色至黄褐色的粉末；具特殊香气。润湿剂为黄色至橙黄色的液体；气芳香。

【检查】

药芯袋 装量差异 取本品5贴，揭去覆盖膜，剥下药芯袋，分别精密称定每袋内容物的重量，每袋装量与标示装量相比较，平均装量不得少于标示装量，每袋装量不得少于标示装量的93%。

润湿剂 装量差异 取本品5袋，将内容物分别倒入经校正的干燥量筒内，尽量倾净，在室温下检视，每袋装量与标示装量相比较，平均装量不得少于标示装量，每袋装量不得少于标示装量的93%。

【功能与主治】 活血化瘀，消肿止痛。用于急慢性扭挫伤、跌打瘀痛、骨质增生、风湿及类风湿疼痛、落枕、肩周炎、腰肌劳损和陈旧性伤痛。

【用法与用量】 外用。将小袋内润湿剂均匀涂于药芯袋表面，润湿后直接敷于患处或穴位。每贴敷24小时。

【规格】 药芯袋 每贴装 （1）1.2g （2）1g

润湿剂 每袋装 （1）2.5ml （2）2.0ml

【贮藏】 密封。

【方源】 《中华人民共和国药典》2015年版一部

【质量标准研究】

含量测定

HPLC法测定消痛贴膏中木犀草素的含量[1]

色谱条件与系统适用性试验 采用C_{18}色谱柱（4.6mm ×250mm，5μm）；流动相为甲醇 – 0.4%磷酸（45：55）；检测波长为350nm；流速：1.0ml/min；

柱温：35℃；进样量：10μl。

对照品溶液的制备 取木犀草素对照品约 10mg，精密称定，加甲醇定容于 100ml 棕色量瓶中，摇匀后，精密量取 2ml，置于 10ml 棕色量瓶，加甲醇至刻度，即得对照品溶液。

供试品溶液的制备 取本品粉末约 1g，精密称定，置具塞锥形瓶中，精密加入 2.5mol/L 的盐酸甲醇溶液 25ml，称重，加热回流 30 分钟，取出，放冷，再称定重量，用 2.5mol/L 的盐酸甲醇溶液补足失重，摇匀，用微孔滤膜（0.45μm）滤过，即得供试品溶液。

木犀草素在 0.032 4 ~ 0.162 0μg 范围内呈良好的线性关系（$r = 0.999\ 9$），平均加样回收率（$n = 6$）为 99.75%，RSD 为 1.36%。此方法可用于消痛贴膏中木犀草素的含量控制。

【药理活性研究】

观察消痛贴膏对大鼠骨缺损愈合的影响[2]。造成大鼠骨缺损模型，消痛贴膏 2，1，0.5g/kg 经皮给药 4 周，观察给药 1 ~ 4 周 X 射线检查、血清钙（Ca）、磷（P）、碱性磷酸酶（ALP）水平测定、生物力学测定以及病理组织学检查。消痛贴膏 2，1，0.5g/kg 剂量组大鼠骨缺损部位 7 ~ 28 天的放射线检查结果显示，与模型组比较，骨密度不同程度增高，灰度增加，在药后 14 天有显著性差异（$p < 0.01$）；血清中 ALP，Ca，P 水平未有显著变化，病理组织学检查显示，奇正消痛贴膏 2，1，0.5g/kg 组 7 ~ 14 天时骨小梁形成及骨板生成速度快于模型组。研究提示消痛贴膏对大鼠骨缺损的愈合具有促进作用。

考察奇正消痛贴膏提取物（ECPRP）对巨噬细胞一氧化氮的生成及诱导型一氧化氮合酶表达的影响，并探讨其作用机制[3]。采用 Griess 试剂检测培养上清液中 NO_2^- 的含量，RT - PCR 法测定 LPS 刺激的小鼠腹腔巨噬细胞中 iNOS mRNA 的表达，Western blotting 法测定其 iNOS 蛋白的表达和 NF - κB 的活化情况。结果显示，ECPRP（62.5 和 125mg/L）可显著抑制巨噬细胞 NO 的生成以及 LPS 引起的 iNOS mRNA 和蛋白表达的增加；并可抑制 I - κB 在细胞浆内的降解以及 NF - κBp65 向胞核内的转位、阻止其活化。因此，ECPRP 的抗炎作用机制之一可能是通过抑制巨噬细胞 NF - κB 的活性，从而降低巨噬细胞 iNOSmRNA 和蛋白的表达、减少 NO 的生成。

探讨奇正消痛贴对实验性动物急性软组织损伤的治疗作用及可能机制[4]。制备大鼠软组织损伤模型，分组给药，动态测定大鼠损伤症候指数并测定血浆白细胞介素 – 1β（IL – 1β）水平的变化；以活化的巨噬细胞系（THP – 1）细胞为观察模型，以消痛贴提取物作用，检测提取物对 THP – 1 细胞中肿瘤坏死因子 – α（TNF – α）、IL – 1β mRNA 表达的影响。结果奇正消痛贴对急性软组织损伤动物模型有良好的恢复作用，给药组损伤症候指数优于模型组，奇正消痛贴低、高剂量给药组使模型大鼠升高的血浆 IL – 1β 水平降低，第 5 天分别降低了 43.5% 和 31.4%，第 7 天降低了 50.8% 和 26.7%，与模型组相比差异均有显著性；奇正消痛贴提取物使 THP – 1 中经 LPS 诱导的过高的 IL – 1β 和 TNF – α mRNA 表达水平下降。结果提示奇正消痛贴具有改善急性软组织损伤症候作用，该作用可能与其降低炎症介质 IL – 1β 和 TNF – α 释放及 mRNA 表达有关。

【临床应用研究】

观察奇正消痛贴膏治疗膝关节骨性关节炎（OA）的临床效果[5]。将确诊为膝关节骨性关节炎的 180 例患者随机分成治疗组和对照组，每组 90 例，治疗组于患处贴用奇正消痛贴膏，1 次/天，5 天为 1 个疗程，持续 15 天。对照组口服双氯芬酸钠片，1 片/天，饭前服用，5 天为 1 个疗程，持续 15 天。观察两组的疗效。全部病例至少随访 1 个月，治疗组总有效率为 91.9%（125/136），疗效明显优于对照组的 78.0%（96/123），两组疗效比较，差异有统计学意义（p < 0.05）。观察结果表明，奇正消痛贴膏治疗膝关节骨性关节炎能有效缓解疼痛等症状，改善关节功能。

观察奇正消痛贴膏结合理疗治疗腰椎间盘突出症的临床疗效[6]。将 120 例腰椎间盘突出症患者随机分为对照组和治疗组各 60 例，两组患者均行平卧硬板床休息、腰椎理疗，对照组加用双氯芬酸二乙胺乳胶剂外敷患处，治疗组加用奇正消痛贴膏外用。治疗前后分别测定组患者腰椎疾患治疗成绩（LSFS）评分及 VAS 疼痛评分，对其测评结果进行比较分析。两组治疗后 LSFS 评分及 VAS 评分比较均有显著性差异（p < 0.01）；两组治愈率和总有效率比较有显著性差异（p < 0.01）。临床观察表明，奇正消痛贴膏能有效缓解腰椎间盘突出症的症状，疗效肯定。

参考文献

[1] 刘兰生，宋阳，扬锡，等. 高效液相色谱法测定奇正消痛贴膏中木犀草素的含量. 中国药事，2006，20（7）：418-419.

[2] 李晓强，王彦礼，杨伟鹏，等. 奇正消痛贴膏对大鼠骨缺损愈合的影响. 中国实验方剂学杂志，2012，18（16）：278-281.

[3] 刘洋，彭珊瑛，王霖，等. 奇正消痛贴膏提取物对脂多糖诱导的巨噬细胞一氧化氮及其诱导型合酶的影响. 药学学报，2009，44（8）：863-867.

[4] 李敏，何朝勇，陈丽华，等. 奇正消痛贴膏治疗急性软组织损伤实验研究及其机制探讨. 中华中医药杂志，2009，24（9）：1241-1243.

[5] 郭佩垒，徐玉生，马玉斐. 奇正消痛贴治疗骨关节炎的疗效观察. 中国医药导报，2011，8（12）：80-81.

[6] 王彦明，李玉民，刘牛庆，等. 奇正消痛贴膏治疗腰椎间盘突出症临床疗效观察. 现代中西医结合杂志，2011，20（33）：4233-4235.

萨热十三味鹏鸟丸

Sare Shisanwei Pengniao Wan

萨热恰琼久松日布

【处方】麝　香　7.5g　　木　香　500g　　藏菖蒲　65g

铁棒锤　50g　　诃　子　100g　　珊　瑚　40g

珍　珠　25g　　丁　香　20g　　肉豆蔻　75.5g

沉　香　50g　　磁　石　25g　　甘草膏　40g

禹粮石　250g

【制法】以上十三味，除麝香、珊瑚、珍珠、甘草膏外，其余共研成细粉，过筛。加入珊瑚、珍珠细粉，混匀。用麝香、甘草膏加适量水泛丸，再用银珠包衣，阴干，即得。

【性状】本品为红棕色水丸；气香，味涩、甘。

【检查】应符合丸剂项下有关的各项规定（通则0108）。

【功能与主治】清炎止痛，通经活络，醒脑开窍。用于中风，"白脉病"引起的口眼歪斜，麻木瘫痪，脉管炎，四肢关节不利，麻风等。

【用法与用量】一次5~6丸，一日3次。

【规格】每丸重1g。

【贮藏】密闭，置阴凉干燥处。

【方源】《中华人民共和国卫生部药品标准·藏药》（第一册）

【质量标准研究】

鉴别

（1）取本品粉末5g，加三氯甲烷20ml，超声处理30分钟，滤过，滤液作为供试品溶液。另取木香对照药材1g，同法制成对照药材溶液。再取缺木香的阴性样品5g，同法制成阴性样品溶液。照薄层色谱法（通则0502）试验，吸取上述3种溶液各5μl，分别点于同一硅胶G薄层板上，以三氯甲烷－环己烷（5：1）为展开剂，展开，取出，晾干，喷以 5% 香草醛硫酸溶液，在 105℃加热至斑点显色清晰。供试品色谱中，在与对照药材色谱相应的位置上，显相同颜色的斑点，而缺木香的阴性样品无干扰[1]。

（2）取本品粉末 5g，加乙醇 20ml，加热回流 20 分钟，滤过，滤液作为供试品溶液。另取藏菖蒲对照药材 1g，同法制成对照药材溶液。再取缺藏菖蒲的阴性样品 5g，同法制成阴性样品溶液。照薄层色谱法（通则 0502）试验，吸取上述 3 种溶液各 5μl，分别点于同一硅胶 G 薄层板上，以三氯甲烷为展开剂，展开，取出，晾干，喷以 10% 硫酸乙醇溶液，在 105℃加热至斑点显色清晰。供试品色谱中，在与对照药材色谱相应的位置上，显相同颜色的斑点，而缺藏菖蒲的阴性样品无干扰[1]。

（3）取本品粉末 5g，加乙醚 30ml，超声处理 10 分钟，滤过，滤液蒸干，残渣加三氯甲烷 2ml 溶解，作为供试品溶液。另取沉香对照药材 0.5g，同法制成对照药材溶液。再取缺沉香的阴性样品 5g，同法制成阴性样品溶液。照薄层色谱法（通则 0502）试验，吸取上述 3 种溶液各 5μl，分别点于同一硅胶 G 薄层板上，以三氯甲烷－乙醚（10：1）为展开剂，展开，取出，晾干，在紫外光（365nm）下检视。供试品色谱中，在与对照药材色谱相应的位置上，显相同颜色的荧光斑点，而缺丁香的阴性样品无干扰[1]。

（4）取本品粉末 10g，加乙醚 50ml，加热回流 1 小时，滤过，弃去乙醚液，药渣加甲醇 30ml，加热回流 1 小时，滤过，滤液蒸干，残渣加水 40ml 使溶解，用水饱和的正丁醇提取 3 次，每次 20ml，合并正丁醇液，用正丁醇饱和的水洗涤 3 次，每次 10ml，弃去水液，将正丁醇液蒸干，残渣加甲醇 5ml 使溶解，作为供试品溶液。另取甘草对照药材 1g，同法制成对照药材溶液。再取缺甘草的阴性样品 10g，同法制成阴性样品溶液。照薄层色谱法（通则 0502）试验，吸取上述 3 种溶液各 5μl，分别点于同一硅胶 G 薄层板上，以乙酸乙酯－甲酸－冰醋酸－水（15：1：1：2）为展开剂，展开，取出，晾干，喷以 10% 硫酸乙醇溶液，在 105℃加热至斑点显色清晰，在紫外光（365nm）下检视。供试品色谱中，在与对照药材色谱相应的位置上，显相同颜色的荧光斑点，而缺甘草的阴性样品无干扰[1]。

（5）取本品粉末 20g，加石油醚（30 ~ 60℃）30ml，超声处理 20 分钟，滤过，滤液挥干，残渣加甲醇 2ml 使溶解，作为供试品溶液。另取缺麝香的阴性样品 20g，同法制成阴性样品溶液。再取麝香对照药材 0.2g，加乙醚 1ml 制成对照药材溶液。照薄层色谱法（通则 0502）试验，吸取上述供试品溶液和阴性样品溶液各 5μl，对照药材溶液 12μl，分别点于同一硅胶 G 薄层板上，以石油醚（60~90℃）－乙酸乙酯（9.5∶0.5）为展开剂，展开，取出，晾干，喷以 5% 香草醛硫酸试液，在 105℃ 加热至斑点显色清晰。供试品色谱中，在与对照药材色谱相应的位置上，显相同颜色的斑点，而缺麝香的阴性样品无干扰[1]。

（6）取本品粉末 1g，置具塞试管中，加稀盐酸试液 5ml，密封置烘箱中 105℃ 加热 20 小时，吸取上清液作为供试品溶液。另取珍珠对照药材 0.02g，同法制成对照药材溶液。再取缺珍珠的阴性样品适量，同法制成阴性样品溶液。照薄层色谱法（通则 0502）试验，吸取上述 3 种溶液各 5μl，分别点于同一硅胶 G 薄层板上，以苯酚－水（7∶2）为展开剂，展开，取出，晾干，在 105℃ 加热 10 分钟，喷以 0.2% 茚三酮乙醇溶液，在 105℃ 加热至斑点显色清晰。供试品色谱中，在与对照药材色谱相应的位置上，显相同的紫色斑点，而缺珍珠的阴性样品无干扰[2]。

（7）取本品粉末 15g，加乙醚 50ml，超声处理 20 分钟，滤过，滤液浓缩至 2ml，作为供试品溶液。另取缺丁香的阴性样品适量，同法制成阴性样品溶液。再取丁香酚对照品适量，加乙醚制成每 1ml 含 16μg 的溶液，作为对照品溶液；取丁香对照药材 0.5g，同供试品制备方法制成对照药材溶液。照薄层色谱法（通则 0502）试验，吸取上述 4 种溶液各 5μl，分别点于同一硅胶 G 薄层板上，以石油醚（60~90℃）－乙酸乙酯（9∶1）为展开剂，展开，取出，晾干，喷以 5% 香草醛硫酸试液，在 105℃ 加热至斑点显色清晰。供试品色谱中，在与对照品和对照药材色谱相应的位置上，显相同颜色的斑点，而缺丁香的阴性样品无干扰[3]。

含量测定

（1）HPLC 法测定萨热十三味鹏鸟丸中甘草酸的含量[4]

色谱条件与系统适用性试验 采用 C_{18} 色谱柱（4.6mm ×250mm，5μm）；流动相 A 为乙腈，流动相 B 为 0.1% 甲酸溶液，梯度洗脱：0~8min，19% A；8~35min，19%→50% A；35~40min，50%→100% A；40~50min，100%→19% A；50~60min，19% A；检测波长为 237nm；流速：1.0ml/min；柱温：

30℃；进样量：10μl。

对照品溶液的制备　精密称取甘草酸铵对照品（含量以 $C_{42}H_{61}O_{16}NH_4$ 计为 93.1%）15.49mg 置 100ml 量瓶中，加 70% 乙醇溶解并稀释至刻度，制成每 1ml 含甘草酸铵 14.42mg（折合甘草酸为 14.129mg）的标准储备液。

供试品溶液的制备　取本品粉末约 1g，精密称定，置具塞锥形瓶中，精密加入 70% 乙醇 20ml，称重，超声处理（功率 300W，频率 50kHz）30 分钟，取出，放冷，再称定重量，用 70% 乙醇补足失重，摇匀，滤过，取续滤液，即得。

甘草酸在 2.825～141.3μg 范围内呈良好的线性关系（ $r = 0.9998$ ），平均加样回收率（ $n = 9$ ）为 99.47%，RSD 为 1.48%。此方法可用于萨热十三味鹏鸟丸中甘草酸的含量控制。

（2）HPLC 法测定萨热十三味鹏鸟丸中去氢二异丁香酚的含量[4]

色谱条件与系统适用性试验　采用 C_{18} 色谱柱（4.6mm ×250mm，5μm）；流动相 A 为乙腈，流动相 B 为 0.5% 硫酸溶液，流动相 C 为甲醇，梯度洗脱程序见表 13；检测波长为 270nm；流速：1.0ml/min；柱温：30℃；进样量：10μl。

表 13　梯度洗脱程序

时间（min）	流动相 A（%）	流动相 B（%）	流动相 C（%）
0～30	30	40	30
30～45	30→45	40→10	30→45
45～55	45→30	10→40	45→30
55～60	30	40	30

对照品溶液的制备　精密称取去氢二异丁香酚对照品（含量为 99.4%）21.17mg 置 100ml 量瓶中，加甲醇溶解并稀释至刻度，制成每 1ml 含去氢二异丁香酚 21.04mg 的标准储备液。

供试品溶液的制备　取本品粉末约 5g，精密称定，置具塞锥形瓶中，精密加入甲醇 50ml，称重，超声处理（功率 300W，频率 50kHz）40 分钟，取出，放冷，再称定重量，用甲醇补足失重，摇匀，滤过，取续滤液，即得。

去氢二异丁香酚在 0.041 83 ~ 209.1μg 范围内呈良好的线性关系（$r =$ 0.999 6），平均加样回收率（$n = 9$）为 101.27%，RSD 为 1.35%。此方法可用于萨热十三味鹏鸟丸中去氢二异丁香酚的含量控制。

参考文献

［1］张妍，丁永辉，倪琳，等．萨热十三味鹏鸟丸质量标准．中国实验方剂学杂志，2011，17（24）：49 - 51.

［2］曹跃萍，甘青梅．藏成药萨热十三味鹏鸟丸中木香、珍珠的薄层鉴别．中国药品标准，2000，1（3）：168 - 169.

［3］李玲莉．五种藏药制剂质量标准研究．兰州：甘肃中医学院学位论文，2012：34 - 35.

［4］魏文芝．萨热十三味鹏鸟丸质量标准研究．西宁：青海民族大学学位论文，2012：16 - 30.

萨热大鹏丸
Sare Dapeng Wan
萨琼日布

【处方】
诃　子	360g	安息香	60g	蜀葵花	300g
朱　砂	40g	山矾叶	200g	珍珠母	50g
紫草茸	200g	草　乌	140g	藏茜草	200g
红　花	200g	豆　蔻	50g	熊　胆	2g
刀　豆	80g	麝　香	2g	木　香	160g
京　墨	40g	藏菖蒲	100g		

【制法】以上十七味，除草乌、朱砂、熊胆、麝香外，其余粉碎成细粉，过筛，加入草乌、朱砂、熊胆、麝香细粉，混匀用水泛丸，干燥，即得。

【性状】本品为棕黑色水丸；味酸、微苦、涩。

【检查】应符合丸剂项下有关的各项规定（通则0108）。

【功能与主治】消炎止痛。用于妇女白带过多，男性血尿，寒热肾病，急性腹痛，尿道感染等。

【用法与用量】一次4~6丸，一日1~2次。

【规格】每丸重0.25g。

【贮藏】密闭，置阴凉干燥处。

【方源】《中华人民共和国卫生部药品标准·藏药》（第一册）

【质量标准研究】

鉴别[1]

（1）取本品粉末20g，加95%乙醇20ml，超声处理30分钟，滤过，滤液浓缩至约1ml，作为供试品溶液。另取诃子对照药材5g，同法制成对照药材溶液。再取缺诃子的阴性样品适量，同法制成阴性样品溶液。照薄层色谱

356

法（通则0502）试验，吸取上述3种溶液各10μl，分别点于同一硅胶G薄层板上，以三氯甲烷－乙酸乙酯－甲酸（6∶4∶1）为展开剂，展开，取出，晾干，喷以2%三氯化铁乙醇溶液，在105℃加热至斑点显色清晰。供试品色谱中，在与对照药材色谱相应的位置上，显相同颜色的斑点，而缺诃子的阴性样品无干扰。

（2）取本品粉末20g，加乙醚30ml，加热回流30分钟，滤过，滤液挥干，残渣加甲醇1ml，作为供试品溶液。另取缺安息香的阴性样品适量，同法制成阴性样品溶液。再取安息香对照药材5g，加甲醇10ml，超声处理15分钟，滤过，滤液浓缩至1ml，作为对照药材溶液。照薄层色谱法（通则0502）试验，吸取上述3种溶液各10μl，分别点于同一硅胶G薄层板上，以三氯甲烷－甲苯－甲醇（15∶5∶1）为展开剂，展开，取出，晾干，在紫外光（365nm）下检视。供试品色谱中，在与对照药材色谱相应的位置上，显相同颜色的荧光斑点，而缺安息香的阴性样品无干扰。

（3）取本品粉末15g，加乙醇20ml，超声处理20分钟，滤过，滤液挥干，残渣加甲醇1ml溶解，作为供试品溶液。另取蜀葵花对照药材5g，同法制成对照药材溶液。再取缺蜀葵花的阴性样品适量，同法制成阴性样品溶液。照薄层色谱法（通则0502）试验，吸取上述3种溶液各10μl，分别点于同一硅胶G薄层板上，以石油醚（60～90℃）－乙酸乙酯－甲酸（10∶5∶0.1）为展开剂，展开，取出，晾干，在日光下检视。供试品色谱中，在与对照药材色谱相应的位置上，显相同颜色的斑点，而缺蜀葵花的阴性样品无干扰。

（4）取本品粉末10g，加甲醇30ml，超声处理15分钟，滤过，滤液浓缩至约1ml，作为供试品溶液。另取藏茜草对照药材5g，同法制成对照药材溶液。再取缺藏茜草的阴性样品适量，同法制成阴性样品溶液。照薄层色谱法（通则0502）试验，吸取上述3种溶液各10μl，分别点于同一硅胶G薄层板上，以石油醚（60～90℃）－乙酸乙酯（10∶3）为展开剂，展开，取出，晾干，在紫外光（365nm）下检视。供试品色谱中，在与对照药材色谱相应的位置上，显相同颜色的荧光斑点，而缺藏茜草的阴性样品无干扰。

（5）取本品粉末20g，加甲醇30ml，超声处理30分钟，滤过，滤液浓缩至约1ml，作为供试品溶液。另取藏菖蒲对照药材10g，同法制成对照药材溶液。再取缺藏菖蒲的阴性样品适量，同法制成阴性样品溶液。照薄层色谱法（通则0502）试验，吸取上述3种溶液各10μl，分别点于同一硅胶G薄层板上，以三氯甲烷－石油醚（5:1）为展开剂，展开，取出，晾干，喷以10%硫酸乙醇溶液，在105℃加热至斑点显色清晰。供试品色谱中，在与对照药材色谱相应的位置上，显相同颜色的斑点，而缺藏菖蒲的阴性样品无干扰。

（6）取本品粉末20g，加甲醇10ml，超声处理30分钟，滤过，滤液浓缩至约1ml，作为供试品溶液。另取木香对照药材5g，同法制成对照药材溶液。再取缺木香的阴性样品适量，同法制成阴性样品溶液。照薄层色谱法（通则0502）试验，吸取上述3种溶液各10μl，分别点于同一硅胶G薄层板上，以环己烷－丙酮（10:3）为展开剂，展开，取出，晾干，在105℃加热10分钟，喷以5%香草醛硫酸溶液，在105℃加热至斑点显色清晰。供试品色谱中，在与对照药材色谱相应的位置上，显相同的蓝色斑点，而缺木香的阴性样品无干扰。

含量测定

HPLC法测定萨热大鹏丸中羟基红花黄色素A的含量[2]

色谱条件与系统适用性试验　采用C_{18}色谱柱（4.6mm×250mm，5μm）；流动相A为甲醇，流动相B为0.05%磷酸溶液，梯度洗脱：0～20min，40%→80% A；检测波长为403nm；流速：1.0ml/min；柱温：25℃；进样量：10μl。

对照品溶液的制备　精密称取羟基红花黄色素A对照品3.48mg，置50ml量瓶中，加25%甲醇溶解并定容至刻度，摇匀，制成69.6μg/ml羟基红花黄色素A溶液。精密量取此浓度的对照品溶液2ml，置10ml量瓶中，加25%甲醇溶解并定容至刻度，摇匀，制成13.92μg/ml羟基红花黄色素A对照品溶液。

供试品溶液的制备　取本品粉末约3g，精密称定，置具塞锥形瓶中，精密加入25%甲醇50ml，密塞称重，超声处理40分钟，取出，放冷，再称定重量，用25%甲醇补足失重，摇匀，滤过，取续滤液用0.45μm滤膜滤过，即得。

羟基红花黄色素A在0.111 36～0.946 54μg范围内呈良好的线性关系

（$r = 0.999\ 9$），平均加样回收率（$n = 6$）为 99.9%，RSD 为 0.3%。此方法可用于萨热大鹏丸中羟基红花黄色素 A 的含量控制。

参考文献

［1］谭荣，张琦昌，赵虹．藏药萨热大鹏丸的质量标准研究．中国民族医药杂志，2003，10（4）：36-38.

［2］芦启琴，韩晓萍，王慧春，等．高效液相色谱法测定藏药萨热大鹏丸中羟基红花黄色素 A．分析实验室，2008，27 增刊：34-36.

智托洁白丸

Zhituo Jiebai Wan

智托日嘎

【处方】寒水石　　200g　　矮紫堇　　120g　　诃　子　　180g

　　　　兔耳草　　120g　　木　香　　120g　　蜂　蜜　　50g

　　　　渣驯膏　　100g

【制法】以上七味，除渣驯膏、蜂蜜外，其余粉碎成细粉，过筛，混匀，用渣驯膏、蜂蜜加适量水泛丸，干燥，即得。

【性状】本品为灰白色水蜜丸；味酸、苦。

【检查】应符合丸剂项下有关的各项规定（通则0108）。

【功能与主治】清胃热，制酸，止咳。用于慢性胃炎，"培根木布"，胃痛，呕吐酸水，咳嗽，音哑，胃部壅寒，呼吸不畅。

【用法与用量】一次2~3丸，一日3次。

【规格】每10丸重14g。

【贮藏】密闭，置阴凉干燥处。

【方源】《中华人民共和国卫生部药品标准·藏药》（第一册）

【质量标准研究】

鉴别[1]

取本品粉末2g，加乙醇30ml，超声处理30分钟，滤过，滤液蒸干，残渣加乙酸乙酯2ml溶解，即得供试品溶液。另取诃子对照药材1g，同法制成对照药材溶液；取没食子酸对照品适量，加乙酸乙酯制成0.3mg/ml的对照品溶液。再取缺诃子的阴性样品适量，同供试品制备方法制成阴性样品溶液。照薄层色谱法（通则0502）试验，吸取上述4种溶液各10μl，分别点于同一硅胶G薄层板上，以三氯甲烷-乙酸乙酯-甲酸（5:4:1）为展开剂，展开，取出，晾干，喷以三氯化铁乙醇溶液，在105℃加热至斑点显色

360

清晰。供试品色谱中，在与对照品和对照药材色谱相应的位置上，显相同颜色的斑点，而缺诃子的阴性样品无干扰。

含量测定

（1）HPLC 法测定智托洁白丸中木香烃内酯和去氢木香内酯的含量[2]

色谱条件与系统适用性试验　采用 C_{18} 色谱柱（4.6mm ×250mm，5μm）；流动相为乙腈－水（46∶54）；检测波长为 225nm；流速：1.0ml/min；柱温：30℃；进样量：10μl。

对照品溶液的制备　精密称取木香烃内酯对照品 7.90mg，去氢木香内酯对照品 11.05mg，分别置 25ml 量瓶中，加甲醇溶解并稀释至刻度，摇匀；分别精密量取上述木香烃内酯对照品溶液 2ml，去氢木香内酯对照品溶液 2ml 置同一 10ml 量瓶中，并加甲醇稀释至刻度，摇匀即得，木香烃内酯对照品溶液浓度为 63.2μg/ml、去氢木香内酯对照品溶液浓度为 88.4μg/ml。

供试品溶液的制备　取本品粉末约 1g，精密称定，置具塞锥形瓶中，精密加入甲醇 50ml，密塞，称定重量，摇匀，放置过夜，超声处理（功率 250W，频率 50kHz）30 分钟，取出，放冷，再称定重量，用甲醇补足失重，摇匀，滤过，取续滤液，即得。

木香烃内酯在 0.126 4 ~ 1.264μg/ml 范围内呈良好的线性关系（r = 0.999 9），平均加样回收率为 98.6%，RSD 为 1.47%（n = 6）；去氢木香内酯在 0.176 8 ~ 1.768μg/ml 范围内呈良好的线性关系（r = 0.999 9），平均加样回收率为 97.7%，RSD 为 0.77%（n = 6）。此方法可用于智托洁白丸中木香烃内酯和去氢木香内酯的含量控制。

（2）HPLC 法测定智托洁白丸中没食子酸的含量[3]

色谱条件与系统适用性试验　采用 C_{18} 色谱柱（4.6mm ×250mm，5μm）；流动相为甲醇－冰醋酸－N，N 二甲基甲酰胺－水（2∶0.5∶20∶90）；检测波长为 275nm；流速：1.0ml/min；柱温：30℃；进样量：10μl。

对照品溶液的制备　取没食子酸对照品适量，精密称定，加 50% 甲醇制成每 1ml 含 0.1mg 的溶液，即得。

供试品溶液的制备　取本品粉末 0.5g，精密称定，置具塞锥形瓶中，精密加入 50% 甲醇 50ml，称定重量，超声处理 20 分钟，取出，放冷，再称定重量，用 50% 甲醇补足失重，摇匀，滤过，取续滤液，即得。

没食子酸在 0.508~2.54μg 范围内呈良好的线性关系 ($r=0.999$），平均加样回收率为 97.0%，RSD 为 1.3%（$n=6$）。此方法可用于智托洁白丸中没食子酸的含量控制。

（3）ICP－MS 法测定智托洁白丸中 10 种微量元素[4]

ICP－MS 仪器的工作参数为仪器全自动调谐优化给出，满足仪器安装标准要求的灵敏度、背景、氧化物、双电荷、稳定性等各项指标经调谐后的仪器参数设置，如表 14 所示。

表 14　ICP－MS 的仪器操作条件及参数

项目	工作条件	项目	工作条件
功率	1 350/W	采样锥孔径	1.0/mm
冷却气流量	15.0/L·min⁻¹	截取锥孔径	0.4/mm
辅助气流量	1.0/L·min⁻¹	分析模式	全定量分析
载气流量	0.85/L·min⁻¹	积分时间	0.3s/同位素
补偿气流量	0.25/L·min⁻¹	氧化物	<0.5%
样品提升速率	0.1/L·min⁻¹	双电荷	<2%
采样深度	7/mm	内标元素	^{103}Rh、^{186}Re

标准溶液的制备　标准贮备液：10μg/ml 环境混合标准溶液（5% HNO₃ 介质），内含 Cr、Mn、Ni、Co、Cu、Zn、As、Se、Mo、Cd、Pb、Fe 等元素；标准溶液系列：由标准贮备液逐级稀释而成，介质为 5% HNO₃；内标溶液：由 1 000μg/ml 铑标准储备液（10% HNO₃ 介质），逐级稀释为 1μg/ml；调谐液：10ng/ml Li、Co、Y、Ce、Tl 混合标准溶液（2% HNO₃ 介质）。

供试品溶液的制备　将本品于 60℃下干燥 2 小时后，粉碎，过 60 目筛。称取本品粉末 0.15g，精确至 0.000 1g。置酸煮洗净的聚四氟乙烯高压消解罐中，加入 5ml HNO₃ 和 1ml H₂O₂，按预先设定好的消解程序加热消解。消解程序结束后，冷却至常温，打开密闭消解罐，将样品消解液转移至干净的 50ml PET 塑料瓶中，以少量超纯水洗涤消解罐和盖子 3~4 次，洗液合并至 PET 瓶中，定重至 50.00g 混匀。空白按相同方法处理。

在优化的实验条件下，采集空白及标准溶液系列，仪器自动绘制标准曲线。所有元素的标准曲线线性相关系数 $r \geq 0.9999$。方法对各元素的检出限为 $0.003 \sim 0.093 \mu g/g$，加标回收率在 $96\% \sim 106\%$ 之间，国家标准物质茶标（GBW07404）和杨树叶（GBW07405）的测定值与标准值基本吻合。此方法可用于测定智托洁白丸中 Cr、Mn、Ni、Co、Cu、Zn、As、Pb、Se、Fe 等10 种微量元素的含量。

【临床应用研究】

分析藏西医结合治疗高原地区肠易激综合征（D – IBS）[5]。将 140 例长期居住于高海拔地区（3 000 ~ 4 000 m）D – IBS 患者，随机分为对照组和观察组，对照组运用常规治疗方法马来酸曲美布丁片治疗，观察组运用马来酸曲美布丁片联合藏药智托洁白丸、大月晶丸口服治疗，疗程均为 20 天。两组治疗前后观察症状改善情况和药物毒副反应。结果与对照组相比，观察组患者的总有效率明显偏高，两组相比差异具有统计学意义（$p < 0.05$）。研究结果表明，D – IBS 患者藏医辨证与西医结合治疗具有确切的疗效，患者的生存质量得到提升，值得在临床上推广应用。

高原拉萨地区应用西医与藏医药治疗胃失和降致胆汁反流性食管炎 90 例，并作对照（50 例）观察[6]。治疗组给予质子泵抑制剂洛赛克一日一次 40mg 稀释静脉注射，配合口服仁青芒觉 1 丸，1 次/日晨服；二十五味大汤卡擦丸 1 丸，1 次/日晨服；喜色 2g，1 次/日午服；六味寒水石丸 1 丸，1 次/日晚服；智托洁白丸 1 丸，1 次/日晚服。对照组仅给予洛赛克一日一次 40mg 稀释静脉注入，服药期间停用一切其他药物，戒烟及忌食油腻刺激食物，疗程 4 ~ 12 周，疗程结束后，复查胃镜以确定疗效。结果治疗组总有效率达 98.89%，对照组总有效率为 88.00%，总有效率相比，治疗组优于对照组（$p < 0.05$）。结果提示运用藏西医治疗反流性食管炎疗效显著。

参考文献

[1] 仇朝红，魏玉海，李文渊. 藏药智托洁白丸中没食子酸的定性与定量检测. 郑州大学学报（医学版），2012，47（1）：88 – 91.

[2] 常炜. HPLC 法测定智托洁白丸中木香烃内酯和去氢木香内酯. 中成药，2011，33（11）：1923 – 1926.

[3] 陈瑞生. RP – HPLC 法测定藏成药智托洁白丸中没食子酸的含量. 陕西中医，

2007，28（12）：1679 – 1681.

　　[4] 热增才旦，刘斌，利毛才让，等. ICP – MS 法测定藏药智托洁白丸中微量元素. 中国民族医药杂志，2011，17（7）：48 – 50.

　　[5] 李剑. 藏西医结合治疗高原地区肠易激综合征的发病与临床诊疗体会. 青海医药杂志，2015，45（5）：49 – 51.

　　[6] 仓菊卓玛，次仁. 拉萨地区藏西医治疗胆汁反流性食管炎 90 例临床观察. 西藏科技，2012，（8）：52，56.

催汤丸
Cuitang Wan

炊　汤

【处方】藏木香膏　　　　　　30g　　藏木香　　　　　　20g
　　　　悬钩子茎（去皮、心）90g　　宽筋藤（去皮）　　50g
　　　　干　姜　　　　　　　20g　　诃子肉　　　　　　36g
　　　　余甘子　　　　　　　40g　　毛诃子（去核）　　20g
　　　　螃蟹甲　　　　　　　60g

【制法】以上九味，除藏木香膏外，其余藏木香等八味粉碎成粗粉，过筛，混匀，用藏木香膏与水制丸，干燥，即得。

【性状】本品为灰黄色的浓缩水丸，表面粗糙，纤维碎末明显；气香，味苦、辛、微咸。

【检查】水分　不得超过8.0%（通则0832）。

　　　　其他　除溶散时限不检查外，其他应符合丸剂项下有关的各项规定（通则0108）。

【功能与主治】清热解表，止咳止痛。用于感冒初起，咳嗽头痛，关节酸痛；防治流行性感冒。

【用法与用量】水煎服，用冷水约400ml浸泡1~2小时后，煎至约300ml，趁热服汤。一次1~2丸，一日3次。

【注意】肾病患者慎用。

【规格】每丸重4g。

【贮藏】密闭，防潮。

【方源】《中华人民共和国药典》2015年版一部

【质量标准研究】

鉴别[1]

取本品粉末 3g，加乙醇 15ml，超声处理 20 分钟，滤过，滤液作为供试品溶液。另取没食子酸对照品 0.5mg，制成每 ml 含 0.05mg 的对照品溶液。再取缺诃子肉、余甘子、毛诃子的阴性样品适量，同供试品制备方法制成阴性样品溶液。照薄层色谱法（通则 0502）试验，吸取上述供试品溶液和阴性样品溶液各 10μl，对照品溶液 3μl，分别点于同一硅胶 G 薄层板上，以三氯甲烷 - 乙酸乙酯 - 甲酸（6:4:1）为展开剂，展开，取出，晾干，喷以 2% 三氯化铁乙醇溶液，在 105℃ 加热至斑点显色清晰。供试品色谱中，在与对照品色谱相应的位置上，显相同的蓝色斑点，而阴性样品无干扰。

参考文献

[1] 兰钧. 藏药催汤丸的薄层色谱研究. 中国民族民间医药，2011，20（3）：2 - 3.